高等院校医学实验教学系列教材

物理学实验

第 3 版

主　编　丘翠环

副主编　许静芬　陈　曙

编　者（按姓氏笔画排序）

王　铭　叶红玲　丘翠环

朱贵文　许静芬　孙宝良

杨永霞　李培森　吴怀选

张　薇　陈　曙　黄耀庭

科学出版社

北　京

内 容 简 介

　　本书是根据医药院校学生的知识结构特点,结合作者多年的物理实验教学经验编写而成的。本书较为系统地介绍了测量误差和数据处理的方法、物理实验的基本方法和基本操作技术,为学生进行实验和处理数据提供必要的基础知识。在实验内容和项目的选取上力求贴近医药类专业的知识结构,既考虑到物理学本身,又兼顾医药学专业特点。实验中既有保证基本物理实验技能训练的基础实验,又有提高的综合性和设计性实验。

　　本书可供高等医药院校本、专科师生使用,各校可根据学时、专业的不同选择其中部分实验。

图书在版编目(CIP)数据

物理学实验 / 丘翠环主编 . —3 版 . —北京:科学出版社,2016. 6
ISBN　978-7-03-048480-2

Ⅰ.①物…　Ⅱ.①丘…　Ⅲ.①医用物理学-实验-医学院校-教材　Ⅳ.①R312-33

中国版本图书馆 CIP 数据核字(2016)第 121640 号

责任编辑:胡治国 / 责任校对:李　影
责任印制:赵　博 / 封面设计:陈　敬

科 学 出 版 社 出版
北京东黄城根北街 16 号
邮政编码:100717
http://www.sciencep.com
三河市骏杰印刷有限公司印刷
科学出版社发行　各地新华书店经销
*
2009 年 8 月第　一　版　　开本:720×1000 1/16
2016 年 6 月第　三　版　　印张:14 1/2
2025 年 1 月第十六次印刷　　字数:282 000
定价:52. 00 元
(如有印装质量问题,我社负责调换)

前　言

　　《物理学实验》自 2009 年 8 月由科学出版社出版后,经过几年的教学实践,综合师生在使用过程的反映,以及实验仪器设备、实验手段的改进,于 2014 年 8 月对《物理学实验》进行修订,出版了《物理学实验》第 2 版。在打造精品教材的方针指导下,我们根据当今教学的要求和物理学教学的现状,进行《物理学实验》第 3 版的修订工作。此次修订在保持和发挥第 1、第 2 版教材的风格、特点和基本内容不变的基础上,不断完善实验内容,修改了一些不恰当的地方,增加了部分实验内容,删减了与其他学科重叠的实验项目,同时对个别错漏的地方进行了更正。

　　全书共分 4 章。第 1 章为物理实验的基本知识,比较系统地介绍了测量误差和数据处理的方法、物理实验的基本方法和基本操作技术。第 2 章为基础实验,主要包括一些基本物理量的测量、基本实验仪器的使用。第 3 章为综合性实验,实验内容侧重提高学生综合实验的能力以及分析问题、解决问题的能力。第 4 章为设计性实验,实验项目以基本知识、基本方法、基本技能的灵活运用为目的,着重提高学生的实践能力和创新意识。

　　基于医药院校的物理实验仪器设备及对学生的培养目标与理工科院校不同,在实验内容的选取上力求贴近医药类专业的知识结构,既考虑到物理学本身,又兼顾医药学专业特点。为便于学生学习和教师教学,我们编写时努力做到:实验目的明确;实验原理叙述清楚,实验内容安排得当,实验步骤详略得当。在每个实验后面都列有思考题,以便学生预习和进行实验分析。

　　本书由丘翠环主编,许静芬审核校对,参与本书编写的单位有广东药科大学、中国药科大学、沈阳药科大学和北京大学医学部。教材编写分工如下:丘翠环负责统稿工作及编写绪论、第 1 章、实验 2-1、实验 2-2、实验 2-9、实验 2-11、实验 4-2;张薇编写实验 2-3、实验 4-1;朱贵文编写第 1 章的附录和实验 2-4;许静芬编写实验 2-5、实验 2-12、实验 2-16;吴怀选编写实验 2-6、实验 3-4;陈曙编写实验 2-8、实验 3-1、实验 3-2、实验 4-4;孙宝良编写实验 2-13、实验 2-17;杨永霞编写实验 2-14、实验 2-15;叶红玲、黄耀庭、王铭、李培森分别参与编写实验 2-7、实验 2-10、实验 3-3、实验 3-5;张磊同志协助绘制部分插图。

　　本书在编写过程中广泛参阅了兄弟院校的有关教材,吸收了其中富有启发性的观点和优秀内容,在此表示衷心的感谢。限于编者的学识和水平,书中难免有错误和不足之处,恳请使用本书的师生和其他读者提出宝贵意见,以便今后改进。

丘翠环

2016 年 5 月于广东药科大学

目　　录

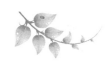

绪　　论

一、物理实验课的重要性

物理学是一门建立在实验基础上的科学。物理实验在物理学的发展过程中一直起着重要和直接的推动作用，物理概念的建立、物理规律的发现、物理理论的形成，都必须以严格的物理实验为依据。物理实验是物理学的基础，也是物理学研究的基本方法。

物理实验的理论、方法、技术是所有实验中最基本、最普遍的，是其他实验的基础。物理实验也为其他学科的发展提供了有利的方法和工具，现代高科技的发展，其设计思想、方法和技术也来源于物理实验。因此，对于医药院校的大学生来说，不管所学专业如何，学习物理实验方法和实验技能训练是必不可少的，也是素质教育的重要环节。它在培养学生运用实验手段观察、发现、分析、研究和解决问题，提高动手能力和科学实验素养等方面起着重要的作用，同时也为学生今后的学习和工作奠定良好的基础。

二、物理实验课的要求

物理实验课是一门实践课程。学生在教师指导下独立完成实验课题，将得到系统的实验方法和实验技能训练，达到增长知识、提高能力的目的，从而有助于培养学生严谨的工作作风、科学的思维方法和严肃认真的工作态度，使学生具有良好的科学素养。具体要求是：

1. 使学生受到基本实验方法和实验技能的训练　物理实验中所选择的实验项目，集中了许多科学实验的训练内容，其中包含许多具有普遍意义的实验知识、实验方法和实验技能。只有通过实践，才能真正体会和掌握实验的基本知识和基本方法，提高实验技能。

2. 培养和提高学生的科学实验能力　通过对实验现象的观察、分析和物理量的测量，掌握各种实验仪器的调整和使用，熟悉基本的测量方法和技术，正确记录和处理实验数据，科学分析实验结果，撰写完整的实验报告。

3. 培养和提高学生的科学实验素养　实验不能只是测量几个数据，要充分利用实践机会培养动手能力。要学会在遇到困难和不理想的情况时，通过对观察到的现象认真分析，找出原因动手解决问题。养成善于动手、乐于动手的良好科学习惯，理论与实践相结合的科学态度，认真仔细、一丝不苟、实事求是的科学作风，通过实践使学生的科学实验素养得到提高。这对于从事任何一项工作都是十分有益的。

三、物理实验课的特点

实验课与理论课不同,它的特点是同学们在教师的指导下自己动手独立地完成实验任务。因此,在物理实验过程中,同学们应关注以下几点:

1. 实验的物理思想　对于每一个物理实验,不仅应重视其原理、实验装置和数据处理方法等问题,更应着重了解其物理思想,这对于我们设计新的实验往往能提供很多启示和可借鉴之处。

2. 实验装置与仪器　使用仪器或装置必须要了解它的原理和使用方法、正常的使用状态和环境条件,这样才能充分发挥仪器或装置的性能。为此,要了解什么是正常使用状态,怎样判断它是否达到正常使用状态,是我们能够取得客观真实数据的前提,如使用天平、电势差计、分光计等仪器测量前必须进行调节才能进行正常使用。

实验后不要马上拆散或复原仪器、装置,要对记录的数据做初步分析,在不需要补测数据时才可把仪器装置恢复到使用前的状态,这是保护仪器的必要条件。

3. 及时发现问题　由于某些原因实验中出现问题也是常见的,如理解上的偏差、仪器调节不到位、线路接错、参量取值不当、看错了现象、读错了数据、实验装置变动等。因此实验时要养成边观察现象、边审查数据、边思考分析的习惯,看看是否有不正常的现象或数据,及时发现问题进行处理。如果不假思索地埋头测量,那就可能在实验结束后才发现数据不对,造成精力和物资的浪费。

四、物理实验课的教学环节

物理实验是学生在教师的指导下独立进行的一种实践活动,每个实验的教学环节包括实验前预习、实验操作和实验结果的整理3部分。

1. 实验前预习　认真阅读教材,明确实验的目的、测量要求和测量方法,理解实验原理,了解实验仪器的构造原理、使用方法,熟悉实验步骤,弄清注意事项。

在此基础上,写出实验预习报告,内容包括实验题目、实验目的、实验器材、实验原理(即实验报告具体内容的第1~4项)以及完成预习思考题和准备一张画好记录实验原始数据表格的记录纸。上课时要把预习报告交给指导教师检查签名,并随时准备老师的提问。

2. 实验操作　实验时必须严格遵守实验室规章制度,按照具体实验的操作步骤和注意事项进行实验。对于基础实验和综合性实验,在听取教师的讲解和要求后,先熟悉仪器的用法和性能,正确调整仪器,使仪器处于良好的工作状态;再通过初测,熟悉测量过程、范围和粗略的变化规律,然后才进行正式测量。对于设计性实验,必须先将已设计好的实验方案与教师讨论经同意后方可进行实验。

实验时必须如实将测量数据清楚整齐地记录在预习时准备好的原始数据记录表格中,记录数据时要特别注意单位和有效数字,不能用铅笔记录数据。要严肃对待测量数据,数据一经记录,就不可随意涂改。对那些有明确理由认为是错误的数据,确要修改时,可在原数据上画一删除线(不要涂掉,也不要用涂改液涂去),然后在旁边记上更改的数据,再说明原因。

多人合做实验时,应分工协作,各司其职,互相配合。实验完毕,应将实验记录的原始数据交给指导教师检查,实验合格者予以签字通过,否则要重测或补测,最后再将仪器整理好。

实验操作是实验教学环节的核心,是学生主动研究、积极探索的实践活动,每个实验收获的大小取决于学生主观能动性的发挥程度。

3. 实验结果的整理　实验后,要及时整理和处理实验数据,对观测到的数据进行分析和计算是实验的重要环节。要求先将文字公式化简,再代入数值进行计算,在计算过程中应遵从测量误差和有效数字运算法则对数据进行取舍,并将结果填入数据表中,简明、完整、真实地表达出实验结果;对要求作图的实验应按图解法的要求绘制图线;对实验结果要进行合理评价;对实验中出现的问题也要进行分析和讨论。最后在规定时间内写出完整的实验报告。

五、如何撰写实验报告

实验报告是实验者的实验工作总结,是实验课的学习轨迹,是报告实验结果的文字报道。它不仅是供教师评定成绩的资料,还是日后可供参考的资料。因此,实验报告不仅要对实验过程和结果作分析和评价,还要有自己的思考。撰写完整实验报告是实验课学习的重要组成部分,也是培养实验能力的一个训练。

实验报告要求独立完成,不允许相互抄袭或篡改数据、拼凑实验结果。实验报告要求文字通顺,用语确切,字迹清晰,数据完整,图表规范,结果正确,分析与讨论认真、到位。实验报告可以在原预习报告的基础上完成,具体内容包括:

(1)实验题目、实验时间、实验完成人及协助者(姓名、班别)。

(2)实验目的:完成本实验应达到的基本要求。

(3)实验器材:所用仪器、用具的名称、规格和编号,便于复查(规格和编号在实验室填写)。

(4)实验原理:简述原理,包括简单的公式推导、原理图或电路图。

(5)实验步骤:简述实验过程要点。

(6)数据记录及处理:有记录数据的表格、必要的计算过程、实验曲线(必须用坐标纸作图),写出测量结果的标准形式。

(7)讨论与分析:分析总结实验得失,正确评估实验结果的可信度,分析引起实验误差的主要原因,对实验中观察到的异常现象进行解释,写出实验后的感悟和对改进实验的建议。

(8)思考题:包括课前预习思考题和课后思考题。

（9）原始数据（要有指导教师签字）。

注：实验报告是评判实验成绩的重要依据之一，要求统一用实验报告纸书写，内容完整，按顺序装订。

六、物理实验室规则

实验室是教学的重要场所，为了保证实验教学的正常进行，培养学生严肃认真的工作作风和爱护公物的品德，进入实验室的学生，必须严格遵守实验室的各项规章制度。

（1）学生必须按时进入实验室，不得迟到、早退。实验时间如需变动，需经实验室批准。

（2）进入实验室要保持安静，不得高声谈笑，不准动用与本实验无关的仪器设备和室内其他设施。

（3）学生在每次实验前要认真预习，了解实验目的、实验要求、实验内容、实验仪器及注意事项，并接受教师的检查。

（4）准备工作就绪后，须经指导教师同意，方可动用仪器设备，进行实验。

（5）实验中要爱护实验室内的仪器、设备和设施，严格遵守操作规程，在不明白仪器的操作方法时，切勿随意动手。高值及精密仪器须填写使用情况登记表。

（6）实验时不得擅自调换仪器，如遇仪器故障、损坏仪器、丢失零配件等应及时向指导教师报告，并按实验室的有关规定办理登记或赔偿手续。

（7）实验中要注意安全，如出现事故，要保持镇静，及时采取措施（如断水、断电），防止事故扩大。对不遵守操作规程又不听劝告者，指导教师有权令其停止实验，取消其实验成绩。对违章操作造成事故，要追究责任。

（8）实验室一切物品不得带离实验室，违者除追回物品外，要批评教育或纪律处分。丢失、损坏要赔偿，情节严重者上报学校处理。

（9）实验完毕，经指导教师审阅实验数据，检查实验仪器、设备无误并签字认可后，关闭电源、水源，整理好仪器设备方可离开实验室，并由值日生做好实验室卫生清洁工作。

（10）学生要求重做实验或做规定外的实验，应征得指导教师同意后，方可进行实验，以免发生事故。

附录　实验报告（示例）

实验报告要写在学校印制的专用实验报告纸上，本报告仅供参考。

实验名称：<u>实验 2-1　长度的测量</u>　　　　班级<u>　　　　</u>

姓名<u>　　　　</u>　　　学号<u>　　　　</u>　　　日期<u>　　　　</u>

一、实验目的

二、实验器材

　　游标卡尺(编号 11),螺旋测微计(编号 5),读数显微镜(编号 2),空心圆柱体(编号 1),小钢球(编号 3),玻璃毛细管(编号 1)。

　　注:记下实验仪器和测量物体的编号,目的是为了便于核对数据和复查。实验器材在实验中往往会发生一些不易察觉的问题,实验后在数据处理时便会暴露出来。记下实验器材等编号,便于找回复核,找出问题产生的原因。

三、实验原理

　　注:对实验原理和使用的实验仪器做简要叙述,如有必要,可用图配合说明。对实验中所用的计算公式要写出,并用文字说明它表示什么物理量、单位以及采用本公式时的实验条件等。

四、实验步骤

五、预习思考题

六、数据记录和处理(以测量空心圆柱体的体积为例)

　　仪器误差:<u>0.002</u>cm;零点读数:$D_0 = H_0 = d_0 = h_0 = \underline{0.000}$cm。

单位:cm

测量次数	外径 D $D = D' - D_0$	柱高 H $H = H' - H_0$	内径 d $d = d' - d_0$	筒深 h $h = h' - h_0$
1	4.002	4.002	2.502	2.000
2	4.000	4.000	2.500	2.002
3	3.998	3.998	2.498	1.998
4	4.002	4.002	2.500	2.000
5	4.002	4.002	2.502	2.002
6	4.000	4.000	2.504	2.004
平均值	4.001	4.001	2.501	2.001
A 类不确定度 u_A	0.00067	0.00067	0.00086	0.00086
B 类不确定度 u_B	0.0012	0.0012	0.0012	0.0012
各量的总不确定度 u	0.002	0.002	0.002	0.002
测量结果表示	4.001±0.002	4.001±0.002	2.501±0.002	2.001±0.002

　　注:表中的 D'、H'、d'、h' 分别为各项直接测量的读数值

圆柱体的体积

$$\overline{V} = \frac{\pi}{4}(\overline{D}^2\overline{H} - \overline{d}^2\overline{h}) = \frac{3.1416}{4}(4.001^2 \times 4.001 - 2.501^2 \times 2.001) = 40.47 \text{ cm}^3$$

相对不确定度

$$U_r = \frac{u_V}{\overline{V}} = \sqrt{\left(\frac{2\overline{DH}}{\overline{D}^2\overline{H} - \overline{d}^2\overline{h}}u_D\right)^2 + \left(\frac{\overline{D}^2}{\overline{D}^2\overline{H} - \overline{d}^2\overline{h}}u_H\right)^2 + \left(-\frac{2\overline{dh}}{\overline{D}^2\overline{H} - \overline{d}^2\overline{h}}u_d\right)^2 + \left(-\frac{\overline{d}^2}{\overline{D}^2\overline{H} - \overline{d}^2\overline{h}}u_h\right)^2}$$

$$= \frac{\sqrt{(2\overline{DH}u_D)^2 + (\overline{D}^2u_H)^2 + (2\overline{dh}u_d)^2 + (\overline{d}^2u_h)}}{\overline{D}^2\overline{H} - \overline{d}^2\overline{h}}$$

$$= \frac{\sqrt{(2 \times 4.001 \times 4.001 \times 0.002)^2 + (4.001^2 \times 0.002)^2 + (2 \times 2.501 \times 2.001 \times 0.002)^2 + (2.501^2 \times 0.002)^2}}{4.001^2 \times 4.001 - 2.501^2 \times 2.001}$$

$= 0.15\% = 0.2\%$

总不确定度

$$u_V = \overline{V} \cdot U_r = 40.47 \times 0.15\% = 0.061 = 0.07 \text{ cm}^3$$

用不确定度表示圆柱体的体积

$$V = \overline{V} \pm u_V = 40.47 \pm 0.07 \text{ cm}^3$$

七、讨论与分析

八、课后思考题

原始数据:圆柱体体积的测量。

仪器误差:<u>0.002</u>cm;零点读数:$D_0 = H_0 = d_0 = h_0 = $ <u>0.000</u>cm。

单位:cm

测量次数	外径 D $D = D' - D_0$	柱高 H $H = H' - H_0$	内径 d $d = d' - d_0$	筒深 h $h = h' - h_0$
1	4.002	4.002	2.502	2.000
2	4.000	4.000	2.500	2.002
3	3.998	3.998	2.498	1.998
4	4.002	4.002	2.500	2.000
5	4.002	4.002	2.502	2.002
6	4.000	4.000	2.504	2.004

注:表中的 D'、H'、d'、h' 分别为各项直接测量的读数值

第1章　物理实验的基本知识

物理实验是用实验的方法研究各种物理规律,包括定性分析与定量研究两个层面。定性分析是定量研究的基础,测量是定量研究的重要环节。物理实验不仅要定性观察、分析各种物理现象,而且更重要的是通过测量找出各相关物理量之间的定量关系——规律。由于测量仪器、测量方法、测量环境、测量者观察力等因素的局限,测量不可能绝对准确。因此,我们必须了解误差的概念、特性、产生的原因及测量结果的不确定度与估算方法等有关知识,对测量结果的可靠性做出评价,对其误差范围做出估算;通过对基本测量方法和调整技术的了解,尽量消除或减小由此而带来的误差。

由于误差理论和数据处理涉及的数学知识较多和较深,本章仅讨论初步的误差理论和数据处理方法。

第1节　物理量的测量

一、测量与单位

物理实验是以测量为基础的。在研究物理现象、了解物理特性、验证物理原理、发现实验规律时都要进行测量。物理量的测量,就是借助仪器和工具,将待测量与规定作为标准计量单位的同类物理量进行比较。显然,所得的比值——数值的大小与选用的计量单位有关,对同一物理量测量时,选用的单位越大,数值越小,反之亦然。因此,表示一个待测量的量值简称为**测量值**,必须包含数值和单位两部分。

目前,我国以国际单位(SI)作为法定计量单位,以米(长度)、千克(质量)、秒(时间)、安培(电流)、开尔文(热力学温度)、摩尔(物质的量)、坎德拉(发光强度)作为基本单位,其他量的单位均可由这些基本单位导出,称为国际单位的导出单位。

二、直接测量与间接测量

按照测量值获取的方法不同,测量分为直接测量和间接测量两类。

用量具或仪表直接读出测量值的测量,称为**直接测量**,相应的物理量称为**直接测量量**。如用游标卡尺测量长度、用天平测量质量、用秒表测量时间等就是直接测量。但实际上能够进行直接测量的物理量并不多。

利用待测量与某些直接测量量的函数关系,经过运算从而得到待测量的测量值的测量,称为**间接测量**,相应的物理量称为**间接测量量**。如测量金属小球的密度

时,由直接测量得到小球的直径 d 和质量 m,代入密度公式

$$\rho = \frac{m}{V} = \frac{6m}{\pi d^3}$$

即可求出金属小球的密度。大多数物理量的测量都属于间接测量。

有些物理量既可以直接测量,也可以间接测量,这主要取决于使用的仪器和测量的方法。

三、等精度测量和不等精度测量

根据测量条件的不同,测量也可分为等精度测量和不等精度测量两类。

如果对某一物理量在相同条件下(同一仪器、同一方法、同一环境、同一测量者)进行多次重复测量,尽管各次测量值并不完全相同,但由于没有理由判断哪一次测量更准确些,故可以认为每次测量都是在相同精度下测得的,称为**等精度测量**,这样的一组数据称为**测量列**。如果在多次测量中每次测量条件有变化,那么这样的测量就是不等精度测量。例如,在用多挡位电流表测电流时,为防止烧坏电表,总是先用大量程挡位粗测后,再用小量程挡位细测,这种测量便是不等精度测量。

等精度测量和不等精度测量的数据处理方法是不同的,在本课程中的多次重复测量都认为是在相同条件下的等精度测量。

第 2 节　测　量　误　差

任何物质都有自身的各种特性,反映这些特性的物理量在客观上所具有的真实数值,称为**真值**。测量的目的就是要找到待测量的真值。然而在实际测量中,由于仪器的精度所限、测量者观察力的差异、实验方法和实验条件等因素的局限,在任何测量中,测量值与真值之间总是存在着一定的差异,这种差异称为**测量误差**,简称**误差**。若用 a 表示测量值的真值,用 x 表示测量值,则测量误差 ε 可表示为

$$\varepsilon = x - a \tag{1-1}$$

误差存在于一切测量中,而且贯穿于实验的全过程。每使用一种仪器,每进行一次测量,都存在误差;测量方法越繁多,实验的仪器设备越复杂,经历的时间越长,引起误差的机会和可能就越多。因此,任何一个测量结果,如果不对其误差给出一个适当的估算,这样的测量结果是没有意义的。通过正确的误差分析,可以指导我们合理地选择测量方法、仪器和条件,以便在最有利的条件下尽量消除或减少误差。

一、测量误差的分类

根据误差产生的原因、性质和特点,可把误差分为系统误差、随机误差、过失误差 3 种。

（一）系统误差

在相同条件下,对同一物理量多次测量,误差的绝对值和符号保持恒定或以可预知的方式变化,这样的误差称为**系统误差**。

1. 系统误差的主要来源

（1）仪器误差:仪器本身的缺陷或没按规定条件使用仪器而引起的误差。如仪器刻度不准确、天平不等臂、砝码未经校准、仪器零点未经校准、仪器的水平或铅直未调整好等。

（2）理论(方法)误差:由于测量所依据的理论公式的近似性和实验方法不完善所导致的误差。如测量物体的质量时忽略了空气浮力的影响,采用伏安法测电阻时没有考虑电表内阻对实验结果的影响等。

（3）环境因素:外界环境(光线、温度、湿度、气压、电磁场等)变化或实验条件不能达到理论公式所规定的要求所产生的误差。如测量物体的体积时未考虑物体热胀冷缩的影响等。

（4）人为因素:测量者个人的生理特点或固有习惯带来的误差。如估计读数时总是偏大或偏小等。

系统误差的特征是确定性。这种由某些确定因素产生的误差对测量结果的影响也是确定的,它总是使测量结果向一个方向偏移,即测量结果与真值相比总是偏大或偏小,因此不能通过增加测量次数的办法来减小或消除。我们应根据具体的实验条件,找出产生系统误差的主要原因,采取适当措施降低或消除它的影响。在实验中发现和消除系统误差是很重要的,它常常是影响测量结果准确程度的主要因素。

2. 系统误差的处理　如果我们能够确定系统误差的数值,这类误差称为**已定系统误差**。如螺旋测微计的零位误差、伏安法测电阻时电表内阻引起的误差等,实验时只要对测量值进行修正,或对实验方法的误差进行补偿,就可以消除误差。

例如,螺旋测微器的零点读数为 0.008mm,现在测得金属小球的直径的读数为 6.002mm,则金属小球直径 d 的实际值为

$$d = 6.002 - 0.008 = 5.994(\text{mm})$$

如果只知道系统误差存在于某个大致范围,而不知道它的具体数值,这类误差称为**未定系统误差**。未定系统误差是一个较为复杂的问题,没有普遍规律可以遵循,通常只能对其误差范围做出估算,如仪器的最大允许误差等。

发现并减小系统误差是一项困难而又重要的工作,需要对整个实验所依据的原理、方法、仪器和步骤等可能引起误差的各种因素进行分析。系统误差一般应通过校准仪器、改进实验装置和实验方案、对测量结果进行修正等方法加以消除或尽可能减小。

（二）随机误差

在相同条件下,对同一物理量多次测量,误差的绝对值和符号以不可预知的方

式变化,这样的误差称为**随机误差**,也称为**偶然误差**。随机误差是实验中各种因素的微小变动引起的,使得测量值围绕真值发生无规则的涨落。

1. 随机误差的主要来源

(1)实验装置的变动性:实验装置在各次调整操作上的变动性、测量仪器指示数值的变动性等产生的误差。如螺旋测微计测力在一定范围内随机变化等。

(2)测量者在判断和估计读数时的变动性:主要指测量者的生理分辨本领、感官灵敏度、手的灵活性及熟练程度等带来的误差。如读数时的视差影响等。

(3)实验条件和环境因素的变动性:如温度、湿度的起伏变化,电压、气流的波动等因素引起的误差。

随机误差的特征是随机性。这种由不确定因素产生的误差对测量结果的影响是随机的,也就是说,在相同条件下对同一物理量进行多次重复测量时,某一次测量误差的绝对值与正负是无法预知的,测量值与真值相比,偏大或偏小具有偶然性。但当测量次数足够多时,随机误差服从一定的统计分布规律。

2. 随机误差的分布　实践和理论都证明,在不考虑系统误差的情况下,对某一物理量在同一条件下进行多次测量,当测量次数足够多时测量的随机误差一般服从正态分布(又称为高斯分布)规律,即随机误差具有以下特征:

(1)单峰性:绝对值小的误差出现的概率比绝对值大的误差出现的概率大。

(2)对称性:绝对值相等的正负误差出现的概率相等。

(3)有界性:在一定的测量条件下,误差的绝对值不超过一定限度。

(4)抵偿性:当测量次数足够多时,正、负误差可大致相互抵消,随机误差的代数和趋于零。

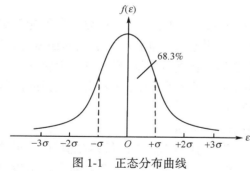

图 1-1　正态分布曲线

多次测量时随机误差的分布具有抵偿性,是我们在实验中采取多次重复测量的依据。因此,通过多次重复测量,用统计方法处理可以减小随机误差对测量结果的影响,并估算误差的大小,但不可能消除随机误差。

随机误差的正态分布曲线如图 1-1所示。横坐标表示误差 ε,纵坐标为一个与误差出现的概率有关的概率密度函数 $f(\varepsilon)$。应用概率论的数学方法可导出概率密度函数为

$$f(\varepsilon) = \frac{1}{\sigma\sqrt{2\pi}}e^{-\frac{\varepsilon^2}{2\sigma^2}} \tag{1-2}$$

式中 σ 为测量次数 $n \to \infty$ 的特征量

$$\sigma = \sqrt{\frac{\sum_{i=1}^{n}(x_i - a)^2}{n}} \tag{1-3}$$

是一个与实验条件有关的常数,称为**标准误差**。

按照概率理论,测量的随机误差出现在$[\varepsilon, \varepsilon+\mathrm{d}\varepsilon]$内的概率为$f(\varepsilon)\mathrm{d}\varepsilon$,所以某次测量的随机误差出现在$(-\sigma, +\sigma)$区间内的概率$P$就是该区间内$f(\varepsilon)$曲线与横坐标所包围的面积,即

$$P(-\sigma < \varepsilon < +\sigma) = \int_{-\sigma}^{+\sigma} f(\varepsilon)\mathrm{d}\varepsilon = \int_{-\sigma}^{+\sigma} \frac{1}{\sigma\sqrt{2\pi}} e^{-\frac{\varepsilon^2}{2\sigma^2}}\mathrm{d}\varepsilon = 68.3\% \qquad (1\text{-}4)$$

这说明任一次测量,其测量误差出现在$(-\sigma, +\sigma)$区间内的概率为68.3%。需要注意的是标准误差σ与各测量值的误差ε有着完全不同的含义。ε是实在的误差值,σ并不是一个具体的测量误差值,它反映在相同条件下进行一组测量后,随机误差出现的概率分布情况,是一个统计特征量。区间$(-\sigma, +\sigma)$称为**置信区间**,相应的概率称为**置信概率**。显然,置信区间扩大,则置信概率提高。置信区间取$(-3\sigma, +3\sigma)$时,相应的置信概率$P(3\sigma) = 99.7\%$。也就是说,在相同条件下对某一物理量进行1000次测量,测量的误差可能有683次落在$(-\sigma, +\sigma)$区间内;在1000次测量中只有3次的测量的误差绝对值会超过3σ。由于在一般的测量中次数很少超过几十次,因此可认为测量误差超出$\pm 3\sigma$范围的概率极小,故把3σ称为**极限误差**。

当测量次数足够多时,测量列的误差分布服从正态分布。但在实际测量中,由于测量次数总是有限的,特别是当测量次数很少时,测量列的误差分布将偏离正态分布,而更符合t分布。一般仪器的测量误差也不服从正态分布,而是服从均匀分布。

■ (三) 过失误差(错误)

由于读数错误、记录错误、操作错误或仪器故障等原因产生的误差称为**过失误差**。这类数据严重失实,可用和另一次测量结果(数据)相比较的方法发现纠正,或运用异常数据剔除准则来判断因过失而引起的异常数据并予以剔除。所以,在做误差分析时,要估计的误差通常只有系统误差和随机误差。

误差和错误不同。错误是由于测量者不小心或测量方法不正确造成的,只要测量者端正工作态度,严格按照操作规程操作,根据实际问题选用正确的测量方法,就能避免错误。但是,误差是不可避免的。随着科学的发展和测量技术的不断提高,误差可以被控制得越来越小,但误差不可能降低至零。

二、测量结果的精密度、准确度和精确度

精密度、准确度和精确度是从测量误差的角度来评价测量结果好坏的3个术语,含义不同,使用时应加以区别。

1. 精密度 表示多次重复测量所得的各测量值之间相互接近的程度。用来描述测量结果重复性的优劣,反映测量中随机误差的大小。

2. 准确度 表示测量值与真值的接近程度。用来描述测量结果准确性的高

低,反映测量中系统误差的大小。

3. 精确度　表示测量结果与待测量(约定)真值之间的一致程度。它是对测量结果的精密度和准确度的综合评价,反映了测量结果中总的误差情况。

精密度高说明重复性好,测量数据比较集中,测量的随机误差较小;准确度高说明测量值接近真值,测量数据的平均值偏离真值较小,测量的系统误差较小;精确度高说明精密度和准确度都高,测量数据比较集中在真值附近,即测量的系统误差和随机误差都比较小。

图 1-2 所示的子弹打靶时弹着点的分布情况形象地表示了精密度、准确度和精确度三者的区别。我们把打靶比做测量,每一次的弹着点表示一次测量值,而靶心为真值。图 1-2(a)的弹着点比较集中,但偏离靶心,表示精密度高而准确度低,即随机误差小而系统误差大;图 1-2(b)的弹着点以靶心为中心均匀分布,但分布较分散,表示准确度高而精密度低,即系统误差小而随机误差大;图 1-2(c)的弹着点以靶心为中心均匀分布,而且较集中,表示精密度与准确度都较高,即精确度高,总的误差较小。

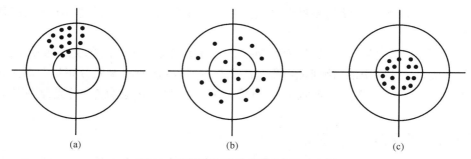

(a)　　　　　　(b)　　　　　　(c)

图 1-2　精密度、准确度、精确度示意图

"精度"一词通常是"精密度"的简称,但有时也用来作为"精确度"的简称。通常所说的仪器精度,是指仪器上标注的"精密度";通常所说的测量精度,一般是指精确度。

由于在实验中,要求尽可能地消除或减少系统误差,误差计算主要是估算随机误差,因此往往不再严格区分精密度和精确度,而泛称为**精度**。

三、仪器的精度、准确度和误差

测量要通过仪器来完成,所以必须对仪器的精度、准确度和误差等有一定的了解和认识。

仪器的精度是指仪器重复测量所得结果相互接近的程度。一般是指仪器所能分辨的最小值,即相邻两刻度线所代表的量值之差,称为**最小分度值**,简称**分度值**。分度值越小,仪器的精度越高。如螺旋测微器的分度值为 0.01mm,即分辨率为 0.01mm/刻度,或仪器的精度为 100 刻度/mm。

仪器的准确度是指仪器本身的准确程度。一般用等级来描述,它通常是由制造工厂和计量机构使用更精密的仪器、量具经过检定比较后得出的。

仪器的误差是指在正常使用仪器的条件下,仪器的示值与待测量真值之间可能产生的最大误差的绝对值,也称为仪器的最大允许偏差(简称最大允差)或示值误差。它一般同时包含随机误差和系统误差两种成分。仪器误差的注明方式有:

(1)仪器上直接写出精度来表明该仪器的仪器误差(示值误差、最大允差)。如精度为 0.05mm 的游标卡尺其仪器的误差就是 0.05mm。

(2)把能连续读数的仪器的最小分度值的一半或不能连续读数的仪器的最小分度值作为仪器误差。

(3)根据仪器的准确度等级来表明该仪器的仪器误差。在测量时可根据准确度的等级推算出仪器的最大误差 $\Delta_{仪}$。表 1-1 为物理实验中几种常用仪器的仪器误差。

表 1-1　物理实验中几种常用仪器的仪器误差

仪器名称	量程	分度值(准确度等级)	仪器误差($\Delta_{仪}$)
钢直尺	0~300mm	1mm	±0.1mm
钢卷尺	0~1000mm	1mm	±0.5mm
游标卡尺	0~300mm	0.1mm,0.02mm,0.05mm	分度值
螺旋测微计(一级)	0~100mm	0.01mm	±0.004mm
TW-1 物理天平	1000g	100mg	±50mg
WL-1 物理天平	1000g	50mg	±50mg
TG928A 矿山天平	200g	10mg	±5mg
水银温度计	−30~300℃	0.2℃,0.1℃	分度值
读数显微镜		0.01mm	±0.004mm
数字式测量仪器			最末一位的一个单位或按仪器说明估算
指针式电表		$\alpha=0.1,0.2,0.5,1.0,1.5,2.5,5.0$	±量程×α%

实验时对仪器准确度的选择要适当,在满足测量要求的前提下尽量选择准确度较低的仪器。当待测量为间接测量量时,各直接测量仪器准确度等级的选择,应根据误差合成和误差均分原理,视直接测量的误差对实验结果影响程度的大小而定。影响小的可选择准确度较低的仪器,影响大的则应选择准确度较高的仪器。

四、测量不确定度

在实际测量中,影响测量结果精确度的既有系统误差,也有随机误差。但由于真值无法得到,因此误差也就无法得到,我们只能通过一定的方法对测量误差进行估算。**不确定度**就是指由于测量误差的存在而对测量值不能肯定的程度,即具有一定置信概率的误差估值的绝对值。

由于误差的复杂性,准确计算不确定度已经超出了本课程的范围,因此我们采用具有一定近似性的不确定度估算方法。

根据估算方法的不同,不确定度可分为 A 类分量和 B 类分量两类。在多次重复测量时用统计方法估算的不确定度分量称为 **A 类分量**,用 u_A 表示。对于用其他方法估算的不确定度分量统称为 **B 类分量**,用 u_B 表示。当各分量相互独立时,将两类分量按方和根的方法合成,就可得到测量结果的总不确定度 u

$$u = \sqrt{u_A^2 + u_B^2} \tag{1-5}$$

应该指出,将误差的估算分为 A、B 两类不确定度与将误差分为系统误差和随机误差,两者之间并不存在简单的对应关系。前者着重从误差估算是否用统计方法计算来划分,后者则从误差产生的原因来区分。

第3节　有效数字及其运算法则

一、有效数字的概念

由于误差的存在,任何一个测量值都或多或少地存在误差,即测量值包含了准确数字和欠准数字。在大学物理实验和其他测量中,测量值一般只取一位欠准数字,我们把包含准确数字和一位欠准数字的数值称为**有效数字**。有效数字中的最后一位虽然是欠准数字,即有误差,但它还是在一定程度上反映了客观实际,因此,它还是有效的。

有效数字不仅反映了测量值的大小,还可粗略反映测量的精确程度。例如,用不同量具测同一物体的长度,所得的测量结果如下:

米尺:$L = 53.5\text{mm}$　　　　3 位有效数字

游标卡尺:$L = 53.52\text{mm}$　　　4 位有效数字

螺旋测微器:$L = 53.518\text{mm}$　5 位有效数字

可见,一个测量值的有效数字位数越多,结果的精确度就越高。有效数字的最后一位是和误差相联系的,因此,测量结果的有效数字位数不能随意增减。一个测量值和数学上的一个数值的意义是不同的,在数学上 $3.15 = 3.150 = 3.1500$,而从测量结果来看 $3.15 \neq 3.150 \neq 3.1500$,因为测量误差不同。所以,在数据记录及计算过程中,有效数字的位数少记或多记都是不行的。

二、有效数字的基本性质

1. 表示小数点位置的"0"不是有效数字,非零数字后的"0"是有效数字　如 0.0428m 是 3 位有效数字;3.002cm 是 4 位有效数字;6.0000cm 是 5 位有效数字。显然,有效数字最后的"0"不能随便加上,也不能随便去掉。

2. 单位改变,有效数字位数不变　由于单位变换而出现的"0"都不是有效数字,如 $3.15\text{mm} = 0.315\text{cm} = 0.00315\text{m}$ 都是 3 位有效数字。如果由于单位变换而使有效数字末尾出现多个"0",这时应将有效数字写成 $K×10^n$ 形式,使 K 保持原来的有效数字位数不变,如 7.65m 换成以毫米为单位时,可写成 $7.65×10^3$mm。

3. 数值很大或很小时采用科学记数法,可以方便单位换算　将一个数值写成 $K×10^n$($1≤|K|<10,n$ 为整数)的形式,称为数值的**科学记数法**。如 $965.3×10^3$mm,科学记数的标准形式应写 $9.653×10^5$mm;0.000763g 可写成 $7.63×10^{-4}$g。

三、有效数字的确定

1. 直接测量量有效数字的确定　测量值的有效数字能够反映测量的精度,通常直接测量量有效数字的位数与测量仪器的精度有关。对于直接从仪器上读到的数值,其有效数字的最后一位(欠准数字位)是从仪器上最小分度之间估读出来的,在不同情况下估读的方法不同。

(1) 能连续读数的仪器:如米尺、温度计、指针式电表等刻度式仪表,可估读到最小分度值的 1/10,但由于某些仪表的分度较窄、指针较粗或测量基准较不可靠,也可估读到最小分度值的 1/2 或 1/5,估读数取一位,若待测量正好与刻度线对齐,则估读为"0"。

(2) 不能连续读数的仪器:如游标卡尺、分度盘、角度分度盘等游标类仪器,只能估读到仪器最小分度值,即游标的精度位就是测量值的欠准数字位,如精度为 0.02mm 的游标卡尺只能估读到以 mm 为单位小数点后第二位。

(3) 步进式仪表:如电阻箱、电桥等,一般最后一个步进位是欠准数字。

(4) 数字式仪表:误差一般反映在末位的示值上,即仪表上末位显示的是欠准数字。

2. 间接测量量有效数字的确定　间接测量量是直接测量量通过一定的关系式得到的,因此间接测量量也有一定的有效数字。间接测量量有效数字的位数可根据有效数字的运算法则确定。

有效数字的运算法则是:①准确数字与准确数字进行四则运算时,其结果仍为准确数字;②准确数字与欠准数字以及欠准数字与欠准数字进行四则运算时,其结果均为欠准数字;③运算结果的尾数按"四舍六入五凑偶"的修约法则取舍,只保留一位欠准数字。所谓"四舍六入五凑偶"的修约法则是:小于 5 的数则"舍",大于 5 的数则"入",等于 5 则把末位凑成偶数。这样的"舍"和"入"机会均等,避免过去数字用"四舍五入"的修约法则处理较多数据时,因"入"多"舍"少而引起的计算误差。如 13.615 取 4 位有效数字为 13.62;13.625 取 4 位有效数字为 13.62;若舍去的尾数首位为 5,只要 5 后面有非零数,则视为大于 5,应"入",如 13.62501 取 4 位有效数字为 13.63。

(1) 有效数字的加减运算:若某间接测量量是由几个直接测量量相加或相减得到,如

$$321.8\underline{3}$$
$$41.\underline{1}$$
$$+\quad 5.54\underline{6}$$
$$\overline{368.47\underline{6}}$$

$$47\underline{7}$$
$$-\quad 93.6\underline{1}$$
$$\overline{383.3\underline{9}}$$

其中每个测量值的最后一位都是欠准数字,该位下面用横线标明。按照运算结果只保留一位欠准数字的法则,运算结果分别为 368.5 和 383。

由此可以得出结论:**在加减运算中,运算结果的有效数字末位和参与运算的各测量值中欠准数字所在数位最高的相同,即运算结果的欠准数字和参与运算的各测量值中最先出现的欠准数字对齐**。在加法运算时,运算结果有时会因为进位增加 1 位有效数字,而在减法运算时,运算结果有时会因为借位减少 1 位有效数字。

(2)有效数字的乘除运算:若某间接测量量是由几个直接测量量相乘或相除得到,如

$$6.42\underline{8}$$
$$\times\quad 2.1\underline{7}$$
$$\overline{4499\underline{6}}$$
$$642\underline{8}$$
$$+\ 1285\underline{6}$$
$$\overline{13.9487\underline{6}}$$

```
           173.4
      ┌─────────
217 ) 37633
      217
      ─────
      1593
      1519
      ─────
       743
       651
      ─────
       920
```

考虑到运算结果的有效数字只保留一位欠准数字,根据"四舍六入五凑偶"的法则,运算的最后结果分别为 13.9 和 173。

由此可见,**在乘除运算中,运算结果的有效数字位数一般和参与运算的各测量值中有效数字位数最少的相同**。在乘法运算时,运算结果有时会增加 1 位有效数字,而在除法运算时,运算结果有时会减少 1 位有效数字。

(3)有效数字的乘方、开方运算:在乘方、开方次数不太高时,结果的有效数字位数一般与底数的有效数字位数相同。但当乘方、开方次数增大时,开方运算的结果有效数字位数会减少,乘方运算的结果有效数字位数会增加。

(4)函数运算:对数函数运算后小数部分的位数与真数的有效数字位数相同。如

$$\lg 6.715 = 0.8270$$
$$\lg 67 = 1.83$$

指数函数运算后的有效数字位数与指数小数部分的位数(包含小数点后的零)相同。如

$$10^{4.25} = 1.8 \times 10^4$$
$$10^{0.0055} = 1.013$$

三角函数的有效数字位数与角度有关。当角度估读到 1′,三角函数取 4 位有效数字;当角度估读到 1″,三角函数取 5 位有效数字。

(5)常数:公式中的常数,如 π、e、$\sqrt{2}$ 等,可以认为它们的有效数字位数是无穷

的,需要取几位就取几位,运算时一般根据需要,比参与运算的其他量多取 1 位有效数字即可。

（6）准确数:公式中出现的数量关系或实验测量次数,不存在估读,因此都是准确数。如将半径 r 化为直径 $d=2r$ 时出现的倍数 2,它不是由测量得到的,因此不适用有效数字的运算法则,间接测量量 d 的有效数字由直接测量量 r 的有效数字决定。

在有效数字运算过程中,中间结果的有效数字应多保留一位进行计算,以避免由于多次取舍而造成计算误差。现在由于计算器的应用已十分普及,因此计算时往往将数据不经修约直接由计算器求得结果,但运算的最后结果仍要按上述运算法则,只保留一位欠准数字。

第 4 节　直接测量的真值和测量误差估算

由于真值是个理想的概念,一般是无法确知的,因此误差也就无法确定。所以测量有两项重要任务:①确定在同一测量条件下,最接近真值的最佳近似值;②估计最佳近似值的可靠程度,或说明一个值域范围内包含真值的可能程度。

一、真值的估算

1. 多次测量　若实验已消除了系统误差,在相同条件下对真值为 a 的物理量进行 n 次重复测量,得到包含 n 个测量值 $x_1,x_2,\cdots,x_n$ 的一个测量列,当测量次数足够多时,相应的随机误差 $\varepsilon_i=x_i-a$ 满足正态分布。将随机误差相加

$$\sum_{i=1}^{n}\varepsilon_i=\sum_{i=1}^{n}(x_i-a)=\sum_{i=1}^{n}x_i-na$$

上式两边除以 n 得

$$\frac{1}{n}\sum_{i=1}^{n}\varepsilon_i=\frac{1}{n}\sum_{i=1}^{n}x_i-a \tag{1-6}$$

用 $\bar{x}$ 表示测量列的算术平均值

$$\bar{x}=\frac{1}{n}(x_1+x_2+x_3+\cdots+x_n)=\frac{1}{n}\sum_{i=1}^{n}x_i \tag{1-7}$$

式（1-6）改写为

$$\frac{1}{n}\sum_{i=1}^{n}\varepsilon_i=\bar{x}-a \tag{1-8}$$

根据随机误差的抵偿性,即 $\lim\limits_{n\to\infty}\dfrac{1}{n}\sum\limits_{i=1}^{n}\varepsilon_i=0$,则

$$\bar{x}\to a$$

可见,当测量次数 n 为无限多时,算术平均值 $\bar{x}$ 最接近于真值 a,是测量结果的最佳估计值,称为**近真值**。

当测量次数 n 有限时,用最小二乘法可以证明,测量列的算术平均值仍然是真值的最佳估计值。

2. 单次测量 在实际测量中,有时会遇到由于外界条件不允许或由于对测量精确度要求不高而没有必要进行多次测量的情况,这时往往只做单次测量。由于单次测量没有测量列,没有算术平均值,这时单次测量值就作为真值的最佳估计值。

二、测量误差的估算

1. 多次测量的随机误差估算

(1) 平均绝对误差(算术平均误差):算术平均值是最接近真值的最佳值,但它仍非真值,它与真值之间的误差的一种估算方法是利用平均绝对误差。平均绝对误差 Δx 定义为

$$\Delta x = \frac{1}{n}(|x_1 - \bar{x}| + |x_2 - \bar{x}| + |x_3 - \bar{x}| + \cdots + |x_n - \bar{x}|)$$

$$= \frac{1}{n}\sum_{i=1}^{n}|x_i - \bar{x}| = \frac{1}{n}\sum_{i=1}^{n}|\Delta x_i| \tag{1-9}$$

上式中 $\Delta x_i = x_i - \bar{x}$ 称为第 i 次测量的绝对误差。

按照统计理论可以证明,多次重复测量中的任一测量值的绝对误差 Δx_i 落在 $(-\Delta x, +\Delta x)$ 区间内的概率为 57.5%,平均值与真值之差落在此区间内的概率更大。所以可以认为真值就在 $(\bar{x} - \Delta x, \bar{x} + \Delta x)$ 区间内,但并不排除多次测量中有部分测量值落在 $(\bar{x} - \Delta x, \bar{x} + \Delta x)$ 区间外。

(2) 标准偏差:在实际测量中,由于真值无法确知,导致标准误差 σ 也无从估算。但根据算术平均值是近真值的结论,在实际估算时采用测量列的算术平均值 $\bar{x}$ 代替真值 a 来估算,得到的结果称为测量列的标准偏差,用 σ_x 表示,它是标准误差 σ 的一个估算值。定义为

$$\sigma_x = \sqrt{\frac{\sum_{i=1}^{n}(x_i - \bar{x})^2}{n-1}} \tag{1-10}$$

由于 σ_x 的形式,有时标准偏差又称为方均根误差。标准偏差 σ_x 的物理意义是:测量次数 n 足够多时,测量列中任一次测量值落在 $(\bar{x} - \sigma_x, \bar{x} + \sigma_x)$ 区间的概率为 68.3%。标准偏差是评估测量值离散程度的特征量,反映测量值偏离平均值的情况,是科学文献中广泛应用的数据评价指标之一。图 1-3 是不同 σ 值时的 $f(\varepsilon)$ 曲线,由图可见,σ 值小,曲线陡且峰值高,说明各测量值的分散性小,精密度高;反

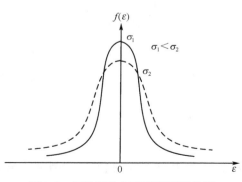

图 1-3 标准偏差与离散程度的关系

之, σ 值大, 曲线较平坦, 各测量值的分散性大, 精密度低。

同理, 按标准偏差计算的极限误差为 $3\sigma_x$。如果出现测量误差的绝对值大于极限误差 $3\sigma_x$ 的数据, 可以认为该次测量失败而将此数据剔除。

（3）平均值的标准偏差: 测量值有随机误差, 它们的算术平均值也必然有随机误差, 同样服从正态分布。按照误差理论可以证明, 算术平均值 $\bar{x}$ 的标准偏差 $\sigma_{\bar{x}}$ 为

$$\sigma_{\bar{x}} = \frac{\sigma_x}{\sqrt{n}} = \sqrt{\frac{\sum_{i=1}^{n}(x_i - \bar{x})^2}{n(n-1)}} \tag{1-11}$$

表示任一次测量的算术平均值落在 $(\bar{x}-\sigma_{\bar{x}}, \bar{x}+\sigma_{\bar{x}})$ 的概率为 68.3%, 反映了平均值偏离真值的情况。上式表明, 有限次测量的算术平均值的标准偏差是测量列的标准偏差的 $\frac{1}{\sqrt{n}}$ 倍。$\sigma_{\bar{x}}$ 小于 σ_x, 这个结论的合理性是显而易见的。因为算术平均值是测量结果的最佳估计值, 它比任意一次测量值 x_i 更接近真值。按误差理论的正态分布可知:

真值处于 $(\bar{x}-\sigma_{\bar{x}}, \bar{x}+\sigma_{\bar{x}})$ 区间内的概率为 68%。

真值处于 $(\bar{x}-1.96\sigma_{\bar{x}}, \bar{x}+1.96\sigma_{\bar{x}})$ 区间内的概率为 95%。

真值处于 $(\bar{x}-2.58\sigma_{\bar{x}}, \bar{x}+2.58\sigma_{\bar{x}})$ 区间内的概率为 99%。

上述结果是在系统误差已消除时的情况, 很明显 $\sigma_{\bar{x}}$ 越小, 平均值越接近真值, 因而用平均值 $\bar{x}$ 作为真值的估计值就越可靠。

从式（1-11）可知, 增加测量次数 n, 将减小算术平均值的标准偏差, 对提高平均值的可靠程度有利。但在实际的实验教学中, 重复测量的次数不可能很多, 而且测量次数也不是越多越好, 过多地增加测量次数, 测量时间就要延长, 实验环境就可能出现不稳定, 测量者也疲劳, 这将引入新的误差。对此一般的原则是: 在随机误差较大的测量中要多测几次, 否则可少些, 一般实验测量次数取 6~10 次。

在用计算器处理具体实验数据时, 可以利用计算器上的统计计算功能计算平均值 $\bar{x}$、标准偏差 σ_x 等。本课程中, 在相同条件下进行的多次重复测量, 一般只要求计算（平均）绝对误差 Δx, 在测量次数 $n>5$ 时可以计算标准偏差 σ_x。

2. 单次测量的误差估算　单次测量的误差与所用仪器的精度、测量者的实验技能等均有关系, 一次测量的误差包括随机误差和系统误差。当粗略估计时常取仪器误差 $\Delta_{仪}$ 作为单次测量误差的估计值。

三、不确定度的估算

1. 多次测量不确定度的估算　在相同条件下, 对某物理量 x 进行了 n 次重复测量, 我们得到了真值的最佳近似值——算术平均值。在精度要求不高的情况下, 为简化起见, 测量不确定度的 A 类分量多用算术平均值的标准偏差估算, 我们约定不确定度的 B 类分量主要由仪器误差 $\Delta_{仪}$ 引起, 而且仪器误差分布为均匀分布, 所以有

$$u_A = \sigma_{\bar{x}} \tag{1-12}$$

$$u_B = \frac{\Delta_{仪}}{\sqrt{3}} \tag{1-13}$$

总不确定度

$$u = \sqrt{u_A^2 + u_B^2} = \sqrt{\sigma_{\bar{x}}^2 + \frac{(\Delta_{仪})^2}{3}} \tag{1-14}$$

2. 单次测量不确定度的估算　单次测量不存在不确定度的 A 类分量,而 B 类分量常取仪器的误差,即

$$u = u_B = \Delta_{仪} \tag{1-15}$$

需要注意的是,有时式(1-15)算出的单次测量的不确定度可能会小于用式(1-14)算出的多次测量的不确定度,但并不说明单次测量反而比多次测量准确。因为不确定度的两类分量估算中我们都做了简化,实际上两者的置信概率不同,即在所计算出的不确定度内包含真值的概率不等。另外,如果多次测量时测量列的数据基本一样或完全相同,并不能说明测量非常准确,以至于不存在不确定度的 A 类分量,而只能说明仪器的精度太低,多次测量已没有意义,在这种情况下取 $u = u_B = \Delta_{仪}$ 是合理的。

第 5 节　测量结果的表达

一、多次测量结果的表达

1. 测量结果误差用绝对误差、相对误差表示　如果实验中可定系统误差已经修正,或者只考虑随机误差对测量结果的影响时,除了用多次测量的平均值 $\bar{x}$ 作为测量值的最佳估计值外,还应估算其误差。而标准偏差 σ_x、平均绝对误差 Δx 均以误差的绝对大小反映误差的情况,与待测量的单位相同,都是绝对误差。

(1)若用平均绝对误差 Δx 表示绝对误差的大小,则多次测量结果表示为

$$x = (\bar{x} \pm \Delta x) \text{单位} \tag{1-16}$$

(2)若用标准偏差 σ_x 表示绝对误差的大小,则多次测量结果表示为

$$x = (\bar{x} \pm \sigma_x) \text{单位} \tag{1-17}$$

由于测量值的误差本身就是不确定的,是欠准数字,因此在没有任何说明的情况下,测量值的绝对误差一般只取 1 位有效数字,多出的位数修约时采用“只进不舍”的进位方法。

由于测量值有效数字的最后一位都有误差,这种误差归根结底是由测量误差决定的,所以测量值有效数字的最后一位就是误差所在位。因此测量结果表达式中,测量值的末位一定要与绝对误差的末位对齐,如测量结果写成 $L = (1.236 \pm 0.002) \text{cm}$ 是正确的。然而,由于种种原因,测量值的末位可能与绝对误差的末位不在同一数位上,这时一定要对计算结果进行修约,使测量结果表达式中的测量值末位与绝对误差末位对齐。如 $g = (980.125 \pm 0.03) \text{cm/s}^2$ 的绝对误差偏大,应修正为 $g = (980.12 \pm 0.03) \text{cm/s}^2$;如 $I = (360 \pm 0.5) \text{mA}$ 的绝对误差偏小,说明此时只

考虑随机误差已经不合适,须考虑仪器精度,使绝对误差末位与测量值欠准数字同位,应修正为 $I = (360 \pm 1) mA$。

例 1　用米尺多次重复测某物体的长度,得到的测量值分别为

i	1	2	3	4	5	6	7	8	9
$x_i(cm)$	8.54	8.56	8.51	8.52	8.57	8.55	8.58	8.53	8.59

求测量的平均绝对误差,并写出测量结果。

解:算术平均值

$$\bar{x} = \frac{1}{9} \sum_{i=1}^{9} x_i = 8.55 (cm)$$

平均绝对误差

$$\Delta x = \frac{1}{9} \sum_{i=1}^{9} |x_i - \bar{x}| = \frac{1}{9} \sum_{i=1}^{9} |x_i - 8.55| = 0.023 (cm)$$

测量结果

$$x = (8.55 \pm 0.03) cm$$

例 2　根据例 1 的测量值,求测量的标准偏差,并写出测量结果。

解:标准偏差

$$\sigma_x = \sqrt{\frac{\sum_{i=1}^{n} (x_i - \bar{x})^2}{n-1}} = \sqrt{\frac{\sum_{i=1}^{9} (x_i - 8.55)^2}{9-1}} = 0.028 (cm)$$

测量结果

$$x = (8.55 \pm 0.03) cm$$

比较例 1 和例 2 的结果,可见 $\Delta x < \sigma_x$,任一测量值落在 $(\bar{x} - \Delta x, \bar{x} + \Delta x)$ 区间的概率比落在 $(\bar{x} - \sigma_x, \bar{x} + \sigma_x)$ 的概率小。

绝对误差的大小反映了测量结果与真值的符合程度,但评价测量结果的优劣,还需考虑绝对误差在整个测量中所占的比重。

(3) 相对误差 E:绝对误差与标准值(近真值)的比值,一般用百分数表示,即

$$E_{\Delta x} = \frac{\Delta x}{\bar{x}} \times 100\% \text{ 或 } E_{\sigma_x} = \frac{\sigma_x}{\bar{x}} \times 100\% \tag{1-18}$$

例如,对两个电阻 R_1 和 R_2 的测量,若它们的绝对误差都是 $\Delta R = 0.1\Omega$,而 $R_1 = 10.0\Omega$、$R_2 = 100.0\Omega$,则它们的相对误差分别为 $E_1 = \frac{0.1}{10.0} \times 100\% = 1\%$、$E_2 = \frac{0.1}{100.0} \times 100\% = 0.1\%$,显然对 R_2 的测量准确性较高。

2. 测量结果误差用不确定度、相对不确定度表示　影响测量值误差的因素很多,我们不可能逐一去研究分析。当表达测量结果时既要考虑服从统计分布的随机误差的影响,又要考虑其他误差的作用时,可用不确定度、相对不确定度表示测量结果误差。测量结果表示为

$$x = (\bar{x} \pm u) \text{单位} \qquad U_r = \frac{u}{\bar{x}} \times 100\% \qquad (1\text{-}19)$$

式中 $\bar{x}$ 为待测量 x 的算术平均值，u 为不确定度，U_r 为相对不确定度，置信概率为 68.3%。本课程中，若不做特殊说明，置信概率取 68.3%。

在某些条件下如果要求置信概率比较大，以使测量结果处于一个高概率区间，则测量结果可表示为

$$x = (\bar{x} \pm 2u) \text{单位} \qquad (P = 0.954) \qquad (1\text{-}20)$$

$$x = (\bar{x} \pm 3u) \text{单位} \qquad (P = 0.997) \qquad (1\text{-}21)$$

本课程中约定平均绝对误差、标准偏差、总不确定度一般取 1 位有效数字，(计算中间过程取 2 位有效数字)，为确保置信概率不降低，修约时只进不舍。测量值应依照"四舍六入五凑偶"修约到末位与平均绝对误差、标准偏差、总不确定度末位对齐。相对误差、相对不确定度小于 1%，取 1 位有效数字；大于等于 1%，取 2 位有效数字，修约时也是只进不舍。

例 3   用 50 分游标卡尺重复测一长度 L，得到的测量值分别为

i	1	2	3	4	5	6
$L_i(\text{mm})$	9.70	9.72	9.68	9.70	9.74	9.72

求测量的不确定度，并写出测量结果。

解： $\bar{L} = \dfrac{1}{6} \sum\limits_{i=1}^{6} L_i = 9.71(\text{mm})$

$$\sigma_{\bar{L}} = \sqrt{\frac{\sum\limits_{i=1}^{6}(L_i - \bar{L})^2}{n(n-1)}} = \sqrt{\frac{\sum\limits_{i=1}^{6}(L_i - 9.71)^2}{6 \times (6-1)}} = 0.0086(\text{mm})$$

游标卡尺的仪器误差为

$$\Delta_{\text{仪}} = 0.02\text{mm}$$

总不确定度

$$u_L = \sqrt{\sigma_I^2 + \frac{(\Delta_{\text{仪}})^2}{3}} = \sqrt{0.0086^2 + \frac{0.02^2}{3}} = 0.015(\text{mm})$$

测量结果为

$$L = (9.71 \pm 0.02)\text{mm}$$

二、单次测量结果的表达

当待测量 x 由于主、客观原因只能进行一次测量时，可将可定系统误差对单次测量值修正后的数值 x_0 作为真值的最佳估计值；同时根据大学物理实验中大部分仪器的精度都不是很高、仪器误差分布大多为均匀分布的实际情况，可知测量结果的误差主要来源于仪器误差 $\Delta_{\text{仪}}$。所以测量结果可表示为

$$x = (x_0 \pm \Delta_{\text{仪}}) \text{单位} \qquad (1\text{-}22)$$

第 6 节　间接测量的真值和测量误差估算

一、真值的估算

物理实验中大部分物理量都需要由间接测量得到,即在直接测量的基础上通过一定的函数运算得到测量结果。显然,将各直接测量结果的最佳估计值(多次测量的平均值或单次测量的测量值)代入相应的函数式,就可得到间接测量量的最佳估计值。

假设间接测量量 $N=f(x_1,x_2,\cdots)$,其中 $x_1,x_2,\cdots$ 为直接测量量。如果 $\bar{x}_1,\bar{x}_2,\cdots$ 为直接测量量的最佳估计值,则间接测量量的最佳估计值为

$$\overline{N}=f(\bar{x}_1,\bar{x}_2,\cdots) \tag{1-23}$$

二、测量误差的估算

由于直接测量量不可避免地存在误差,显然,根据一定的函数关系由直接测量量经过运算而得到的间接测量量也必然存在误差。计算间接测量量误差的公式称为误差的传递公式,计算误差传递有两种方法:算术合成法及方和根合成法。

1. 误差的一般传递(误差的算术合成)　设 N 为间接测量量,x_1、x_2 为直接测量量,它们满足函数关系式 $N=f(x_1,x_2)$,各直接测量量的测量结果表示为 $x_1=\bar{x}_1\pm\Delta x_1$、$x_2=\bar{x}_2\pm\Delta x_2$。由直接测量量的误差通过误差传递公式或求函数全微分的方法可以求出间接测量量的误差,间接测量量的测量结果表示为 $N=\overline{N}\pm\Delta N$。

(1) 加、减运算的误差传递:先考虑加法运算。设间接量的函数式 $N=x_1+x_2$,将函数式中的各量分别以测量结果表示式代入,可得

$$N=\overline{N}\pm\Delta N=(\bar{x}_1\pm\Delta x_1)+(\bar{x}_2\pm\Delta x_2)=(\bar{x}_1+\bar{x}_2)\pm(\Delta x_1+\Delta x_2)$$

根据误差宁大勿小的原则,对间接量 N 的绝对误差 ΔN 的估算应按最不利的情况取值,所以最大可能的误差为 $\Delta x_1+\Delta x_2$。

加法运算间接量的绝对误差为

$$\Delta N=\Delta x_1+\Delta x_2$$

其相对误差为

$$E=\frac{\Delta N}{\overline{N}}=\frac{\Delta x_1+\Delta x_2}{\bar{x}_1+\bar{x}_2}$$

同样,对于减法运算,间接量 $N=x_1-x_2$ 有

$$N=\overline{N}\pm\Delta N=(\bar{x}_1\pm\Delta x_1)-(\bar{x}_2\pm\Delta x_2)=(\bar{x}_1-\bar{x}_2)\pm(\Delta x_1+\Delta x_2)$$

减法运算间接量的绝对误差为

$$\Delta N=\Delta x_1+\Delta x_2$$

其相对误差为

$$E = \frac{\Delta N}{\overline{N}} = \frac{\Delta x_1 + \Delta x_2}{\overline{x}_1 - \overline{x}_2}$$

由上述运算结果可见，几个直接测量值相加、减时，其结果的绝对误差等于各直接测量值的绝对误差之和。

（2）乘除运算的误差传递：先考虑乘法运算。设间接量的函数式为 $N = x_1 \cdot x_2$，将函数式中的各量分别以结果表示式代入，可得

$$N = \overline{N} \pm \Delta N = (\overline{x}_1 \pm \Delta x_1) \cdot (\overline{x}_2 \pm \Delta x_2) = \overline{x}_1 \cdot \overline{x}_2 \pm \overline{x}_1 \cdot \Delta x_2 \pm \overline{x}_2 \cdot \Delta x_1 \pm \Delta x_1 \cdot \Delta x_2$$

由于 Δx_1、Δx_2 与 x_1、x_2 相比可视为小量，故 $\Delta x_1 \cdot \Delta x_2$ 为二阶无穷小量可忽略。按最不利的情况估算绝对误差，所以有

$$N = \overline{N} \pm \Delta N = \overline{x}_1 \cdot \overline{x}_2 \pm (\overline{x}_1 \cdot \Delta x_2 + \overline{x}_2 \cdot \Delta x_1)$$

乘法运算间接量的绝对误差为

$$\Delta N = \overline{x}_1 \cdot \Delta x_2 + \overline{x}_2 \cdot \Delta x_1$$

其相对误差为

$$E = \frac{\Delta N}{\overline{N}} = \frac{\overline{x}_1 \cdot \Delta x_2 + \overline{x}_2 \cdot \Delta x_1}{\overline{x}_1 \cdot \overline{x}_2} = \frac{\Delta x_1}{\overline{x}_1} + \frac{\Delta x_2}{\overline{x}_2} = E_1 + E_2$$

同样，对于除法运算，间接量 $N = \dfrac{x_1}{x_2}$ 有

$$N = \overline{N} \pm \Delta N = \frac{\overline{x}_1 \pm \Delta x_1}{\overline{x}_2 \pm \Delta x_2} = \frac{(\overline{x}_1 \pm \Delta x_1) \cdot (\overline{x}_2 \mp \Delta x_2)}{(\overline{x}_2 \pm \Delta x_2) \cdot (\overline{x}_2 \mp \Delta x_2)}$$

$$= \frac{\overline{x}_1 \cdot \overline{x}_2 \pm \Delta x_1 \cdot \overline{x}_2 \pm \overline{x}_1 \cdot \Delta x_2 - \Delta x_1 \cdot \Delta x_2}{\overline{x}_2^2 - \Delta x_2^2}$$

同理，将二阶无穷小量忽略，按最不利的情况估算绝对误差，得

$$N = \overline{N} \pm \Delta N = \frac{\overline{x}_1 \cdot \overline{x}_2 \pm (\Delta x_1 \cdot \overline{x}_2 + \overline{x}_1 \cdot \Delta x_2)}{\overline{x}_2^2}$$

除法运算间接量的绝对误差为

$$\Delta N = \frac{\overline{x}_1 \cdot \Delta x_2 + \overline{x}_2 \cdot \Delta x_1}{\overline{x}_2^2}$$

其相对误差为

$$E = \frac{\Delta N}{\overline{N}} = \frac{\overline{x}_1 \cdot \Delta x_2 + \overline{x}_2 \cdot \Delta x_1}{\overline{x}_2^2} \bigg/ \frac{\overline{x}_1}{\overline{x}_2} = \frac{\Delta x_1}{\overline{x}_1} + \frac{\Delta x_2}{\overline{x}_2} = E_1 + E_2$$

上述运算结果表明，几个直接测量值进行乘除运算时，其结果的相对误差等于各直接量的相对误差之和。因此，在乘除运算中，通常先求出间接量的相对误差，再求间接量的绝对误差。

（3）任意函数的误差传递：对于一般的函数关系，求间接量绝对误差实际上是求函数的全微分。如间接量的函数式为 $N = f(x_1, x_2, \cdots)$，对间接量的函数式求全微分可得

$$\mathrm{d}N = \frac{\partial f}{\partial x_1}\mathrm{d}x_1 + \frac{\partial f}{\partial x_2}\mathrm{d}x_2 + \cdots \tag{1-24}$$

通常误差远小于测量值,故把 $\mathrm{d}x_1, \mathrm{d}x_2, \cdots$ 看成误差 $\Delta x_1, \Delta x_2, \cdots$,将 $\mathrm{d}N$ 视为间接测量量的误差 ΔN,并按最不利的情况估算,即将各项的系数取绝对值,可得到间接测量量 N 的绝对误差 ΔN 为

$$\Delta N = \left|\frac{\partial f}{\partial x_1}\right|\Delta x_1 + \left|\frac{\partial f}{\partial x_2}\right|\Delta x_2 + \cdots \tag{1-25}$$

$\left|\dfrac{\partial f}{\partial x_1}\right|, \left|\dfrac{\partial f}{\partial x_2}\right|, \cdots$ 称为**误差传递系数**。式(1-25)为误差传递的基本公式。

若先对间接量的函数式取对数再微分,则

$$\ln N = \ln f(x_1, x_2, \cdots)$$

$$\frac{\mathrm{d}N}{N} = \left(\frac{\partial \ln f}{\partial x_1}\right)\mathrm{d}x_1 + \left(\frac{\partial \ln f}{\partial x_2}\right)\mathrm{d}x_2 + \cdots$$

同理可得相对误差 E 为

$$E = \frac{\Delta N}{N} = \left|\frac{\partial \ln f}{\partial x_1}\right|\Delta x_1 + \left|\frac{\partial \ln f}{\partial x_2}\right|\Delta x_2 + \cdots \tag{1-26}$$

式(1-26)为相对误差的基本传递公式。

由式(1-25)、(1-26)可知,间接测量量的误差,不仅取决于各直接测量量的误差,而且还取决于各个误差传递系数。因此,我们在设计实验或测量时,对于传递系数较大的直接测量量,应尽量选用精度高的仪表进行精确测量;对于传递系数较小的直接测量量,就不必测得非常精确。但这种误差传递公式求出的间接测量量的误差偏于保守,容易夸大误差的估计范围。

例 4　间接量的函数式 $N = \dfrac{x}{3} + y - z$,各直接测量量的测量结果用绝对误差表示。其中 $x = (90.6 \pm 0.3)\,\mathrm{cm}$、$y = (2.34 \pm 0.07)\,\mathrm{cm}$、$z = (0.254 \pm 0.005)\,\mathrm{cm}$,求间接测量量的绝对误差、相对误差,并写出测量结果表达式。

解: $\overline{N} = \dfrac{\overline{x}}{3} + \overline{y} - \overline{z} = \dfrac{90.6}{3} + 2.34 - 0.254 = 32.3\,(\mathrm{cm})$

对间接量的函数式求全微分

$$\mathrm{d}N = \frac{\mathrm{d}x}{3} + \mathrm{d}y + (-\mathrm{d}z)$$

则绝对误差

$$\Delta N = \frac{\Delta x}{3} + \Delta y + \Delta z = 0.3/3 + 0.07 + 0.005 = 0.18\,(\mathrm{cm})$$

相对误差

$$E = \frac{\Delta N}{\overline{N}} = \frac{0.18}{32.3} \times 100\% = 0.56\% = 0.6\%$$

间接测量量的结果表达式

$$N=(32.3\pm0.2)\,cm$$

例5　间接量的函数式 $N=\dfrac{x^2 \cdot y}{z}$，各直接测量量的测量结果用绝对误差表示。

其中 $x=(15.2\pm0.5)\,m$、$y=(0.80\pm0.01)\,kg$、$z=(6.4\pm0.1)\,kg$，求间接测量量的相对误差、绝对误差，并写出测量结果表达式。

解：$\overline{N}=\dfrac{\overline{x}^2 \cdot \overline{y}}{\overline{z}}=\dfrac{15.2^2\times0.80}{6.4}=29(m^2)$

对间接量的函数式取对数后再微分

$$\ln N=2\ln x+\ln y-\ln z,\qquad \frac{dN}{N}=2\frac{dx}{x}+\frac{dy}{y}+\left(-\frac{dz}{z}\right)$$

则相对误差

$$E=\frac{\Delta N}{\overline{N}}=2\cdot\frac{\Delta x}{\overline{x}}+\frac{\Delta y}{\overline{y}}+\frac{\Delta z}{\overline{z}}=2\times\frac{0.5}{15.2}+\frac{0.01}{0.80}+\frac{0.1}{6.4}=9.39\%=9.4\%$$

绝对误差

$$\Delta N=\overline{N}\cdot\frac{\Delta N}{\overline{N}}=29\times9.39\%=2.7(m^2)$$

间接测量量的结果表达式

$$N=(29\pm3)\,m^2$$

在实际运用时，对于间接量为和差形式的函数时，误差的计算用式(1-25)先求绝对误差再求相对误差较为方便；对于间接量为积商形式的函数式时，误差的计算用式(1-26)先求相对误差再求绝对误差较为方便。表1-2是一些常用函数误差的传递公式，方便使用时查用。

表1-2　常用函数误差的传递公式

函数式	绝对误差 ΔN	相对误差 $\dfrac{\Delta N}{\overline{N}}$
$N=x_1+x_2$	$\Delta N=\Delta x_1+\Delta x_2$	$\dfrac{\Delta N}{\overline{N}}=\dfrac{\Delta x_1+\Delta x_2}{\overline{x}_1+\overline{x}_2}$
$N=x_1-x_2$	$\Delta N=\Delta x_1+\Delta x_2$	$\dfrac{\Delta N}{\overline{N}}=\dfrac{\Delta x_1+\Delta x_2}{\overline{x}_1-\overline{x}_2}$
$N=x_1 \cdot x_2$	$\Delta N=\overline{x}_1 \cdot \Delta x_2+\overline{x}_2 \cdot \Delta x_1$	$\dfrac{\Delta N}{\overline{N}}=\dfrac{\Delta x_1}{\overline{x}_1}+\dfrac{\Delta x_2}{\overline{x}_2}$
$N=\dfrac{x_1}{x_2}$	$\Delta N=\dfrac{\overline{x}_1 \cdot \Delta x_2+\overline{x}_2 \cdot \Delta x_1}{\overline{x}_2^{\,2}}$	$\dfrac{\Delta N}{\overline{N}}=\dfrac{\Delta x_1}{\overline{x}_1}+\dfrac{\Delta x_2}{\overline{x}_2}$
$N=k \cdot x$	$\Delta N=k\Delta x$	$\dfrac{\Delta N}{\overline{N}}=\dfrac{\Delta x}{\overline{x}}$
$N=x^k$	$\Delta N=\overline{kx}^{\,k-1}\Delta x$	$\dfrac{\Delta N}{\overline{N}}=k\dfrac{\Delta x}{\overline{x}}$
$N=\sin x$	$\Delta N=\lvert\overline{\cos x}\rvert\Delta x$	$\dfrac{\Delta N}{\overline{N}}=\overline{\operatorname{ctg}x}\,\Delta x$
$N=\ln x$	$\Delta N=\dfrac{\Delta x}{\overline{x}}$	$\dfrac{\Delta N}{\overline{N}}=\dfrac{\Delta x}{\overline{x}\ln\overline{x}}$

综上所述,误差的算术合成可按如下步骤进行:

(1) 对函数求全微分。

(2) 合并同一变量的系数。

(3) 各传递系数取绝对值后,将微分号变为误差号 Δ。

2. 标准偏差的传递(误差的方和根合成)　若各独立的直接测量量 $x_1, x_2, \cdots$ 的绝对误差分别用标准偏差 $\sigma_{x_1}, \sigma_{x_2}, \cdots$ 表示,则用上述类似的方法可以推导出间接测量量 $N = f(x_1, x_2, \cdots)$ 的标准偏差的传递公式,即误差的方和根合成。

绝对误差为

$$\sigma_N = \sqrt{\left(\frac{\partial f}{\partial x_1}\sigma_{x_1}\right)^2 + \left(\frac{\partial f}{\partial x_2}\sigma_{x_2}\right)^2 + \cdots} \tag{1-27}$$

相对误差为

$$E_N = \frac{\sigma_N}{N} = \sqrt{\left(\frac{\partial \ln f}{\partial x_1}\sigma_{x_1}\right)^2 + \left(\frac{\partial \ln f}{\partial x_2}\sigma_{x_2}\right)^2 + \cdots} \tag{1-28}$$

式 (1-27)不仅可以用来计算间接测量量的标准偏差,而且还可以用来分析各直接测量量的误差对结果误差的影响程度,从而为改进实验提出方向。表 1-3 是一些常用函数标准偏差的传递公式。

表 1-3　常用函数标准偏差的传递公式

函数式	标准偏差的传递公式(方和根合成法)
$N = x_1 \pm x_2$	$\sigma_N = \sqrt{\sigma_{x_1}^2 + \sigma_{x_2}^2}$
$N = x_1 \cdot x_2$ 或 $N = \dfrac{x_1}{x_2}$	$\dfrac{\sigma_N}{N} = \sqrt{\left(\dfrac{\sigma_{x_1}}{\bar{x}_1}\right)^2 + \left(\dfrac{\sigma_{x_2}}{\bar{x}_2}\right)^2}$
$N = k \cdot x$	$\sigma_N = |k|\sigma_x, \quad \dfrac{\sigma_N}{N} = \dfrac{\sigma_x}{\bar{x}}$
$N = x^k$	$\dfrac{\sigma_N}{N} = k\dfrac{\sigma_x}{\bar{x}}$
$N = \dfrac{x_1^p x_2^q}{x_3^r}$	$\dfrac{\sigma_N}{N} = \sqrt{\left(\dfrac{p\sigma_{x_1}}{\bar{x}_1}\right)^2 + \left(\dfrac{q\sigma_{x_2}}{\bar{x}_2}\right)^2 + \left(\dfrac{r\sigma_{x_3}}{\bar{x}_3}\right)^2}$
$N = \sin x$	$\sigma_N = |\cos \bar{x}|\sigma_x$
$N = \ln x$	$\sigma_N = \dfrac{\sigma_x}{\bar{x}}$

从表 1-3 可见,在计算标准偏差时,对于间接量为和差形式的函数先求 σ_N 再求 E_N 较为方便;对于间接量为积商形式的函数先求 E_N 再求 σ_N 较为方便。

三、间接测量不确定度的合成

当我们用不确定度来反映测量的误差时,前面的误差传递问题实际上就是不确定度的传递问题,可以用上述两种误差合成法计算不确定度。

1. 不确定度的绝对值合成法 把式(1-25)和(1-26)中的绝对误差 Δx_1, Δx_2, …分别用不确定度 u_{x_1}, u_{x_2}, …替换,由此得到不确定度的合成为

$$u_N = \left| \frac{\partial f}{\partial x_1} \right| u_{x_1} + \left| \frac{\partial f}{\partial x_2} \right| u_{x_2} + \cdots \tag{1-29}$$

$$E = \frac{u_N}{\overline{N}} = \left| \frac{\partial \ln f}{\partial x_1} \right| u_{x_1} + \left| \frac{\partial \ln f}{\partial x_2} \right| u_{x_2} + \cdots \tag{1-30}$$

这种合成过程计算较简便,但计算结果往往偏大。一般适用于仪器较粗糙、实验精确度较低、系统误差较大的实验。

2. 不确定度的方和根合成法 对于仪器精度较高、系统误差较小的实验,不确定度更合理的合成方法是方和根合成法,即把式(1-27)和式(1-28)中的标准偏差 σ_{x_1}, σ_{x_2}, …分别用不确定度 u_{x_1}, u_{x_2}, …替换,由此得到的不确定度的合成为

$$u_N = \sqrt{\left(\frac{\partial f}{\partial x_1} u_{x_1} \right)^2 + \left(\frac{\partial f}{\partial x_2} u_{x_2} \right)^2 + \cdots} \tag{1-31}$$

$$E = \frac{u_N}{\overline{N}} = \sqrt{\left(\frac{\partial \ln f}{\partial x_1} u_{x_1} \right)^2 + \left(\frac{\partial \ln f}{\partial x_2} u_{x_2} \right)^2 + \cdots} \tag{1-32}$$

测量后,一定要计算不确定度。考虑到物理实验是基础课程的特殊性,建议一般采用方和根合成法计算间接测量的不确定度。不确定度的方和根合成法可按如下步骤进行:

(1) 先分析确定各直接测量量的不确定度 u_{x_1}, u_{x_2}, …。

(2) 根据函数关系 $N = f(x_1, x_2, \cdots)$ 求函数的全微分。

(3) 用式(1-31)、式(1-32)计算 N 的不确定度 u_N 或相对不确定度 $u_N / \overline{N}$。常用函数的不确定度传递公式与表 1-3 相同,使用时只需把标准偏差 σx_1, σx_2, …用不确定度 u_{x_1}, u_{x_2}, …替换即可。

如果实验时间较少,不便于比较全面计算不确定度时,对于偶然误差为主的测量,可以只计算 A 类分量作为总的不确定度,略去 B 类分量不计;对于系统误差为主的测量,可以只计算 B 类分量作为总的不确定度。

例 6 用游标卡尺测量一铜环,得到的测量值为外径 $D = (3.002 \pm 0.003)$ cm、内径 $d = (1.500 \pm 0.002)$ cm、高度 $H = (3.998 \pm 0.004)$ cm,求该铜环的体积 V 及其不确定度,并写出测量结果。

解: $\overline{V} = \frac{\pi}{4}(\overline{D}^2 - \overline{d}^2)\overline{H} = \frac{3.1416}{4}(3.002^2 - 1.500^2) \times 3.998 = 21.23 (\text{cm}^3)$

对间接量的函数式取对数再微分

$$\ln V = \ln \frac{\pi}{4} + \ln(D^2 - d^2) + \ln H$$

$$\frac{\partial \ln V}{\partial D} = \frac{2D}{D^2 - d^2}, \qquad \frac{\partial \ln V}{\partial d} = -\frac{2d}{D^2 - d^2}, \qquad \frac{\partial \ln V}{\partial H} = \frac{1}{H}$$

相对不确定度 $U_r = \dfrac{u_V}{\overline{V}} = \sqrt{\left(\dfrac{2\overline{D}}{\overline{D}^2 - \overline{d}^2}u_D\right)^2 + \left(-\dfrac{2\overline{d}}{\overline{D}^2 - \overline{d}^2}u_d\right)^2 + \left(\dfrac{1}{H}u_H\right)^2}$

$$= \sqrt{\left(\dfrac{2 \times 3.002 \times 0.003}{3.002^2 - 1.500^2}\right)^2 + \left(-\dfrac{2 \times 1.500 \times 0.002}{3.002^2 - 1.500^2}\right)^2 + \left(\dfrac{0.004}{3.998}\right)^2}$$

$$= 0.30\% = 0.3\%$$

总不确定度 $u_V = 21.23 \times 0.30\% = 0.064 \text{cm}^3$

测量结果

$$V = (21.23 \pm 0.07)\,\text{cm}^3$$

第 7 节　常用的数据处理方法

数据处理是指从获得数据到得出结论的整个加工过程。包括数据记录、整理、计算、作图、分析等。数据处理是实验工作的重要内容,通过数据处理可以正确地给出实验结果。下面介绍一些基本的数据处理方法。

一、列　表　法

列表法就是在记录和处理数据时,将相关的物理量列成表格。用列表法记录和处理数据,可以使数据表达清晰、条理清楚,便于检查和发现问题,减少和避免错误,同时还有助于反映出有关物理量之间的对应关系。所以,设计一个简单合理的数据表格是每个实验的基本要求。列表没有统一格式,但在设计时应注意以下几点:

（1）要写出列表的名称、实验条件、实验仪器。例如环境的温度、湿度,仪器的规格型号、精度等级等。

（2）表格中各栏目(纵或横)应标明所记录的物理量名称(符号)和单位,单位及量值的数量级应写在该标题栏中,不要重复记在各个数值上。

（3）栏目的顺序应充分注意数据间的联系和计算顺序,力求简明、齐全、有条理,便于处理数据。

（4）表中所列数据要正确反映测量结果的有效数字。列入表中的除原始数据外,计算过程中的一些中间结果和最后结果也可以列入表中。

二、作　图　法

用作图法处理实验数据是数据处理的常用方法之一,它能够直观地表示实验数据之间的关系,便于找出物理量之间的联系。

1. 图示法　把实验测量数据以及物理量之间的关系用图线的形式表示出来,称为**图示法**。实验图线可使用计算机绘制,利用 Microcal Origin 软件可以很方便地绘制出来,具体方法可参考本章附录。实验图线也可以用手工绘制。下面主要介绍手工绘制实验图线的方法和步骤：

（1）选用合适的坐标纸：常用的作图坐标纸有直角坐标纸、对数坐标纸和极坐标纸。在物理实验中比较常用的是直角坐标纸（即毫米方格纸），其规格多为 17cm×25cm，要求满纸作图。

（2）确定坐标轴及坐标轴分度值：通常以自变量为横轴（x 轴），因变量为纵轴（y 轴），要标明坐标轴所代表的物理量的符号和单位。坐标轴的分度值要根据实验数据的有效数字确定，原则上数据中的准确数字在图中也是准确的，因此，坐标的最小分度值应该和准确数字的最末位一致，欠准数字在图中应是估计的。为了使图线尽量充满坐标纸，坐标轴的起点坐标不一定为零。

（3）标记实验点：在坐标纸上，实验点以一定的符号标记，常用的符号有"＋"、"×"、"⊙"、"△"等。若在同一张图上要作几条图线，必须用不同的标记符号加以区分。

（4）把实验点连成曲线：由于每个实验数据都有一定的误差，所以图线不一定要通过每个实验点。应该按照实验点的总趋势，把实验点连成光滑的曲线（仪表的校正曲线不在此列），使实验点在图线两侧均匀分布。个别偏离图线较远的点，要重新审核分析后才决定是否应剔除。

（5）注释和说明：作完图后，在图的明显位置上标明图名、作者和作图日期，有时还附上简单的说明，如实验条件、图线的相关参量等。

2. 图解法　利用已作好的图线，定量地求得图线的一些参数或相关参量的经验公式，称为**图解法**。特别是当实验拟合图线是直线时，采用此法尤为方便。

（1）直线图求斜率、截距、经验公式和测量范围外的数据：若实验图线为直线，并设直线方程为 $y=kx+b$，可用以下方法求直线的斜率、截距和经验公式：

1）在直线上选两点 A（x_1，y_1）和 B（x_2，y_2）。为了减小误差，A、B 两点应相相距远些，但要求仍在实验值范围之内，并且 A，B 两点一般不选实验点，用与表示实验点不同的符号将 A、B 两点在直线上标出，并在旁边标明其坐标值。

2）求斜率。将 A、B 两点的坐标值分别代入直线方程 $y=kx+b$，可解得斜率

$$k=\frac{y_2-y_1}{x_2-x_1} \tag{1-33}$$

k 的单位由 x、y 轴的单位确定。

3）求截距。如果横坐标的起点为零，则直线的截距可从图中直接读出；如果横坐标的起点不为零，则可用下式计算直线的截距

$$b=\frac{x_2y_1-x_1y_2}{x_2-x_1} \tag{1-34}$$

4）求经验公式。将求得的 k，b 数值代入方程 $y=kx+b$ 中，就可得到经验公式。

5）用外推法求得测量范围外的数据。若直线的斜率确定，我们可以把图线向外延伸，对应于一自变量 x 值，求得函数 y 值。例如在研究电阻随温度线性变化时，如果认为温度系数是常数，则可以把直线外推到 0℃ 而求得 0℃ 时的电阻值。

（2）曲线的改直：许多物理量之间的关系并不都是线性的，但可通过适当的变换将非线性的函数转变为线性函数，即把曲线变换成直线，这种方法称为**曲线改直**。做这样的变换不仅是由于直线容易描绘，更重要的是直线的斜率和截距所包含的物理内涵往往是我们所需要的。例如：

1）$xy=c$（c 为常量）。可变换成 $y=cz$（$z=\dfrac{1}{x}$），则 y 为 z 的线性函数，斜率为 c。

2）$x=c\sqrt{y}$（c 为常量）。可变换成 $y=\dfrac{z}{c^2}$（$z=x^2$），则 y 为 z 的线性函数，斜率为 $\dfrac{1}{c^2}$。

3）$y=ax^b$（a,b 为常量）。可变换成 $\lg y=b\lg x+\lg a$，$\lg y$ 为 $\lg x$ 的线性函数，斜率为 b，截距为 $\lg a$。

4）$y=ab^x$（a,b 为常量）。可变换成 $\lg y=(\lg b)x+\lg a$，$\lg y$ 为 x 的线性函数，斜率为 $\lg b$，截距为 $\lg a$。

三、最小二乘法和直线拟合

作图法虽然在数据处理中是一种直观、方便的方法，但带有一定的主观随意性，同一组数据，不同的人或同一人在不同时刻所拟合的图线会有所不同。最小二乘法是一种比较精确的拟合方法，它可克服用作图法求直线或曲线公式时图线的绘制引入的误差，即用数学分析的方法从观测到的数据中求出误差最小的最佳经验公式。

1. 最小二乘法的原理　最小二乘法的原理是：若能找到一条最佳的拟合曲线，那么各测量值与这条拟合曲线上对应点之差的平方和应是最小的。

由最小二乘法所得的变量之间的函数关系称为**回归方程**，所以最小二乘法拟合亦称为**最小二乘法回归**。这里只讨论用最小二乘法进行一元线性拟合。

2. 直线拟合　若两物理量 x、y 满足线性关系，其线性拟合公式为 $y=kx+b$。现由实验等精度地测得一组实验数据 $x_i,y_i(i=1,2,\cdots,n)$。为使讨论问题简便，假定 x_i 值是准确的，实验误差主要出现在 y_i 上。显然，对应于每一个 x_i 值，测量值 y_i 与拟合直线上的 y 值存在偏差

$$\delta_i=y_i-y=y_i-(kx+b)\qquad (i=1,2,\cdots,n)\qquad (1\text{-}35)$$

根据最小二乘法的原理，当

$$s=\sum(\delta_i)^2=\sum[y_i-(kx+b)]^2=\min\qquad (1\text{-}36)$$

所得拟合公式即为最佳经验公式，所以解决直线拟合的问题就变成了由实验数据组 (x_i,y_i) 来确定 k 和 b 的过程。

令 s 对 k 的偏导数为零，即

$$\frac{\partial s}{\partial k}=-2\sum(y_i-kx_i-b)x_i=0$$

整理得

$$\sum x_i y_i - k \sum x_i^2 - b \sum x_i = 0 \tag{1-37}$$

令 s 对 b 的偏导数为零,即

$$\frac{\partial s}{\partial b} = -2 \sum (y_i - kx_i - b) = 0$$

整理得

$$\sum y_i - k \sum x_i - nb = 0 \tag{1-38}$$

由式(1-37)和式(1-38)解得

$$k = \frac{\sum x_i \sum y_i - n \sum x_i y_i}{\left(\sum x_i\right)^2 - n \sum x_i^2} \tag{1-39}$$

$$b = \frac{\sum x_i \sum x_i y_i - \sum x_i^2 \sum y_i}{\left(\sum x_i\right)^2 - n \sum x_i^2} \tag{1-40}$$

将得出的 k 和 b 的数值代入直线方程 $y=kx+b$ 中,即得最佳的经验公式。

由式(1-38)得

$$b = \frac{\sum y_i}{n} - k \frac{\sum x_i}{n} \tag{1-41}$$

式(1-41)中,$\dfrac{\sum y_i}{n}$ 和 $\dfrac{\sum x_i}{n}$ 分别是数据中 y_i 的平均值 $\bar{y}$ 和 x_i 的平均值 $\bar{x}$,即式(1-41)可写为

$$b = \bar{y} - k\bar{x} \tag{1-42}$$

将式(1-42)代入回归方程 $y=kx+b$ 中,得

$$y - \bar{y} = k(x - \bar{x}) \tag{1-43}$$

由式(1-43)可以看出,最佳直线是通过 $(\bar{x}, \bar{y})$ 这一点的。因此,在作图拟合直线时,拟合直线必须通过该点。

实际上只有当 x 和 y 之间存在线性关系时,拟合的直线才有意义。因此,为了检验拟合的直线有无意义,在数学上引入相关系数 r,它的定义为

$$r = \frac{\sum \Delta x_i \Delta y_i}{\sqrt{\sum (\Delta x_i)^2} \sqrt{\sum (\Delta y_i)^2}} \tag{1-44}$$

式中,$\Delta x_i = x_i - \bar{x}$,$\Delta y_i = y_i - \bar{y}$,$r$ 表示两变量之间的函数关系与线性函数的符合程度。r 越接近 1,表示 x 和 y 的线性关系就越好;如果 r 接近于 0,就可以认为 x 和 y 之间不存在线性关系。

四、逐 差 法

当自变量等间隔变化而两物理量之间的函数关系为线性时,我们常采用逐差

法处理数据。逐差法比最小二乘法计算简单而结果相近,是物理实验中的常用数据处理方法。

例如用拉脱法测量液体表面张力系数的实验中,弹簧劲度系数的测定是通过胡克定律 $F = K\Delta x$ 得到的。弹簧所受的拉力 F 等于所加砝码的重量,弹簧的伸长量由弹簧伸长前、后读数确定。若弹簧下端每次加载质量相等的砝码,测得弹簧的伸长位置读数分别为 $x_1, x_2, \cdots, x_n$,则每增加一个砝码引起弹簧伸长量的平均值 $\overline{\Delta x}$ 为

$$\overline{\Delta x} = \frac{1}{n-1} \sum_{i=1}^{n-1} (x_{i+1} - x_i)$$

$$= \frac{1}{n-1} [(x_2 - x_1) + (x_3 - x_2) + \cdots + (x_n - x_{n-1})]$$

$$= \frac{1}{n-1}(x_n - x_1)$$

从上式看到,虽然有多次测量的测量值,但只有首末两次读数 x_1、x_n 对结果起作用,这样的处理相当于 1 次增加 $n-1$ 个质量相等的砝码的单次测量,失去了多次测量的好处。

为了避免这种情况,最大限度地利用所测得的全部数据,可把测量得到的偶数组数据按顺序分成相等数量的两组 $(x_1, \cdots, x_p)$ 和 $(x_{p+1}, \cdots, x_{2p})$,将两组对应项分别相减,再求平均。即

$$\Delta x_j = x_{p+j} - x_j, j = 1, 2, \cdots, p$$

$$\overline{\Delta x_p} = \frac{1}{p} \sum_{j=1}^{p} \Delta x_j = \frac{1}{p} [(x_{p+1} - x_1) + \cdots + (x_{2p} - x_p)] \tag{1-45}$$

则每增加一个砝码引起弹簧伸长量的平均值

$$\overline{\Delta x} = \frac{1}{p} \overline{\Delta x_p} \tag{1-46}$$

这样处理可充分利用多次测量的数据,减少测量误差,提高测量精度。

第 8 节　物理实验的基本测量方法

物理实验的测量结果与测量方法和测量手段密切相关。同一种物理量,在量值的不同范围测量方法可能不同;即使在同一范围内,精度要求不同也可以有不同的测量方法。选用哪种测量方法主要取决于待测物理量在哪个范围和我们对测量精度的要求。

随着人类对物质世界更深入的了解和科学技术的飞速发展,待测物理量的内容越来越广泛,测量方法和手段也越来越丰富、越来越先进。在本节中,我们仅对几种典型的物理实验中常用的基本测量方法作概括性的介绍,即:比较法、放大法、转换法和模拟法。这几种典型的基本测量方法在科学实验中具有普遍意义,是学习和掌握其他科学实验方法的基础。

一、比 较 法

比较法是最基本和最重要的测量方法之一。通过将待测物理量直接或间接地与作为基准(或标准单位)的同类物理量进行比较而获取量值的方法称为**比较法**。根据在比较过程中是否进行了转换,比较法可分为直接比较法和间接比较法。

1. 直接比较法　一个待测物理量与已知的同类物理量比较而直接获取量值的方法,称为**直接比较法**。这种比较通常要借助仪器或标准量具,如用米尺测量长度、用秒表测量时间。

2. 间接比较测量法　当一些物理量无法用直接比较法测量时,可以利用物理量之间的函数关系将待测物理量与同类标准量进行间接比较测量,这种测量方法称为**间接比较法**。如用弹簧的形变去测力的大小,用水银的热膨胀去测温度等就是间接比较测量法的例子。

二、放 大 法

在物理实验中,对于一些微小量,例如微小的长度、微弱的电流,若采用常规的测量方法,将无法测量或导致测量误差太大。若把待测量按照一定的规律放大,再进行测量,这样的测量方法称为**放大法**。将待测量放大或将读数机构的读数细分,就可以达到既能测量又能减少误差的目的。放大法是常用的基本测量方法之一,主要有累计放大法、机械放大法、光学放大法、电子学放大法等。

1. 累计放大法　在待测量能够简单重叠的条件下,将它展延若干倍再进行测量的方法,称为**累计放大法**。例如测量小钢球的质量,要想直接测量而测量精度又不太低是有一定困难的,但若把 100 个同样质量与线度的小钢球一起测,其质量就是 1 个小钢球质量的 100 倍;又如测量单摆的周期,同样 1 个周期的时间太短,用秒表测量累计 50 个(或 100 个)周期的总时间,相当于把周期放大了 50(或 100)倍。累计放大法的优点是在不改变待测量性质、测量仪器的情况下,增加测量结果的有效数字位数,将测量精度提高。

在使用累计放大法时,应注意两点:一是在扩展过程中待测量不能发生变化;二是在扩展过程中应努力避免引入新的误差因素。

2. 机械放大法　运用机械原理及相应的装置将待测量进行放大的方法,称为**机械放大法**。如螺旋测微放大法是一种典型的机械放大法。螺旋测微计、读数显微镜和测微目镜等测量系统的机械部分都是采用螺旋测微装置进行测量的。常用的读数显微镜测微螺杆的螺距是 1mm,当螺杆转动一圈时,滑动平台就沿轴向前或后退 1mm,在螺杆的一端固定一测微鼓轮,其周界上刻成 100 分格,因此当鼓轮转动一分格时,滑动平台移动了 0.01mm,从而使沿轴线方向的微小位移用鼓轮圆周上较大的弧长精确地表示出来,大大提高了测量精度。

3. 光学放大法　通过光学手段对待测量进行放大,然后再进行测量的方法,即为**光学放大法**。常用的光学放大法有两种：一种是视角放大，使被测物通过光学装置放大视角形成放大像，便于观察判别，从而提高测量精度，例如放大镜、显微镜、望远镜等；另一种是角放大，根据光的反射定律，用光学装置将待测微小物理量进行间接放大，通过测量放大了的物理量来获得微小物理量，例如测量微小长度和微小角度变化的光杠杆镜尺法就是一种常用的光学放大法。

4. 电子学放大法　在物理实验中往往需要测量变化微弱的电信号（电流、电压或功率）。**电子学放大法**就是用电子放大电路将微弱电信号放大后再进行测量。这一方法在电子仪器上应用非常普遍。电子学放大法有直流放大和交流放大，有单级放大和多级放大，放大作用主要由三极管完成。

三、转　换　法

转换法是根据物理量间的各种效应和函数关系，将某些因条件所限不能直接测量的物理量或为提高某些待测物理量的测量精度而将其转换成另一种形式的物理量的实验方法。转换法一般分为参量换测法和能量换测法两种。

1. 参量换测法　参量换测法是利用各种参量在一定实验条件下的相互关系，将某些难以直接测量或者难以准确测量的物理量转换成另外一些易于较准确测量的物理量的测量。物理实验中的间接测量都属于参量换测法测量，这种测量方法在物理实验中应用非常广泛。例如，在不规则物体密度测量的实验中，将无法直接测量的不规则固体体积转换为质量的测量；在分光计实验中，将棱镜折射率的测量转换为最小偏向角的测量。

2. 能量换测法　能量换测法是利用传感器将一种类型的物理量转换成另一种类型的易于测量的物理量的测量方法。

随着热敏、光敏、磁敏、压敏、气敏、湿敏等新型功能材料的不断涌现，各种传感器应运而生，为科学实验和物理量测量方法的改进提供了良好的条件。由于电参量具有测量方便、快速的特点，而且电学仪表易于生产，所以许多能量转换法都是将待测物理量通过各种传感器转换成电学参量来进行测量。最常见的有：

（1）光电转换：利用光敏元件将光信号转换成电信号进行测量。其转换原理是光电效应，常用的光电元件有光敏三极管、光电管、光电倍增管等。

（2）磁电转换：最典型的磁敏元件是霍尔元件。利用磁敏元件将磁学量转换成电压、电流或电阻等电学量进行测量。

（3）热电转换：利用热敏元件（或半导体热敏元件、热电偶等）将温度的测量转换成电压或电阻的测量。

（4）压电转换：利用压敏元件或压敏材料（或压电陶瓷、石典晶体等）的压电效应将压力转换成电信号进行测量。

四、模　拟　法

模拟法是以相似性原理为基础，人为地制造一个类似于被研究的对象或运动过程的模型进行观察、研究来替代对实际对象的分析。这种方法的优点是可以用一种较易观察和处理的现象来模拟另一种难以观察、实验的物理现象。

模拟法可以按其性质和特点分为物理模拟和计算机模拟两大类。

上述四种基本测量方法在物理实验中得到广泛的应用,而且各种方法往往相互渗透、综合使用。随着科学技术的发展,物理实验方法也渗透到各学科领域。

第9节　物理实验的基本调整操作技术

物理实验中的调整、操作技术十分重要,正确的调整和操作不仅可将系统误差减小到最低限度,而且对提高实验结果的准确度有直接的影响。熟练的实验技术和能力只能通过一个个具体实验的训练逐渐积累起来。

在实验过程中,必须养成良好的习惯,在进行任何测量前首先要调整好仪器,并且按正确的操作规程操作。任何正确的结果都来自仔细的调节、严格的操作、认真的观察和合理的分析。

下面介绍一些物理实验中最基本的具有一定普遍意义的基本调整操作技术。

一、仪器初态和安全位置

仪器"初态"是指仪器设备在进入正式调整、实验前的状态。正确的初态可以保证仪器设备安全,保证实验工作顺利进行。如设置有调整螺钉(分光计上望远镜的倾角调整螺钉等)的仪器,在正式调整前,应先调整螺钉处于松紧合适的状态,使螺钉具有足够的调整量,便于仪器的调整,这在光学仪器中常会遇到。

在电学实验中则要注意安全位置的设置。例如,接通电源前,应使电源的输出调节旋钮处于使电压输出为最小的位置;使滑线变阻器的滑动端处于对电路最"保险"的控制状态;在平衡调节前,把保护电阻接入示零电路等。这样既保证了仪器设备的安全,又便于控制调节。

二、零 位 调 整

绝大多数测量工具及仪表,如螺旋测微计、电压表等都有其零位。在使用仪器进行测量之前,都需校正零位。零位的校准一般有两种方法:一是测量仪器有零位校准器,如电表等,调整校准器即可使仪器在测量前处于零位;另一种是仪器没有零位校准器,如螺旋测微计等,则在测量前记下初读数,以后在测量值中予以修正。

三、水平、铅直调整

有些实验仪器需在水平或铅直状态下才能正常工作。水平状态的调整可借助于水平仪进行判断,铅直状态的调整可借助重锤进行判断。对其进行调整一般借助仪器基座上的3个调整螺钉。3个螺钉成正三角形或等腰三角形排列,调其中1个,基座便会以另外2个螺钉的连线为轴转动。

四、消除视差调节

当读数标线(指针、叉丝)和标尺平面不在同一平面时,会出现视差现象,即眼睛从不同方向观察时读数有差异。为了测量正确,实验时必须消除视差。消除视差有两种方法:一是使视线垂直标尺平面读数。1.0 级以上的电表表盘上均附有平面反射镜,当观察到指针与其像重合时,指针所指刻度为正确读数值,焦利秤的读数装置也是如此;二是使标尺平面与被测物在同一平面内。如游标卡尺的游标尺被做成斜面,就是为了使游标尺的刻线端与主尺接近处于同一平面,减少视差。

在使用光学仪器进行非接触测量时也需做消视差调节。如常用测微目镜、望远镜、读数显微镜等仪器,它们的共同特点是在目镜焦平面内侧附近装有十字叉丝,若被测物经物镜后所成的虚像与人眼经目镜看到的叉丝的虚像处于同一平面,这样便无视差。所以消除视差的调节,一般是一边仔细调节目镜(连同叉丝)与物镜的距离,一边稍稍移动人眼,看看两者是否有相对运动,若无相对运动,则无视差。

五、逐次逼近调整

任何调整都不可能一蹴而就的,都需要经过仔细、反复的调节。一个简便而有效的技巧就是"逐次逼近",即依据一定的判据,逐次缩小调整范围,使系统较快地达到所需状态。判断依据在不同的仪器中是不同的,如天平是看天平指针是否指零、平衡电桥是看检流计指针是否指零。逐次逼近调节法在天平、电桥、电位差计等仪器的平衡调节中都用到,在光路共轴调整、分光计调整中也用到,它是一个经常使用的调整方法。

六、避免空程误差

由螺杆-螺母构成的传动与读数机构的仪器,由于螺母与螺杆之间有螺纹间隙,往往在测量刚开始或刚反向转动螺杆时,螺杆需转过一定角度才能与螺母啮合,结果与螺杆联结在一起的读数转轮已有读数改变,而由螺母带动的机构尚未产生位移,造成虚假读数而产生空程误差。为避免产生空程,使用这类仪器如测微目镜、读数显微镜等仪器时,必须单方向旋转读数转轮,待螺杆-螺母啮合后才开始测量,并且保持整个读数过程继续沿同一方向前进,切勿忽正忽反地旋转。

七、光路的共轴调整

由 2 个或 2 个以上的光学元件组成的实验系统中,为获得好的成像质量,要求满足近轴光线条件。因此,必须进行共轴调整,使所有光学元件主光轴重合,且其物面、屏面垂直于光轴。

调整一般分为两步:第一步进行粗调(目测调整);第二步根据光学规律进行

细调,常用的方法有自准法和二次成像法。如果在光具座上进行实验,为了读数正确,还需把光轴调整到与光具座平行,即光学元件光心距光具座等高且光学元件截面与光具座垂直。

八、回路接线法

若电路可分解为若干个闭合回路,接线时一般由从电源的正极(始点)开始,按从高电势到低电势的顺序接线,首尾相连,最后仍回到始点。按照此法接线和查线,可确保电路连接正确无误。若有支路,则应把第一回路完全接好后,再接另一回路。

九、先定性、后定量原则

实验时不要急于获取实验结果而埋头测量、盲目操作,应采取"先定性、后定量"的原则进行实验,可以减少精力和物资的浪费。具体做法是:在定量测量前,先定性观察实验变化的全过程,了解物理量的变化规律,然后再着手进行定量测量。

【思考题】

1. 判断下列测量是直接测量还是间接测量。

(1)用弹簧测力的大小;

(2)用天平称物体质量;

(3)用伏安法测电阻;

(4)用单摆测重力加速度。

2. 判断下列情况中产生误差的类型。

(1)指针式电表零点没有调准;

(2)实验仪器水平或铅直没调整;

(3)伏安法测电阻没有考虑电表内阻的影响;

(4)螺旋测微计零点不准;

(5)实验中电源电压波动;

(6)使用的米尺刻度不均匀。

3. 指出下列各量是几位有效数字:①27.8℃(　　　)位;②0.0010cm(　　　)位;③4.00002kg(　　　)位;④2.784mm(　　　)位;⑤$3.60×10^6$mg(　　　)位。

4. 换算下列各测量值的单位,并写成标准式。

(1)$L = 250$km = (　　　)m = (　　　)mm;

(2)$m = 40.90$g = (　　　)kg = (　　　)mg;

(3)$I = 50.0\mu$A = (　　　)mA = (　　　)A;

(4)$t = 10.0$ms = (　　　)s;

(5)$S = 25.64$cm^2 = (　　　)m^2 = (　　　)mm^2;

（6）$V = 198.6 \text{cm}^3 = ($ 　　　$) \text{m}^3 = ($ 　　　$) \text{mm}^3$。

5. 判断下列哪些是对,哪些是错,并把错的地方改正过来。

（1）用最小分度为 1mm 的米尺测长度,写成:

3.22cm_____ ;53cm_____ ;60.00cm_____ 。

（2）用最小分度为 0.05A 的安培计测电流,写成:

2.1A_____ ;2.36A_____ ;1.850A_____ 。

（3）用螺旋测微计测量一铜球的直径,所得结果写成:

（1.2832±0.0002）cm_____ ;（1.28±0.0002）cm_____ 。

6. 用有效数字运算法则计算下列各式。

（1）$0.237 + 3.14 + 4.4 = ($ 　　　$)$;　　（2）$2.58 \times 3.4 = ($ 　　　$)$;

（3）$25.38 \div 4.4 = ($ 　　　$)$;　　（4）$182.2 \times 6.9 - 9.5 \div 2.83 = ($ 　　　$)$;

（5）$0.0221 \times 0.0221 = ($ 　　　$)$;　　（6）$400 \times 1500 \div (12.60 - 11.6) = ($ 　　　$)$ 。

7. 按误差理论和有效数字的运算法则,改正下列错误。

（1）$N = (10.8000 \pm 0.2) \text{cm}$ _____ ;

（2）$L = (28000 \pm 800) \text{mm}$ _____ ;

（3）$L = (12000 \text{m} \pm 0.1 \text{km})$ _____ ;

（4）$t = (208.32 \pm 1.2) \text{s}$ _____ ;

（5）$\eta = (1.08 \times 10^{-3} \pm 0.12 \times 10^{-5}) \text{Pa} \cdot \text{s}$ _____ 。

8. 测得某量的平均值是 $\bar{x} = 5.00 \text{cm}$,其相对误差 $\dfrac{\Delta x}{x} = 2.0\%$,则 $\bar{x} \pm \Delta x = $ _____ ;

如果 $\dfrac{\Delta x}{x} = 0.2\%$,则 $\bar{x} \pm \Delta x = $ _____ 。

9. 计算结果及误差:

（1）$N = A + B - \dfrac{1}{3}C$,各测量量的测量结果用平均绝对误差表示。其中: $A = (0.5628 \pm 0.0002) \text{cm}$ 、$B = (85.1 \pm 0.2) \text{cm}$ 、$C = (3.274 \pm 0.002) \text{cm}$ 。

则: $\bar{N} = $ _____ （cm）,$\Delta N = $ _____ （cm）,$N = \bar{N} \pm \Delta N = $ _____ 。

（2）$R = \dfrac{a}{b}x$,各测量量的测量结果用平均绝对误差表示。其中: $a = (10.05 \pm 0.01) \text{cm}$ 、$b = (11.003 \pm 0.005) \text{cm}$ 、$x = (67.1 \pm 0.8) \Omega$ 。

则: $\bar{R} = $ _____ （Ω）,$\dfrac{\Delta R}{\bar{R}} = $ _____ ,$\Delta R = $ _____ （Ω）,$R = \bar{R} \pm \Delta R = $ _____ 。

（3）$R = \dfrac{U}{I}$,各测量量的测量结果用平均绝对误差表示。其中 $U = (4.00 \pm 0.02) \text{V}$ 、$I = (400 \pm 2) \text{mA}$ 。则: $R = \bar{R} \pm \Delta R = $ _____ 。

10. 用精密天平称一物体的质量 M,共称 6 次,测量值分别为 3.6126g、3.6122g、3.6121g、3.6120g、3.6125g、3.6124g。求测量值的平均值、平均绝对误差、标准偏差,并写出两种结果表达式。

11. 用游标卡尺测量一圆柱体的体积,各测量量的测量结果用不确定度表示。其中:外径 $d = (2.982 \pm 0.003) \, \text{cm}$、柱高 $h = (5.120 \pm 0.002) \, \text{cm}$,求该圆柱体的体积 V 及其不确定度,并写出测量结果。

12. 在弹性限度内,弹簧的伸长量 Δx 与所受的载荷(拉力)F 满足线性关系 $F = K\Delta x$。实验测得一组数据如下:

砝码质量 $m(\text{g})$	1.00	2.00	3.00	4.00	5.00	6.00	7.00	8.00
弹簧伸长位置 $x_i(\text{cm})$	15.50	17.01	18.49	20.01	21.50	23.03	24.52	26.00

试用逐差法求每增加 1.00g 砝码弹簧的平均伸长量 $\overline{\Delta x}$。

附录　实验数据的处理方法

一、用计算器处理实验数据简介

物理实验的数据往往包含了大量的数字,很多结果需要复杂的计算才能得出,而且对于多次测量的数据进行统计分析也是实验的重要内容。下面以 Casio 公司生产的 fx-82MS 计算器为例,简单介绍一下实验数据处理中常用的计算器操作。

(一)基本功能键

fx-82MS 计算器的屏幕下方有一排功能按键,分别是 $\boxed{\text{SHIFT}}$、$\boxed{\text{ALPHA}}$、$\boxed{\text{MODE(CLR)}}$。

$\boxed{\text{SHIFT}}$:选择功能键上方的黄字功能。

$\boxed{\text{ALPHA}}$:多重语句中的功能键。

$\boxed{\text{MODE(CLR)}}$:模式的切换,$\boxed{\text{shift}}$ + $\boxed{\text{mode}}$ 是清除内存。

(二)基本运算

1. 指数　在计算器里面,指数的运算与平常的写法略有不同,3^2 在计算器中显示为 3^2。

例如:在计算器中按下 $\boxed{3}\boxed{\wedge}\boxed{5}\boxed{=}$　得出结果 $3^5 = 243$。

2. 科学计数法　在实验中我们经常会用到科学记数法,例如光速为 $3.0 \times 10^8 \, \text{m/s}$、钠黄光的波长为 $5.893 \times 10^{-7} \, \text{m}$,那么在计算器中我们可以用 $\boxed{\text{EXP}}$ 这个键来实现。在 fx-82MS 中,3×10^{10} 在屏幕上显示为 3E10,3×10^{-10} 显示为 3E-10。如在计算器中按下 $\boxed{3}\boxed{\text{EXP}}\boxed{8}\boxed{=}$　得出结果 3×10^8。

在计算器中按下 $\boxed{3}\boxed{\text{EXP}}\boxed{10}\boxed{\div}\boxed{2}\boxed{\text{EXP}}\boxed{5}\boxed{=}$ 结果 $3 \times 10^{10} \div 2 \times 10^5 = 150000 = 1.5\text{E}5$。

(三)角度和弧度、三角函数

1. 度制的选择(角度弧度)　在计算器中,连按两次 $\boxed{\text{MODE}}$,屏幕上出现"Deg Rad Gra",下面分别有选项"1,2,3"。其中 Deg 是角度,Rad 是弧度,Gra 是百分度(欧洲采用的一种度制,直角为 100)。选择好度制后,屏幕中央上方会出现一个 $\boxed{\text{D}}$(或者 $\boxed{\text{R}}$、$\boxed{\text{G RA}}$)显示当前的度制。

2. 度分秒的换算　在数据中往往会遇到度分秒的换算,若把 2.35° 换算成度分秒的,则在计算器输入：$\boxed{2.35}$ $\boxed{=}$ $\boxed{\text{SHIFT}}$ $\boxed{°\ '\ ''}$　得到结果 $2°21'0''$。

3. 三角函数　例：$\cos\dfrac{\pi}{3}=?$

按 $\boxed{\text{MODE}}$ 两次，按 $\boxed{2}$ 选择好弧度制，屏幕显示 $\boxed{\text{R}}$

输入：$\boxed{\cos}$ $\boxed{(}$ $\boxed{\text{shift}}$ $\boxed{\pi}$ $\boxed{\div}$ $\boxed{3}$ $\boxed{)}$ $\boxed{=}$　得出结果 0.5。

（四）数据统计

1. 统计模式　按 $\boxed{\text{MODE}}$，屏幕上出现"COMP，SD，REG"三项，相应标着"1，2，3"。其中 COMP 是基本计算模式，SD 是统计模式，REG 是回归计算模式。选择 2，进入 SD 统计模式。

2. 数据的输入　如输入 6 个数据：$2.38,5.23,2.30,4.00,4.00,4.00$。

首先输入：$\boxed{\text{SHIFT}}$ $\boxed{\text{CLR}}$ $\boxed{1}$（SCL），屏幕显示 Stat Clear，内存数据清零。

然后输入：2.38 $\boxed{\text{DT}}$ 5.23 $\boxed{\text{DT}}$ 2.30 $\boxed{\text{DT}}$

多个相同数据的输入可以用到"；"键。此组数据中 4.00 有 3 个，可以用简化的方法输入：4.00 $\boxed{\text{SHIFT}}$ $\boxed{;}$ $\boxed{3}$ $\boxed{\text{DT}}$，数据输入完毕。屏幕显示"$n=6$"，表示存储器中有 6 个数据。

3. 数据的查看　按 $\boxed{\uparrow}$ 或者 $\boxed{\downarrow}$ 可以看到已经输入的数据，在上例中连续按 $\boxed{\downarrow}$，可以看到：

"$x1=2.38$"、"$\text{Freq}1=1$"、"$x2=5.23$"、"$\text{Freq}2=1$"、"$x3=2.3$"、"$\text{Freq}3=1$"、"$x4=4.00$"、"$\text{Freq}4=3$"。

其中 x 是各个数据，freq 是出现的频率，例如"$x4=4.00$"，"$\text{Freq}4=3$"代表 4 这个数据在存储器中有 3 个。

4. 数据的修改　若要把上述已输入的数据 5.23 改成 5.32，那么连续按 $\boxed{\downarrow}$ 直到屏幕显示 "$x2=5.23$"，此时输入 5.32 $\boxed{=}$，马上 $x2$ 就改动为 5.32，显示"$x2=5.32$"。

注意：假如在"$x4=4$"那里改动成 5.32，则 3 个 4.00 全都会改动为 5.32。

5. 基本统计计算　两个基本按键 $\boxed{\text{S-SUM}}$ 和 $\boxed{\text{S-VAR}}$ 分别在 1 和 2 的上方，要用 $\boxed{\text{SHIFT}}$ 来调用。

（1）求和　例：采用已输入的数据（$2.38,5.23,2.30,4.00*3$），求数据的和与平方和。

在计算器输入：$\boxed{\text{SHIFT}}$ $\boxed{\text{S-SUM}}$ $\boxed{2}$（$\sum x$）$\boxed{=}$　得出结果为 $\sum x=21.9$。

在计算器输入：$\boxed{\text{SHIFT}}$ $\boxed{\text{S-SUM}}$ $\boxed{1}$（$\sum x^2$）$\boxed{=}$　得出结果为 $\sum x^2=86.3$。

（2）求平均值　例：采用已输入的数据（$2.38,5.23,2.30,4.00*3$），求平均值 $\bar{x}$。

在计算器输入：$\boxed{\text{SHIFT}}$ $\boxed{\text{S-VAR}}$ $\boxed{1}$（$\bar{x}$）$\boxed{=}$　得出结果为 $\bar{x}=3.65$。

（3）求标准偏差　例：采用已输入的数据（$2.38,5.23,2.30,4.00*3$），求样本的标准偏差 σ_x。

在计算器输入：$\boxed{\text{SHIFT}}$ $\boxed{\text{S-VAR}}$ $\boxed{3}$（$x\sigma_{n-1}$）$\boxed{=}$　得出结果为 $\sigma_x=1.12$。

二、用 Excel 软件处理实验数据简介

Excel 是 Microsoft Office 办公软件系统的一部分，主要的功能是电子表格，可以进行大规模的数据统计和计算。使用 Excel 来处理实验数据，可以节省大量的时间，而且可以做出精美的图表和

简洁明了的数据表格。

（一）Excel 表格简介

Excel 的表格如下图,由横向的行和纵向的列组成网格——单元格。横向的行用数字 1、2、3、…编号,纵向的列用字母 ABC…编号,每个单元格的编号由它所在的行、列确定。图 1-4 中的 3 个黑框表示 3 个单元格,左上角第 1 个的单元格在 A 列第 1 行,编号是 A1;第 2 个单元格在 B 列第 2 行,编号是 B2;第 3 个单元格在 C 列第 4 行,编号是 C4。

图 1-4 Excel 表格总览

（二）绝对引用和相对引用

单元格 A1 的绝对引用格式是 A1,相对引用格式是 A1,两者的区别主要体现在复制公式上。

1. 相对引用 例如,在 A1~A3 单元格中输入 5、6、7,在 B1~B3 单元格中输入 2、3、4,在 C1 单元格中输入公式"= A1 * B1",得到结果"10"。若将 C1 单元格复制到 C2 和 C3 单元格上,则 Excel 系统会自动将 C2 单元格的公式变为"= A2 * B2",C3 单元格的公式变为"= A3 * B3",那么 C2、C3 单元格显示的结果分别是"18"和"28",如图 1-5 所示。

2. 绝对引用 若在 D1 单元格中输入"= A1 * B1",那么 D1 单元格的结果和 C1 单元格是没有区别,都是"10"。此时将 D1 单元格复制到 D2 单元格,系统根据引用来判断,A1 是绝对引用,B1 是相对引用,那么 B1 发生改变而 A1 不变,D2 单元格的公式就变成了"= A1 * B2",显示的结果是 5 * 3 = 15。复制到 D3 单元格的公式就变成"= A1 * B3",显示的结果是 5 * 4 = 20,如图 1-6 所示。

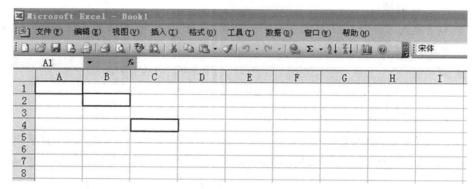

图 1-5 Excel 的相对引用　　　　图 1-6 Excel 的绝对引用

（三）基本运算

如果我们在 A1、A2、A3 单元格分别输入 23、47、55 三个数据,在 C1 单元格输入"= A1+A2+A3",则 C1 单元格马上显示出上面 3 个数据之和为 125。因此,四则运算都可以用这种方法完成。乘方的写法是"编号^指数",例如,A1 = 23,我们要在 C2 单元格求 A1 的 4 次方,那么在 C2

单元格输入"=A1^4",马上可以显示出 23 的 4 次方是 279841,如图 1-7 所示。

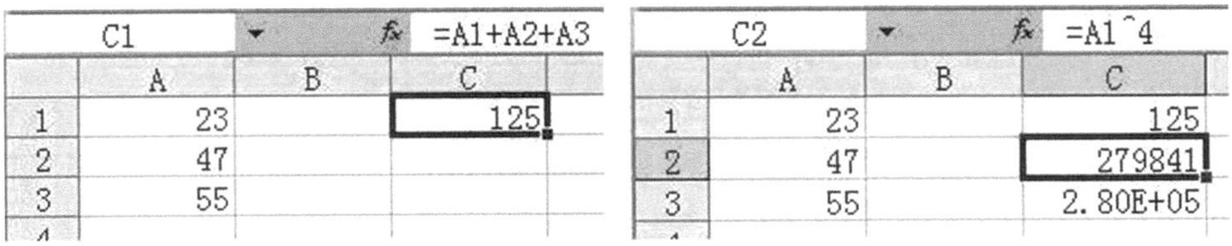

C1　f_x　=A1+A2+A3

	A	B	C
1	23		125
2	47		
3	55		

C2　f_x　=A1^4

	A	B	C
1	23		125
2	47		279841
3	55		2.80E+05

图 1-7　Excel 的基本运算

在 C3 单元格输入"=C2", C3 单元格显示的"2. 80E+05"相当于 2.80×10^5,也就是把 C2 单元格中的 279841 整理格式后,变成保留 3 位有效数字的科学记数法。

(四) 统计运算和实验数据处理

我们处理数据中经常要求平均值、标准偏差、回归分析等,这些在 Excel 里面都可以借用函数和图表来实现。

1. 求平均值的函数 average( )　average( )是平均值函数,一般的形式是 average(开始单元格:结束单元格)。

例如,在 A1 到 A10 单元格里有图 1-8 所示的数据,我们在 C1 单元格中输入"=average(A1:A10)",就可以得出这 10 个数据的平均值 $\bar{x}=57.90$。

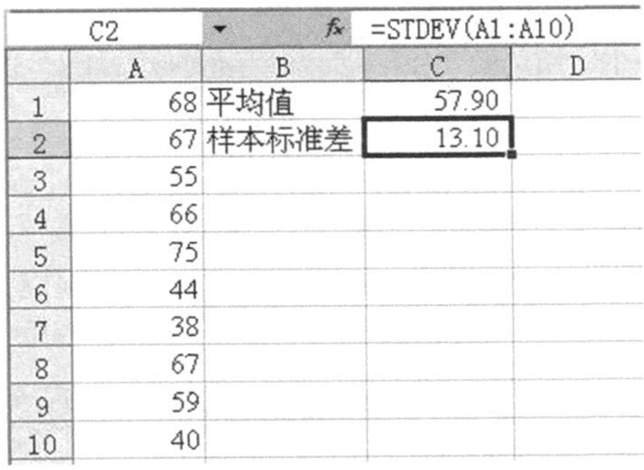

C2　f_x　=STDEV(A1:A10)

	A	B	C	D
1	68	平均值	57.90	
2	67	样本标准差	13.10	
3	55			
4	66			
5	75			
6	44			
7	38			
8	67			
9	59			
10	40			

图 1-8　平均值函数 average( )

2. 标准偏差 σ_x 的函数 stdev( )　stdev( )是标准偏差函数,一般的形式是 stdev(开始单元格:结束单元格)。

例如,引用图 1-8 所示的数据,我们在 C2 单元格输入"=stdev(A1:A10)",就可以得出标准偏差 $\sigma_x=13.1$。

(五) 线性回归

回归分析是数据处理的一个重要步骤,回归包括线性、指数、乘幂、高斯等多种回归方式,我们在这里仅介绍线性回归在 Excel 里面的简单应用。

例:在图 1-9(a)所示的温度压强图中,温度从 10℃到 30℃,每隔 5℃有 1 个数据点,求线性回归的参数。

设线性回归的公式是 $Y=A+BX$。

我们取压强为 Y,数据范围是 B2:B6,温度为 X,数据范围是 A2:A6。

用线性回归函数 LINEST( )可以求出线性回归参数 A 和 B,LINEST( )返回一个数组,必

	D2	▼	*fx*	=INDEX(LINEST(B2:B6,A2:A6),1)
	A	B	C	D	E
1	温度/℃	压强/Pa	$Y = A + BX$		
2	10	1.003E+05	B	56	
3	15	1.005E+05	A	9.97E+04	
4	20	1.010E+05			
5	25	1.011E+05			
6	30	1.014E+05			

(a)

	D4	▼	*fx*	=TREND(B2:B6,A2:A6,18)
	A	B	C	D
1	温度/℃	压强/Pa	$Y = A + BX$	
2	10	1.003E+05	B	56
3	15	1.005E+05	A	9.97E+04
4	20	1.010E+05	18℃	1.007E+05
5	25	1.011E+05		
6	30	1.014E+05		

(b)

图 1-9　线性回归

须用 INDEX( ) 函数来调用。

具体的操作是:在 D2 单元格中输入 = INDEX[LINEST(B2:B6,A2:A6),1]　得到参数 B;在 D3 单元格中输入 = INDEX[LINEST(B2:B6,A2:A6),2]　得到参数 A。

说明:

(1) LINEST(Y 轴数据区,X 轴数据区)这个函数返回一个数组,第一个数是斜率 B,第二个数是 Y 轴的截距 A。

(2) INDEX(数组,序列号)函数是把一个数组中的各个数据读出来,因此 D2 的参数是 1,D3 的参数是 2。

例:利用图 1-9(a)的数据推算 18℃时的压强。

这里我们可以调用 TREND( ) 函数。

在 D4 单元格中输入 = TREND(B2:B6,A2:A6,18),即可得出 18℃时候的压强为 1.007E+05 Pa,如图 1-9(b)所示。

(六)作图

Excel 的作图功能非常丰富,可以做出曲线图、散点图、柱状图和方块图等多种图表。我们以上面的温度压强关系为例做一个曲线图。按照下列步骤进行操作:

1. 在菜单上选择"插入→图表",得到图表向导的窗体,如图 1-10 所示。

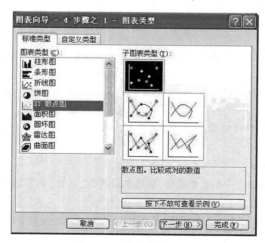

图 1-10　图表向导(一)

2. 选择 XY 散点图,点击下一步,此时选择"系列"在 X 和 Y 处填入温度和压强所在的数据区域A2：A6和B2：B6。

3. 然后点击下一步填写完 Y 轴和 X 轴的图例后,点击完成,就得到一幅数据点图,如图1-11所示。

4. 在有图表的情况下,点击菜单栏的"图表→添加趋势线",选择线性趋势线,如图1-12所示。点击完成,就得到了下列的散点和趋势线图,如图1-13所示。

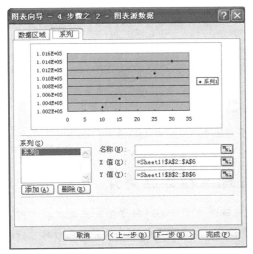

图 1-11　图表向导(二)

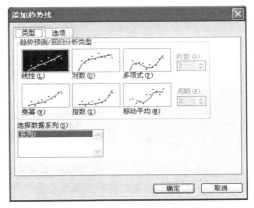

图 1-12　图表向导(三)

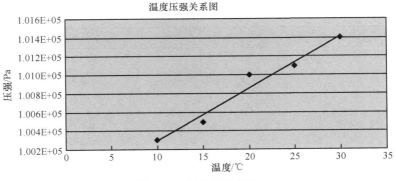

图 1-13　图表向导(四)

(七) 逐差法的计算

逐差法是处理实验数据中的常用方法之一,利用 Excel 软件可以方便地实现逐差法的计算。

例:用双棱镜干涉测量光的波长实验中,用读数显微镜测得 10 条清晰暗纹中心位置的读数为: $x_1 = 2.135$, $x_2 = 2.450$, $x_3 = 2.780$, $x_4 = 3.120$, $x_5 = 3.450$, $x_6 = 3.780$, $x_7 = 4.108$, $x_8 = 4.440$, $x_9 = 4.760$, $x_{10} = 5.088$,单位为 mm。求条纹间距 Δx。

数据处理:建立 Excel 表格如图 1-14 所示,在 B 列中输入 $x_1 \sim x_{10}$ 的数值,利用逐差法公式 $x_6 - x_1 = 5\Delta x$, $x_7 - x_2 = 5\Delta x \cdots$,在 D 列得出 5 个 $5\Delta x$,然后各自除以 5,在 E 列得出 5 个 Δx,在 F2 单元格中输入 " = AVERAGE(E2:E6)",即可算出 Δx 的平均值为 0.330mm。

	A	B	C	D	E	F
		x /mm		$5\Delta x$ /mm	Δx /mm	Δx /mm
1						
2	x_1	2.135	x_6-x_1	1.645	0.329	0.330
3	x_2	2.450	x_7-x_2	1.658	0.332	
4	x_3	2.780	x_8-x_3	1.660	0.332	
5	x_4	3.120	x_9-x_4	1.640	0.328	
6	x_5	3.450	$x_{10}-x_5$	1.638	0.328	
7	x_6	3.780				
8	x_7	4.108				
9	x_8	4.440				
10	x_9	4.760				
11	x_{10}	5.088				

（D2 ▼ f_x =B7-B2）

图 1-14　逐差法

三、用 Origin 软件处理实验数据简介

Origin 是一款优秀的数据处理和图表软件,在科研中常用来进行实验数据处理和作图。Origin 强大的图表功能和计算功能可以轻松做出各种二维和三维图表,对各类数据进行统计、回归分析和数据拟合,利用 Origin 能够大量简化数据处理的工作。

（一）数据输入

打开 Origin 软件后在主窗口中可以直接输入数据,以下表数据为例输入到 Origin 数据栏中:

气温(X)	大气压(Y)
10℃	1003hPa
15℃	1005hPa
20℃	1010hPa
25℃	1011hPa
30℃	1014hPa

注:1hPa = 1.0×10^2Pa

由于 Origin 只支持英文字母,所以我们用 T(温度)和 P(压强)作为两列的标签,如图 1-15(a)所示。点击数据栏"A(X)",出现图 1-16 的对话框,把"Column Name"改成 T;再点击"B(Y)",同样把"Column Name"改成 P,得到图 1-15(b)的显示结果。

	A[X]	B[Y]
1	10	1003
2	15	1005
3	20	1010
4	25	1011
5	30	1014
6		

(a)

	T[X]	P[Y]
1	10	1003
2	15	1005
3	20	1010
4	25	1011
5	30	1014
6		

(b)

图 1-15

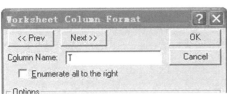

图 1-16

图 1-17

（二）实验数据统计

在表格中输入 10 个数据,具体如图 1-17 所示。

选中"B(Y)",在菜单栏选择【Statistic】→【Descriptive Statistic】→【Descriptive Statistic】→【Statistic on Columns】。

然后出现如图 1-18 所示的界面:

Col(X)	Rows(Y)	Mean(Y)	sd(yEr±)	se(yEr±)
B	[1:10]	57.9	13.10174	4.14313

图 1-18

其中 Col(X) 是该行的名字,Rows(Y) 是从第几行到第几行,Mean(Y) 是这 10 个数的平均值,sd(yEr±) 是标准偏差 σ_x,se.(yErt) 是算术平均值 $\bar{X}$ 的标准偏差 $\sigma_{\bar{X}}$。

从图中我们看到,这 10 个数的平均值为 57.9,标准偏差 σ_x 为 13.1,算术平均值 $\bar{X}$ 的标准偏差 $\sigma_{\bar{X}}$ 为 4.14。

（三）回归分析

以图 1-15 中的温度-压强数据为例作回归图线。

选定"T(X)"、"P(Y)",在菜单栏选择【Plot】→【Scatter】。在屏幕上出现散点图 Graph1。将 X 轴、Y 轴图例修改为"$T/℃$"和"P/hPa",如图 1-19 所示。

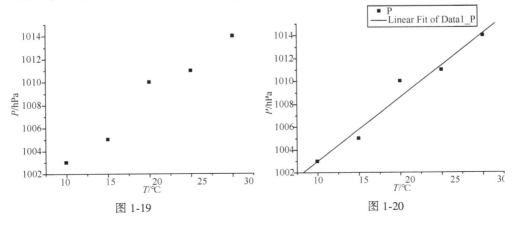

图 1-19

图 1-20

此时,在菜单栏选择【Analysis】→【Fit Linear】(线性拟合)。散点图中会出现红色的拟合曲线,由于是线性拟合,我们的拟合曲线是一条直线,如图 1-20 所示。

另外,在 Results log 窗口我们可以看到回归分析的参数,如图 1-21 所示。线性拟合的公式为:$Y = A + B * X$,从原有数据拟合出参数 $A = 997.4$,参数 $B = 0.56$,相关系数 $R = 0.98261$,决定系数 $SD = R^2 = 0.96601$。

```
[2008-11-23 18:39 "/Graph1" (2454793)]
Linear Regression for Data1_P:
Y = A + B * X

Parameter      Value          Error
------------------------------------------------
A              997.4          1.29615
B              0.56           0.0611
------------------------------------------------

R              SD             N          P
------------------------------------------------
0.98261        0.96609        5          0.00275
```

图 1-21

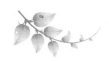

第2章 基础实验

实验 2-1　长度的测量

长度是一个基本的物理量,长度测量是最基本的测量,而且很多非长度的测量(如温度、电流等的测量)也可归结为长度的测量。因此,掌握长度测量的方法具有广泛的意义,长度的测量是实验测量的基础。

【实验目的】

1. 了解游标卡尺、螺旋测微计和读数显微镜的构造及原理,掌握游标卡尺、螺旋测微计和读数显微镜的正确使用方法。

2. 运用误差知识,合理选择测量仪器。

3. 巩固有效数字的概念,运用误差理论正确处理实验数据。

【实验器材】

游标卡尺,螺旋测微计,读数显微镜,空心圆柱体,小钢球,玻璃毛细管/狭缝。

【实验原理及仪器介绍】

测量长度的方法和仪器有多种多样,而米尺、游标卡尺、螺旋测微计和读数显微镜等是最常用的测长度的仪器,通常用量程和最小分度值来表征这些仪器的规程。量程表示测量范围。最小分度值是仪器所标示的最小量度单位,简称分度值,它的大小反映仪器的精密程度。一般来说,分度值越小,仪器越精密。测量长度时,采用的仪器不同,测量的误差也不同。在实验中,应根据仪器的量程、精度、测量对象、条件和要求选择合理的测量仪器。下面简要介绍最常用的测长度仪器——游标卡尺、螺旋测微计和读数显微镜的构造和原理。

1. 游标卡尺　普通米尺的分度值是 1mm,即 1mm 以下的数值要估计。为了提高测量的精度,可在米尺(主尺)上附加一个能够滑动的有刻度的副尺(游标),从而构成游标卡尺,把普通米尺估计的那位数准确地读出。因此,游标卡尺是一种常用的比米尺精密的长度测量仪器。

(1) 构造:游标卡尺的构造如图 2-1-1 所示。主尺 D 与量爪 A、A′相连,游标 E 与量爪 B、B′及深度尺 C 相连,用拇指推动滑动小轮 G,可使游标贴着主尺滑动。外测量爪 A、B 用来测量厚度和外径;内测量爪 A′、B′用来测量内径;深度尺 C 用来测量各种深度;紧固螺丝 F 用来固定游标。

(2) 原理:游标卡尺构造上的特点是:游标上 m 个等分格子的总长与主尺上 $(m-1)$ 个等分格子的总长相等。若主尺最小分度值为 a,游标最小分度值为 d,则有

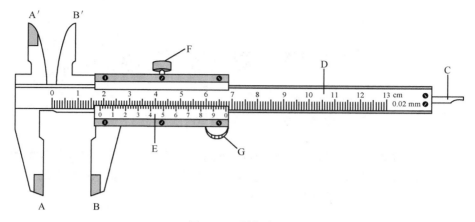

图 2-1-1   游标卡尺

$$(m - 1)a = md$$

$$d = \frac{m - 1}{m}a = a - \frac{a}{m}$$

那么,主尺与游标每个分格的差值为

$$\Delta x = a - d = \frac{a}{m}$$

Δx 称为游标卡尺的精度,是游标卡尺准确读数的最小单位,可准确读到主尺最小分度值的 $\frac{1}{m}$ 。

由上式可见,游标卡尺的精度由主尺的最小分度值和游标上的分格数决定。 $m = 10$ 的游标称为"十分游标", $m = 20$ 的游标称为"二十分游标", $m = 50$ 的游标称为"五十分游标"。以游标来提高测量精度的方法,不仅用在游标卡尺上,而且还广泛用于其他仪器上,如分光计、旋光仪、测高仪等。游标的长度和分格数可以不同,但它的基本原理和读数方法是相同的。表 2-1-1 列出几种常见的采用直游标的游标卡尺和采用角游标的分度盘的精度。

表 2-1-1   常见游标卡尺和分度盘的精度

游标类型	直游标			角游标	
主尺分度值 a	1mm	1mm	1mm	1°	0.5°
游标的分格数 m	10	20	50	20	30
仪器精度 Δx	0.1mm	0.05mm	0.02mm	0.05°	1′

（3）读数:以十分游标卡尺为例,说明使用游标卡尺的读数方法。当量爪 A、B 合拢时,游标"0"线与主尺"0"线对齐,如图 2-1-2 所示。由于十分游标卡尺的精度为 0.1mm,因此,游标上第 1 条刻度线在主尺第 1 条刻度线左边 0.1mm 处,游标上第 2 条刻度线在主尺第 2 条刻度线左边 0.2mm 处……,依此类推,这就是利用游

标进行测量的依据。

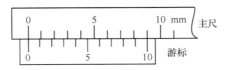

图 2-1-2 游标原理

如果在量爪 A、B 间放一张厚度为 0.1mm 的纸片,那么与量爪 B 相连的游标就要右移 0.1mm,这时,游标的第 1 条刻度线与主尺的第 1 条刻度线对齐,而游标上其他刻度线都不与主尺上的任一条刻度线对齐;如果纸片的厚度为 0.2mm,则游标就要向右移动 0.2mm,游标的第 2 条刻度线就与主尺的第 2 条刻度线对齐……依此类推。反过来讲,如果游标上第 2 条刻度线与主尺的第 2 条刻度线对齐,那么纸片的厚度就是 0.2mm……,如图 2-1-3 所示。

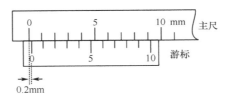

图 2-1-3 游标测长原理

由上述可知,利用游标可以读出游标"0"线与最靠近的主尺刻度线(位于游标"0"线左侧)之间的长度,即主尺最小分度值以下的数值。

至此,游标卡尺的读数方法为:以游标"0"线在主尺上的位置,从主尺上读出毫米以上的数值;从游标上读出毫米以下的数值。用游标卡尺测量长度 L 的普遍表达式可表述为

$$L = l + n\Delta x$$

l 是游标"0"线位于主尺上的整毫米读数,n 表示游标上第 n 条刻度线与主尺刻度线对齐。以上读数方法适用于各种游标卡尺。

如图 2-1-4 为五十分游标卡尺测量长度 L 的情形:$l = 14$mm、$n = 41$,所以

$$L = l + n\Delta x = 14\text{mm} + 41 \times 0.02\text{mm} = 14.82\text{mm} = 1.482\text{cm}$$

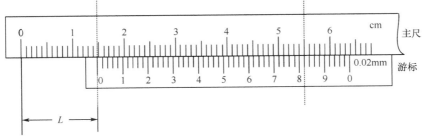

图 2-1-4 游标卡尺读数

为方便直接读数,二十分、五十分游标常在游标上刻有标度。如五十分游标在游标上刻有 0、1、2、…、9 等标度,由于五十分游标卡尺的精度为 0.02mm,每个标度的长度为 5×0.02mm $= 0.10$mm,因此,图 2-1-4 游标上的读数 0.80mm $+$ 0.02mm $=$ 0.82mm 可直接读出。

（4）注意事项

1）用游标卡尺测量前,应先将量爪合拢,检查游标的"0"线和主尺的"0"线是否对齐。如不对齐,应记下零点读数 L_0,对所测得的结果予以修正,修正后的测量值为 $L = L' - L_0$,其中 L' 是未做零点修正前的读数。

2）零点读数 L_0 可正可负,当游标尺"0"线在主尺"0"线右侧时,L_0 为正,如图 2-1-5（a）所示,$L_0 = （0 + 0.08）$mm $= 0.08$mm;当游标尺"0"线在主尺"0"线左侧时,L_0 为负,如图 2-1-5（b）所示,$L_0 = （-1 + 0.92）$mm $= -0.08$mm。

如果游标尺"0"线正好与主尺"0"线对齐,如图 2-1-5（c）所示,零点读数记为 0.000cm。

3）推动游标时,不要用力过大,卡住被测物体时松紧应适当,既要测量准确,又要注意保护量爪。不允许用来测量粗糙的物体,并切忌把被夹紧的物体在卡口内挪动。

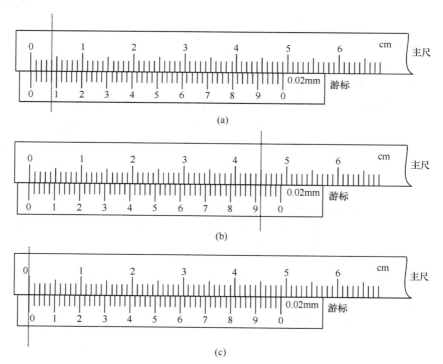

图 2-1-5　游标卡尺零点读数

2. 螺旋测微计　螺旋测微计是比游标卡尺更精密的长度测量仪器,其结构的主要部分是一个微动螺旋杆。它是利用螺旋测微原理,将待测长度进行机械放大,其原理在各种精密测量仪器上亦常用,如读数显微镜、光学测微目镜等。

(1)构造:常见的螺旋测微计结构如图 2-1-6 所示,它的量程为 25mm,分度值为 0.01mm。测砧和固定套管固定在尺架上,固定套管的刻度线(固定刻度)为主尺,微动螺杆和微分筒以及棘轮转柄连在一起,通过精密螺纹套在固定套管上,微分筒上的刻度线(可动刻度)为副尺。主尺上有一条水平横线,是可动刻度的读数准线,水平横线的上方有毫米刻度,下方有半毫米刻度,即上下相邻的最小刻度值为 0.5mm。微分筒上可动刻度线边缘的圆周线是主尺的固定刻度读数的准线。微动螺杆的进退是靠转动微分筒和棘轮来实现的。

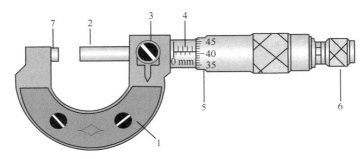

图 2-1-6　螺旋测微计

1. 尺架;2. 微动螺杆;3. 锁紧装置;4. 固定套管;5. 微分筒;6. 棘轮;7. 测砧

(2)原理:螺旋测微计是依据螺旋放大的原理制成的,即螺杆旋转 1 周,螺杆便沿着旋转轴线方向前进或后退 1 个螺距的距离。因此,沿轴线方向移动的微小距离就能用圆周上的读数表示出来。

螺旋测微计微动螺杆的螺距为 0.5mm,当微分筒旋转 1 周时,微动螺杆与微分筒同时沿轴线方向平移 0.5mm。微分筒的圆周上有 50 个等分格,因此当微分筒转过 1 个分格时,微动螺杆与微分筒将沿轴线方向平移 $\Delta x = 1 \times \dfrac{0.5\mathrm{mm}}{50} = 0.01\mathrm{mm}$,可见用螺旋测微计可以准确读到 0.01mm,即千分之一厘米,故螺旋测微计又称为千分尺,Δx 称为螺旋测微计的精度。

(3)读数:把待测物置于测砧与微动螺杆之间,当测砧与待测物距离较大时,可以转动微分筒使螺杆前进;当测砧与待测物体快要接触时,则应轻轻转动微分筒后端的棘轮使螺杆移动。当听到棘轮会发出"喀、喀"声音时,表示螺杆与被测物体或测砧接触后的压力达到某一数值,微分筒将不再转动,螺杆也停止前进,说明待测物体刚好被夹住,这时就可以读数了。此时切记不能转动微分筒,否则测量数据不准确,而且容易损坏仪器。

螺旋测微计的读数可分两步:先根据可动刻度线边缘圆周线在主尺上固定刻度的位置,读出整毫米和半毫米的数值;再从主尺的水平横线所对可动刻度的位置,读出 0.5mm 以下的读数。用螺旋测微计测量长度 L 的普遍表达式可表述为

$$L = l + n\Delta x$$

l 为主尺上固定刻度的读数，n 为微分筒上可动刻度转过的分格数，根据有效数字的一般规则，读数的最后一位是读数的误差所在位，因此，n 的读数可估读到 0.1 分格，即螺旋测微计的读数可估读到 0.001mm。

如图 2-1-7(a) 所示的读数为 $L = 6\text{mm} + 0.0 \times 0.01\text{mm} = 6.000\text{mm}$；图 2-1-7 (b) 所示的读数为 $L = 6\text{mm} + 10.6 \times 0.01\text{mm} = 6.106\text{mm}$；图 2-1-7(c) 所示的读数为 $L = 5.5\text{mm} + 39.2 \times 0.01\text{mm} = 5.892\text{mm}$。

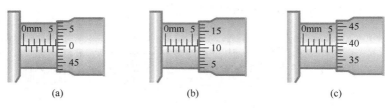

图 2-1-7　螺旋测微计读数

(4) 注意事项

1) 用螺旋测微计测量前，应先轻轻转动棘轮，使微动螺杆与测砧接触，检查可动刻度 "0" 线与主尺的水平横线是否对齐。如不对齐，应记下零点读数 L_0，对所测得的结果予以修正，修正后的测量值为：$L = L' - L_0$，其中 L' 是未做零点修正前的读数。

零点读数 L_0 可正可负，当可动刻度 "0" 线在主尺水平横线下方时，L_0 为正，如图 2-1-8(a) 所示 $L_0 = 0 + 2.7 \times 0.01\text{mm} = 0.027\text{mm}$；当可动刻度 "0" 线在主尺水平横线上方时，$L_0$ 为负，如图 2-1-8(b) 所示 $L_0 = -0.023\text{mm}$。

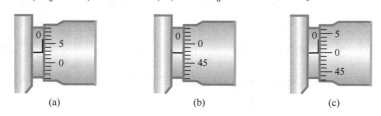

图 2-1-8　螺旋测微计零点读数

如果螺旋测微计主尺的水平横线正好对准可动刻度 "0" 线，如图 2-1-8(c) 所示，零点读数记为 0.000mm。

螺旋测微计的零点可以调整，调整方法各种型号有所不同，可参见仪器说明书。

2) 记录零点及将待测物体夹紧测量时，切勿直接转动微分筒来移动螺杆，而应轻轻地转动棘轮，这样操作可以保证每次的测量条件 (对被测物体的压力) 一定，并能保护螺旋测微计的螺纹精度。一听到 "喀、喀" 声，就应停止转动而进行读数。

3）使用完毕,应使测砧与微动螺杆之间留有一定的空隙,防止受热膨胀而损坏仪器,并将螺旋测微计放回量具盒内。

3. 读数显微镜 读数显微镜主要用于精确测量微小尺寸或不能用普通夹持量具测量的物体长度,如测量毛细管内径、狭缝宽度、弹簧螺距等。读数显微镜的结构型式很多,但其原理是相同的,下面以 JXW-2 型读数显微镜为例说明其构造原理及其读数方法。

（1）构造:读数显微镜的结构由两个主要部件组成:一个是用来观看被测物体放大像的带十字叉丝的显微镜;另一个是用来读数的由精密微动螺杆构成的螺旋测微计装置,如图 2-1-9 所示。

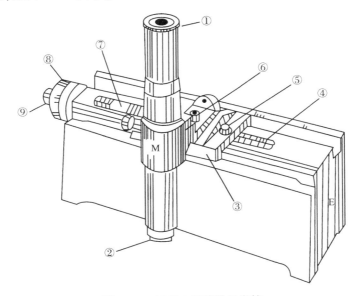

图 2-1-9 JXW-2 型读数显微镜
①目镜;②物镜;③拖板;④螺杆;⑤固定螺钉;⑥螺丝;⑦螺母;⑧刻度盘;⑨旋钮

显微镜由目镜、物镜和十字叉丝(装在目镜筒内)组成,显微镜镜筒固定在微动螺杆上,随读数鼓轮的进退前后移动,显微镜的镜筒可以调节为水平至竖直的任一位置。

螺旋测微计装置中的主尺是最小分度值为 1mm 的毫米刻度尺,主尺上红色标记为主尺的读数准线;副尺是读数鼓轮上的刻度线,鼓轮旁边有一刻痕与副尺的圆周线垂直相交,是副尺的读数准线。

读数显微镜能将微小物体放大后进行测量,可提高人眼的分辨能力,从而提高测量的精确度。

在光学实验中用到的读数显微镜是放在光具座上的,外形和量程有所不同,但测量原理相同,详细介绍可参考实验 2-12 的仪器介绍。

（2）原理:读数显微镜微动螺杆的螺距为 1mm,即读数鼓轮旋转 1 周,显微镜沿主尺移动 1mm。读数鼓轮上刻有沿圆周等分的 100 个分格，因此当读数鼓轮转过 1 个分格时，显微镜将沿主尺平移 $\Delta x = \dfrac{1\text{mm}}{100} = 0.01\text{mm}$。可见用读数显微镜可以准确读到 0.01mm，$\Delta x$ 称为读数显微镜的精度。

（3）读数：与螺旋测微计相同。读数时，先观察主尺读数准线对准的位置，从主尺上读出毫米以上的整数值 l，再根据副尺读数准线对准读数鼓轮的位置，从读数鼓轮读出毫米以下的读数。用读数显微镜测量长度 L 的普遍表达式可表述为

$$L = l + n\Delta x$$

n 是副尺上转过的分格数，根据有效数字的一般规则，读数的最后一位是读数的误差所在位，因此，n 的读数可估读到 0.1 分格，即读数显微镜的读数可估读到 0.001mm。

（4）注意事项

1）使用读数显微镜时，必须先对目镜进行调焦，在目镜中观察到清晰的十字叉丝像。

2）用调焦旋钮对被测物进行调焦前，应先使显微镜筒下降接近被测物，然后用眼睛从目镜中观察，旋转调焦旋钮使显微镜筒慢慢由下向上移动，这就避免了两者相碰挤坏被测物的危险。

3）为避免空程返回（螺丝与螺帽之间的空隙）引起的测量误差，测量时只宜单方向转动读数转轮，若不小心超过被测目标，则必须重新测量。

【实验内容与步骤】

1. 圆柱体体积的测量

（1）用游标卡尺测量圆柱体的外径 D、内径 d、柱高 H、筒深 h，每个量各测 6 次，每次尽量在不同部位进行测量，分别计算各自的平均值和不确定度。

（2）计算圆柱体的体积及不确定度，写出圆柱体体积的测量结果。

2. 金属小球体积的测量

（1）用螺旋测微计测量金属小球的直径，测 6 次，每次尽量在不同部位进行测量，计算其平均值和不确定度。

（2）计算金属小球的体积及不确定度，写出小球体积的测量结果。

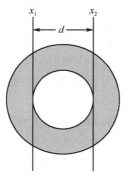

图 2-1-10

3. 玻璃毛细管内径的测量（或狭缝宽度的测量）

（1）旋转目镜，改变目镜与叉丝之间的距离，使目镜焦平面上的十字叉丝成像最清晰。

（2）把毛细管放在物镜的焦平面外附近，使毛细管截面正对物镜，旋转调焦旋钮，由下而上移动显微镜筒，改变物镜与毛细管的距离，使毛细管截面通过物镜所成的像恰好在叉丝平面上，在目镜上可观察到毛细管截面的放大而清晰的像。

（3）旋动读数鼓轮，使目镜中的纵向叉丝与毛细管内

径的一侧相切,如图 2-1-10 所示,记下此时的起点读数 x_1;再旋动读数鼓轮,使叉丝与毛细管内径的另一侧相切,记下此时的停点读数 x_2,则毛细管的内径为

$$d = |x_1 - x_2|$$

(4)重复测量 5 次,计算其平均值和平均绝对误差,写出毛细管内径的测量结果。

【数据记录及处理】

1. 圆柱体体积的测量   仪器误差:＿＿＿＿cm;零点读数:$D_0 = $ $H_0 = $ $d_0 = h_0 = $ ＿＿＿＿cm。

单位:cm

测量次数	外径 D $D = D' - D_0$	柱高 H $H = H' - H_0$	内径 d $d = d' - d_0$	筒深 h $h = h' - h_0$
1				
2				
3				
4				
5				
6				
平均值				
A 类不确定度 u_A				
B 类不确定度 u_B				
各量的总不确定度 u				
测量结果				

注:表中的 D'、H'、d'、h' 分别为各项直接测量的读数值

圆柱体的体积

$$\overline{V} = \frac{\pi}{4}(\overline{D}^2\overline{H} - \overline{d}^2\overline{h}) = \underline{\hspace{5cm}}(\text{cm}^3)$$

相对不确度

$$U_r = \frac{u_V}{\overline{V}}$$

$$= \sqrt{\left(\frac{2\overline{D}\,\overline{H}}{\overline{D}^2\overline{H} - \overline{d}^2\overline{h}}u_D\right)^2 + \left(\frac{\overline{D}^2}{\overline{D}^2\overline{H} - \overline{d}^2\overline{h}}u_H\right)^2 + \left(-\frac{2\overline{d}\,\overline{h}}{\overline{D}^2\overline{H} - \overline{d}^2\overline{h}}u_d\right)^2 + \left(-\frac{\overline{d}^2}{\overline{D}^2\overline{H} - \overline{d}^2\overline{h}}u_h\right)^2}$$

$$= \underline{\hspace{4cm}}\%$$

总不确定度

$$u_V = \overline{V} \cdot U_r = \underline{\hspace{4cm}}(\text{cm}^3)$$

圆柱体体积的测量结果

$$V = \overline{V} \pm u_V = \underline{\hspace{5cm}} \text{cm}^3$$

2. 金属小球体积的测量　仪器误差：_____mm；零点读数：$d_0 =$ _____mm。

单位：mm

测量次数	1	2	3	4	5	6	平均值 $\overline{d}$
直径（ $d = d' - d_0$ ）							

A 类不确定度	B 类不确定度	总不确定度	测量结果
$\mu_A =$	$u_B =$	$u_d =$	$d = \overline{d} \pm u_d =$

注：d' 为直接测量直径的读数值

金属球的体积

$$\overline{V} = \frac{4}{3}\pi\overline{r}^3 = \frac{1}{6}\pi\overline{d}^3 = \underline{\hspace{5cm}} （\text{mm}^3）$$

相对不确定度

$$U_r = \frac{u_V}{\overline{V}} = 3\frac{1}{\overline{d}}u_d = \underline{\hspace{4cm}} \%$$

总不确定度

$$u_V = \overline{V} \cdot U_r = \underline{\hspace{4cm}} （\text{cm}^3）$$

金属小球体积的测量结果

$$V = \overline{V} \pm u_V = \underline{\hspace{5cm}} \text{mm}^3$$

3. 玻璃毛细管内径的测量　仪器误差：_____mm。

单位：mm

测量次数	1	2	3	4	5	毛细管直径平均 $\overline{d}$	平均绝对误差 Δd
起点读数 x_1							
停点读数 x_2							
毛细管直径 $d = \|x_1 - x_2\|$							

注：Δd 取平均绝对误差和仪器误差两者中较大者。

测量结果　　　　$d = \overline{d} \pm \Delta d = \underline{\hspace{5cm}}$ mm

【思考题】

1. 用十分游标、二十分游标、五十分游标进行测量时，测量结果应分别写到以厘米为单位的小数点后面的第_____位、第_____位、第_____位。

2. 精度是 0.01mm 的螺旋测微计，微动螺杆的螺距是 0.5mm，微分筒上的圆周为 50 分格，当微分筒转过 1 分格，螺杆沿轴线方向前进或后退了_____mm，故用螺旋测微计测量时，读数应写到以毫米为单位的小数点后第_____位。

3. 读数显微镜微动螺杆的螺距为 1mm,读数鼓轮上的圆周为 100 分格,当读数鼓轮转过 1 分格,螺杆沿轴线方向前进或后退了＿＿＿＿＿＿＿mm,故用读数显微镜测量时,读数应写到以毫米为单位的小数点后第＿＿＿＿位。

4. 某物件长约 4.5mm,若用五十分游标测量,能读出几位有效数字？若用螺旋测微计测量,能读出几位有效数字？

5. 选取不同的测量仪器测量的原则是什么？

6. 本实验所用的螺旋测微计和读数显微镜的精度相同,用它们进行长度测量有什么不同？

实验 2-2　液体黏滞系数的测定

流体黏滞系数又称为黏度,是衡量流体黏性大小的一个重要物理量。在一定的温度下,液体的黏滞系数是一定的,所以测定液体的黏滞系数在药学上是鉴定液态药物的方法之一。黏滞系数与温度有关,一般情况下,液体的黏滞系数随温度的升高而减少。

【实验目的】

掌握用毛细管黏度计测量液体的黏滞系数。

【实验器材】

乌氏毛细管黏度计,支架,秒表,温度计,打气球,无水乙醇,蒸馏水。

【实验原理】

液体的黏度主要是由于分子力的作用而产生的。当液体分层稳定流动时,不同流速的液层之间存在着内摩擦力,流速分布如图 2-2-1 所示。实验表明,内摩擦力的大小与液层的接触面积 S 及垂直于流速方向上的速度梯度 dv/dx 成正比,即

$$F = \eta \frac{dv}{dx} S$$

式中的比例系数 η 称为黏滞系数。不同的液体具有不同的黏滞系数。

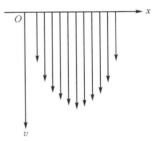

图 2-2-1　层流的速度分布

当黏滞系数为 η 的液体在细管中以层流的形态稳定流动时,若细管的半径为 R,长度为 L,管两端的压强差为 ΔP,则经过时间 t 液体流过细管的体积 V 可依泊肃叶定律求出,即

$$V = \frac{\pi R^4 \Delta P}{8 \eta L} t \tag{2-2-1}$$

若测出 V、R、L、t 和 ΔP 值,则可求出 η 值。但这种间接测量法的待测量过多,多数待测量的测量难度大测量精度低,将增加实验难度和引起较大的误差,故本实验宜采用比较法。即用同一细管,在相同的实验条件下,用标准液体和待测液体进

行相同的实验,使需要测量的物理量减少,测量难度降低从而减少误差,提高测量结果的精度,这种实验方法称为比较法。通常待测量较多时,通过采用比较法,可以消去一些相同的物理量,使待测量减少,这是实验科学中常用的方法之一。

设体积为 V、黏滞系数为 η_1 的标准液体流过毛细管的时间为 t_1;换相同体积 V、黏滞系数为 η_2 的待测液体,流过同一毛细管的时间为 t_2,则

$$V = \frac{\pi R^4 \Delta P_1}{8 \eta_1 L} t_1 = \frac{\pi R^4 \Delta P_2}{8 \eta_2 L} t_2 \qquad (2\text{-}2\text{-}2)$$

式(2-2-2)两边消去相同的量得

$$\eta_2 = \frac{\Delta P_2 t_2}{\Delta P_1 t_1} \eta_1 \qquad (2\text{-}2\text{-}3)$$

本实验采用自重型毛细管法测量,毛细管下端与大气相通,则液体在重力作用下流动,毛细管两端的压强差与液体的密度 ρ 和黏度计 M 泡内液面的高度差 h 成正比。在两次不同液体的实验中,M 泡内液面的变化相同,故有

$$\frac{\Delta P_2}{\Delta P_1} = \frac{\rho_2 g h}{\rho_1 g h} = \frac{\rho_2}{\rho_1} \qquad (2\text{-}2\text{-}4)$$

式中 ρ_1 和 ρ_2 分别为标准液体和待测液体的密度,将式(2-2-4)代入式(2-2-3),得

$$\eta_2 = \frac{\rho_2 t_2}{\rho_1 t_1} \eta_1 \qquad (2\text{-}2\text{-}5)$$

一般用水作标准液体,本实验待测液体为乙醇。一定温度下水的黏滞系数 η_1、水的密度 ρ_1 和乙醇的密度 ρ_2 可以从有关资料中查出。因此,根据实验测得等体积的水和乙醇流过同一毛细管的时间 t_1 和 t_2,即可由式(2-2-5)计算出乙醇的黏滞系数 η_2。

【仪器介绍】

本实验使用乌氏毛细管黏度计,如图 2-2-2 所示,黏度计由 3 根彼此相通的玻璃管 C、D、E 构成。C 管为移液管,管口上端套有一乳胶管,为的是在 C 管处设置夹子,控制与外界大气的相通与否。D 管为测量管,管的中部有一根毛细管,毛细管上有一大和一小两个玻璃泡,在大泡 M 的上下端分别有刻痕 A、B,实验中要测定的就是刻痕 A、B 之间的一定体积的液体流经毛细管所需的时间。E 管底部有一大玻璃泡 N,称为储液泡,液体由 E 管倒入在 N 泡储存。

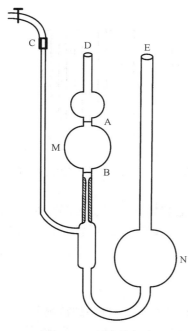

图 2-2-2　乌氏黏度计

为使测量过程中温度保持一定,实验时把毛细管黏度计浸在装满水的量筒中进行,以水温作为测量温度。

【实验内容与步骤】

1. 准备　将蒸馏水注入黏度计的 D 管和 E 管,利用打气球将毛细管清洗 3 次后将水挤出并倒干净,再把洗好的黏度计小心固定在支架上,调成铅直状态。

2. 测量蒸馏水自 M 泡 A 刻痕下降至 B 刻痕的时间

(1) 将蒸馏水由 E 管注入 N 泡内,水的体积约占 N 泡的 2/3 即可。

(2) 用夹子将套在 C 管上的橡皮管夹牢,使毛细管下端不通大气。把打气球放在 D 管上慢慢朝外抽气,直至液面超过 M 泡上的 A 刻痕。

(3) 解开橡皮管上的夹子,使毛细管下端通过管 C 与大气相通。M 泡中的水在重力作用下流向 N 泡,当水面降至 M 泡上的 A 刻痕时按动秒表,水面降至 M 泡的 B 刻痕时按停秒表,记下时间 t_1,同时记下测量温度 T_1。用同样的方法再测量 2 次,计算出 t_1 的平均值和平均绝对误差 Δt_1 及 T_1 的平均值 $\overline{T}_1$。

3. 测量乙醇自 M 泡 A 刻痕下降至 B 刻痕的时间

(1) 将黏度计中的蒸馏水倒出,用乙醇注入黏度计的 D 管和 E 管,利用打气球将毛细管清洗 3 次后倒出。然后在 N 泡内注入乙醇,乙醇的体积约占 N 泡的 2/3。类似步骤 2,测量 3 次乙醇液面从 A 刻痕下降至 B 刻痕的时间 t_2 和记下测量温度 T_2,计算出 t_2 的平均值和平均绝对误差 Δt_2 及 T_2 的平均值 $\overline{T}_2$。

(2) 实验完毕将乙醇倒入回收乙醇的瓶中,将黏度计固定在支架上。

4. 数据处理

(1) 根据 $\overline{T}_1$ 的值,从附表中查出该温度下水的黏滞系数 η_1 和密度 ρ_1;根据 $\overline{T}_2$ 的值,从附表中查出该温度下乙醇的密度 ρ_2。如果温度不是整数值,查表不能直接得出合适的值,可采用内插法求得。

(2) 根据式(2-2-5)计算出乙醇黏滞系数的平均值 $\overline{\eta}_2$、平均绝对误差 $\Delta \eta_2$,最后写出乙醇黏滞系数的测量结果: $\eta_2 = \overline{\eta}_2 \pm \Delta \eta_2$。

【注意事项】

1. 实验必须用同一支黏度计,并处于同一放置状态(都放置成铅直是最简单的)。

2. 测量的乙醇和蒸馏水的体积一定要相等。

3. 用打气球放在 D 管上朝外抽气时不要进行的太快,以免在毛细管中形成气泡,影响测量结果。

4. 测量液面从 A 刻痕下降至 B 刻痕的时间时,一定要解开套在 C 管上的橡皮管的夹子,使毛细管的下端通大气。

5. 拿取黏度计及清洗黏度计时,要用拇指和食指拿住最粗的管子即 E 管,C 管及黏度计下端弯曲部分很容易折断,切记不可用手拿以免损坏。

【数据记录及处理】

在平均温度 $\overline{T}_1 = $ ＿＿＿＿＿℃时,水的黏滞系数 $\eta_1 = $ ＿＿＿＿＿Pa · s,水的密度 $\rho_1 = $ ＿＿＿＿＿kg/m³。

在平均温度 $\overline{T}_2 = $ ＿＿＿＿℃时,乙醇的密度 $\rho_2 = $ ＿＿＿＿＿kg/m³。

1. 乙醇黏滞系数的测定

测量	水		乙醇	
	时间 $t_1(\text{s})$	温度 $T_1(\text{℃})$	时间 $t_2(\text{s})$	温度 $T_2(\text{℃})$
1				
2				
3				
测量结果	$t_1 = \bar{t}_1 \pm \Delta t_1 = $	$\overline{T}_1 = $	$t_2 = \bar{t}_2 \pm \Delta t_2 = $	$\overline{T}_2 = $

2. 乙醇黏滞系数的测量结果

$$\overline{\eta}_2 = \frac{\rho_2 \bar{t}_2}{\rho_1 \bar{t}_1} \eta_1 = \underline{\qquad} (\text{Pa} \cdot \text{s}) ; \quad \Delta \eta_2 = \left(\frac{\Delta t_1}{\bar{t}_1} + \frac{\Delta t_2}{\bar{t}_2} \right) \overline{\eta}_2 = \underline{\qquad} (\text{Pa} \cdot \text{s}) ;$$

$$\eta_2 = \overline{\eta}_2 \pm \Delta \eta_2 = \underline{\qquad} \text{Pa} \cdot \text{s}。$$

【思考题】

1. 用比较法测量液体的黏滞系数有什么优点?必须满足哪三个相同?

2. 测量过程中黏度计为什么要保持铅直位置?

3. 为保证实验时待测液体体积与标准液体体积相同,应如何选定测量液体的体积?

4. 测量前液体内部或液面处出现气泡,对实验结果会产生什么影响?如何处理?

5. 黏度计中毛细管的粗细对流过的时间有什么影响?对黏滞系数不同的液体进行测量时,应该如何选择不同内径的毛细管黏度计?

附表1~附表3:

附表1　水在不同温度时的密度

温度(℃)	密度(kg/m³)	温度(℃)	密度(kg/m³)	温度(℃)	密度(kg/m³)
0	999.87	14	999.27	28	996.26
1	999.93	15	999.13	29	995.97
2	999.97	16	998.97	30	995.68
3	999.99	17	998.80	31	995.37
4	1000.0	18	998.62	32	995.05

温度(℃)	密度(kg/m³)	温度(℃)	密度(kg/m³)	温度(℃)	密度(kg/m³)
5	999.99	19	998.43	33	994.72
6	999.97	20	998.23	34	994.40
7	999.93	21	998.02	35	994.06
8	999.88	22	997.77	36	993.71
9	999.81	23	997.57	37	993.36
10	999.73	24	997.33	38	992.99
11	999.63	25	997.07	39	992.62
12	999.52	26	996.81	40	992.24
13	999.40	27	996.54		

附表 2　乙醇在不同温度时的密度

温度(℃)	密度(kg/m³)	温度(℃)	密度(kg/m³)	温度(℃)	密度(kg/m³)
0	806.25	14	794.51	28	782.67
1	805.41	15	793.67	29	781.82
2	804.57	16	792.83	30	780.97
3	803.74	17	791.98	31	780.12
4	802.90	18	791.14	32	779.27
5	802.07	19	790.29	33	778.41
6	801.23	20	789.45	34	777.56
7	800.39	21	788.60	35	776.71
8	799.56	22	787.75	36	775.85
9	798.72	23	786.91	37	775.00
10	797.88	24	786.06	38	774.14
11	797.04	25	785.22	39	773.29
12	796.20	26	784.37	40	772.43
13	795.35	27	783.52		

附表 3　水在不同温度时的黏滞系数

温度(℃)	黏滞系数 ($\times 10^{-5} Pa \cdot s$)	温度(℃)	黏滞系数 ($\times 10^{-5} Pa \cdot s$)	温度(℃)	黏滞系数 ($\times 10^{-5} Pa \cdot s$)
0	179.21	14	117.09	28	83.60
1	173.13	15	114.04	29	81.80
2	167.28	16	111.11	30	80.07
3	161.91	17	108.28	31	78.40
4	156.74	18	105.59	32	76.79
5	151.88	19	102.99	33	75.23

续表

温度(℃)	黏滞系数 (×10⁻⁵Pa·s)	温度(℃)	黏滞系数 (×10⁻⁵Pa·s)	温度(℃)	黏滞系数 (×10⁻⁵Pa·s)
6	147.28	20	100.50	34	73.71
7	142.84	21	98.10	35	72.25
8	138.60	22	95.70	36	70.85
9	134.62	23	93.58	37	69.47
10	130.77	24	91.42	38	68.14
11	127.31	25	89.37	39	66.85
12	123.63	26	87.37	40	65.60
13	120.28	27	85.48		

附录　内　插　法

　　内插法是用一组已知的未知函数的自变量值和与它对应的函数值来求未知函数其他值的近似计算方法。对于一个未知函数,如果已知它的两组自变量(x)和因变量(y)值,可以近似估计出它的另一个对应于某个 x 值的 y 值,所以内插法也叫做插值法。

　　插值法有内插和外插两种,而具体的算法,又有线性插值和非线性插值。插值的具体算法有很多,适用于不同的问题和精度要求。一般要求不高,可用简单的线性内插值。

　　线性内插值方法是:设函数为线性函数 $y = f(x)$,已知 $f(x_1)$ 和 $f(x_2)$,其中 $x_1 < x_0 < x_2$,要查 $x = x_0$ 点的数值,则假设函数 $f(x)$ 在 x_1 到 x_2 这一小段的图像是直线,那么在 x_0 点的值就可以解直线方程 $\dfrac{f(x_0) - f(x_1)}{x_0 - x_1} = \dfrac{f(x_2) - f(x_1)}{x_2 - x_1}$ 得到。即有

$$f(x_0) = f(x_1) + \frac{x_0 - x_1}{x_2 - x_1}[f(x_2) - f(x_1)]$$

这就是所要求的插值点。插入法的实质采用了斜率相等的原理,是假设在函数图像中不同的 x 值之间的距离和所对应的函数值之间的距离成一个固定比例,其实其中存在误差,因为有的函数图像并非为一直线,所以插入法应在计算取点时取两边最近的两点,所选的两点距离越远,误差将会越大。

　　如查21.4℃时水的黏滞系数,附表中只可查到21℃和22℃时水的黏滞系数值,分别为 $\eta_{水21℃} = 98.10 \times 10^{-5} Pa \cdot s$,$\eta_{水22℃} = 95.70 \times 10^{-5} Pa \cdot s$。则

$$\begin{aligned}
\eta_{水21.4℃} &= \eta_{水21℃} + 0.4 \times (\eta_{水22℃} - \eta_{水21℃}) \\
&= 98.10 \times 10^{-5} + 0.4 \times (95.70 - 98.10) \times 10^{-5} \\
&= 97.14 \times 10^{-5} Pa \cdot s
\end{aligned}$$

实验 2-3　用拉脱法测液体表面张力系数

表面张力是液体的重要特性,这种力只存在于极薄的液体表面层内,是液体表

面层内分子力作用的结果,使液体表面具有收缩的趋势。我们把沿液体表面使液体收缩的力称为表面张力。作用在液面单位长度上的表面张力称为表面张力系数。

【实验目的】

1. 了解焦利弹簧秤的构造与使用方法,熟悉用焦利弹簧秤测量微小力的方法。

2. 掌握用拉脱法测定液体的表面张力系数。

【实验器材】

焦利弹簧秤,被测液体(去离子水、乙醇),砝码及托盘,酒精灯,游标卡尺,烧杯等。

【实验原理】

设想在液面上作一个长度为 L 的线段,则此线段两边的液体都有一个沿着液面且垂直于此线段的表面张力作用于对方。表面张力 f 的大小与线段的长度 L 成正比,即

$$f = \alpha L \tag{2-3-1}$$

式中比例系数 α 称为该液体的表面张力系数,它在数值上等于沿液体表面垂直作用于单位长度的表面张力,在国际单位制中的单位是 N/m。液体表面张力系数的大小与液体的性质、纯度、温度及相邻物质的化学性质有关,实验测定液体的 α 值随液体温度的升高和所含杂质的增大而减小。因而测量时应尽量保持液体的纯净,并说明是在哪个温度下测得的。

测定液体表面张力系数的方法很多,本实验采用拉脱法测液体表面张力系数。通过直接测量一个已知长度的金属框从待测液体表面脱离时所需的力,求得该液体表面张力系数的实验方法称为拉脱法。

将悬挂在弹簧下端的"⌐"形金属丝框垂直浸入待测液体中,然后将它慢慢地向上拉出液面,则金属丝框内将带起一层液膜,如图 2-3-1(a)所示。这时金属丝框受到 3 个力的作用,如图 2-3-1(b)所示,即由于弹簧形变产生的垂直向上的弹力 F;由于金属丝框和液膜自身重量的垂直向下的重力 mg;与液面相切向下的液体表面张力 f。

如果金属丝框保持静止,则竖直方向上的合力必为零,于是有

$$F = mg + f\cos\theta$$

式中 θ 为表面张力 f 与竖直向下方向间的夹角。随着金属丝框的上升,θ 逐渐减小,当 $\theta \to 0$ 时,金属丝框脱离液面(即液膜自然破裂的瞬间),这时弹力达到最大值,即

$$F = mg + f \tag{2-3-2}$$

设金属丝的直径为 D,金属丝框的宽度为 L,如图 2-3-1(c)所示。因为拉出的液膜有前后两个表面,所以表面张力为

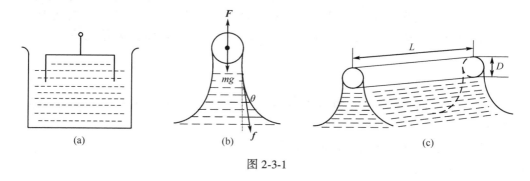

图 2-3-1

$$f = 2(L + D)\alpha \tag{2-3-3}$$

式中 $2(L + D)$ 为金属框与液体表面接触部分的周长。

将式(2-3-3)代入式(2-3-2),可得

$$F = mg + 2(L + D)\alpha$$

$$\alpha = \frac{F - mg}{2(L + D)} \tag{2-3-4}$$

$F\text{-}mg$ 即为克服表面张力所需的拉力,称为拉脱力。从式(2-3-4)可看出,只要测出拉脱力 $F\text{-}mg$ 及 L、D 值,即可计算出被测液体的表面张力系数 α。

用拉脱法测量的液体表面张力大小在 $10^{-3} \sim 10^{-2}$ N,微小力的测量用一般的方法难以测准,本实验利用焦利弹簧秤测量这个微小力。根据胡克定律,在弹性限度内,弹簧的弹力 F 与伸长量 Δx 成正比,即

$$F = K\Delta x$$

式中 K 为弹簧的劲度系数。

由于金属丝的直径 D 很小,重量 mg 也很小,在要求不很精密时,D 和 mg 均可忽略不计。因此,式(2-3-4)可近似表示为

$$\alpha = \frac{F}{2L} = \frac{K \cdot \Delta x}{2L} \tag{2-3-5}$$

因此,测出所用弹簧的劲度系数 K、弹簧的伸长量 Δx 及金属丝框的宽度 L 后,就可由式(2-3-5)计算出待测液体的表面张力系数 α 值。

【仪器介绍】

焦利秤是一种精细的弹簧秤,用于测量微小力。它与普通的弹簧秤一样,都是根据弹簧的伸长量来量度弹簧所产生的弹力。普通的弹簧秤是上端固定而下端移动;而焦利弹簧秤则相反,它是弹簧的下端位于某一固定位置而使上端升高,则弹簧的伸长量就是弹簧上端升高的高度。

焦利弹簧秤的结构如图 2-3-2 所示。在装有水平调节螺丝②的底座①上,竖直装有一金属套筒④。套筒顶端安装着分度值为 0.1mm 的游标⑤,筒内插入刻有毫米刻度的铜管⑥。利用旋钮③通过里面的滑轮、链条可调节刻度铜管在套筒中升降。螺钉⑦用来固定弹簧⑧。带小缺口的夹子⑩用来夹持玻璃指示管⑪。夹子⑮

用来夹持平台套筒。旋钮⑯可调节平台⑭的升降。本仪器另附有金属丝框⑬、托盘⑫和指标镜⑨。使用时，使带横线的指标镜⑨穿过玻璃指示管⑪内部，并使镜面朝外。调节底座上的水平螺丝②及铜杆⑥上端螺钉⑦，使指标镜⑨能自由地在竖直方向上下振动而不接触玻璃指示管⑪。测量时，转动升降旋钮③，使指标镜⑨的刻线与玻璃指示管⑪的水平刻线以及指示管在指标镜中的像重合（二线一像重合），用这种方法可以保证弹簧下端的位置固定，而弹簧的伸长可由金属杆上的主尺和附于圆管支架端部的游标读出（即弹簧伸长前、后两次读数的差值）。读数由主尺和十分游标读出，可以提高测量的准确度。

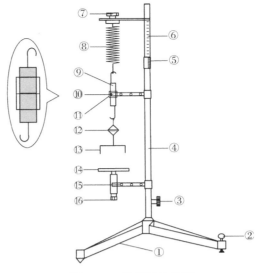

图 2-3-2　焦利秤结构图

【实验内容与步骤】

1. 弹簧劲度系数的测定

（1）按图 2-3-2 所示，将弹簧的上端用螺钉固定住，玻璃指示管用夹子夹牢，穿过玻璃指示管在弹簧下端挂上指标镜、托盘。调节底座上的水平螺丝及弹簧上端的夹头，使指标镜不接触玻璃指示管。

（2）调节升降旋钮使二线一像重合，从主尺和游标记下读数 x_0。

（3）依次在砝码盘中加上 0.1、0.2、0.3、…、0.9g 砝码，弹簧所受的拉力 F 等于所加砝码的重量。重新调到二线一像重合，分别从主尺和游标记下读数 x_1、x_2、x_3、…、x_9。

（4）用逐差法处理所测数据，求出弹簧的劲度系数 K。

2. 水的表面张力系数的测定

（1）先用游标卡尺测量金属丝框的宽度 L，再用镊子夹持金属丝框在酒精灯上烧一下，以除去油污，再用乙醇棉球仔细清洁金属框，然后将它挂在指标镜下面。

（2）将盛有去离子水的烧杯放在平台上，旋转平台下面的旋钮使平台升起，直至金属丝框全部浸入去离子水中。然后使平台慢慢下降，直到"冂"形金属丝框刚好在液面上。调节升降旋钮，使二线一像重合，从主尺和游标记下读数 x_0。

（3）转动平台下面的旋钮使平台缓慢地下降，金属丝框将渐渐露出水面带起一层液膜。由于表面张力的作用，弹簧将伸长，指标镜的刻度线将下移。为了保持弹簧下端的参考点固定，在转动平台升降旋钮使平台缓慢下降的同时，必须转动升降旋钮使弹簧的上端缓慢上升，调节到二线一像重合。再使平台下降一点，重复上述调节，使整个升降过程中二线一像始终保持重合。当水膜拉脱瞬间，从主尺和游

标记下读数 x,则弹簧受拉力后的伸长量为 $\Delta x = x - x_0$,作用在弹簧上的拉力 $F = K\Delta x$ 等于液膜破裂瞬间液膜对金属丝框的拉力,也就是液体的表面张力。

（4）重复步骤(2)、(3)测量 5 次,分别记下读数 x_0、x 值。

（5）由式(2-3-5)计算出去离子水的表面张力系数 α 值。

3. 乙醇表面张力系数的测定　换另一装有乙醇的烧杯,用同样的方法测量乙醇的表面张力系数。

【注意事项】

1. 待测液体和金属丝框必须十分洁净,若有油脂、灰尘等杂质,液体表面张力系数将受影响。因此,金属丝框经酒精灯烧烘后,不要用手触摸。

2. 实验时金属丝框不能倾斜,否则金属丝框拉出水面时液膜将会过早地破裂,给实验带来误差。

3. 测量液体表面张力时,动作必须很缓慢,特别是当液膜将要破裂时,要更加细心操作。

4. 焦利弹簧秤中使用的弹簧是易损精密器件,要轻拿轻放,切忌用力拉,使弹簧超过弹性限度。

【数据记录及处理】

1. 弹簧劲度系数 K 的测定

$g = $ ＿＿＿＿＿＿＿＿＿＿ $\mathrm{m/s^2}$

砝码质量 $m(\mathrm{g})$	标尺读数 $x_i(\mathrm{m})$		$\Delta x_5 = x_{i+5} - x_i\ (\mathrm{m})$
0.0	x_0		
0.1	x_1		$x_5 - x_0$
0.2	x_2		
0.3	x_3		$x_6 - x_1$
0.4	x_4		
0.5	x_5		$x_7 - x_2$
0.6	x_6		
0.7	x_7		$x_8 - x_3$
0.8	x_8		
0.9	x_9		$x_9 - x_4$
平均值 $\overline{\Delta x_5}(\mathrm{m})$			

每增加 0.1g 砝码弹簧的平均伸长值 $\overline{\Delta x} = \overline{\Delta x_5}/5 = $ ＿＿＿＿＿＿（m）;

弹簧劲度系数 $K = F/\overline{\Delta x} = \Delta mg/\overline{\Delta x} = $ ＿＿＿＿＿＿＿＿＿＿（N/m）。

2. 水表面张力系数的测定

温度 $t =$ _____ ℃；金属框宽度 $L =$ _____ m

次数 i	"⊓"位于液面时读数 x_0（m）	"⊓"内水膜拉脱瞬间读数 x_i（m）	$\Delta x = x_i - x_0$（m）
1			
2			
3			
4			
5			
平均值 $\overline{\Delta x}$（m）			

水的表面张力系数 $\alpha = \dfrac{K \cdot \overline{\Delta x}}{2L} =$ _____（N/m）。

3. 乙醇表面张力系数的测定

温度 $t =$ _____ ℃；金属框宽度 $L =$ _____ m

次数 i	"⊓"位于液面时读数 x_0（m）	"⊓"内水膜拉脱瞬间读数 x_i（m）	$\Delta x = x_i - x_0$（m）
1			
2			
3			
4			
5			
平均值 $\overline{\Delta x}$（m）			

乙醇的表面张力系数 $\alpha = \dfrac{K \cdot \overline{\Delta x}}{2L} =$ _____（N/m）。

【思考题】

1. 计算 α 值时，若未计拉脱金属丝框时其表面所黏附的液体重量，所算出的 α 值是偏大还是偏小？
2. 逐差法处理数据有什么特点？
3. 拉脱法测定液体表面张力系数有什么特点？

实验 2-4　用流体静力称衡法测固体和液体的密度

密度是物质的基本属性之一。在一定的温度和一定的压力下，各种物质具有确定的密度。在生产和科学研究中，通过测量物质的密度，可以对物质的组成成分进行分析和纯度进行鉴定。

【实验目的】

1. 了解天平称衡原理，学会正确使用物理天平。

2. 掌握流体静力称衡法测定不规则固体密度和液体密度的原理和方法。

【实验器材】

物理天平,烧杯,不规则铜柱,不规则蜡块,水,乙醇,温度计。

【实验原理】

若物体的质量为 m,体积为 V,则该物体的密度定义为

$$\rho = \frac{m}{V} \tag{2-4-1}$$

可见,测出物体的质量 m 和体积 V 后,便可间接测得物体的密度 ρ。物体的质量可用物理天平直接测量,对于外形规则的固体,可测出它的外形尺寸,通过数学计算得到其体积;但对于外形不规则物体的体积不容易通过测量它的外形尺寸间接测量得到,需要采用其他方法测量。流体静力称衡法是将对物体体积的测量转化对质量的测量,这种测量方法的基本原理来源于阿基米德原理。

1. 流体静力称衡法测不规则固体的密度   由阿基米德原理可知,固体浸没在液体中所受到的浮力 $F_{浮}$ 等于它所排开的液体的重量,即

$$F_{浮} = \rho_0 V g \tag{2-4-2}$$

式(2-4-2)中 ρ_0 是液体的密度,g 是重力加速度,V 是物体排开液体的体积,当物体全部浸没在液体中时,亦即物体的体积。因此,实验时必须保证物体全部浸入液体之中,而且悬挂物体的线要细。实验中浸没物体的液体是水,不同温度下水的密度见实验 2-2 的【附表 1】。

$F_{浮}$ 的大小可用物理天平测出。若不考虑空气的浮力,物体在空气中的重量为 mg,物体浸没在水中的"视重"为 $m_1 g$,二者之差就是该物体所受的浮力。

即

$$F_{浮} = (m - m_1)g \tag{2-4-3}$$

由式(2-4-1)、式(2-4-2)、式(2-4-3)得

$$\rho_0 \frac{m}{\rho} g = (m - m_1)g$$

则待测固体的密度为

$$\rho = \frac{m}{m - m_1} \rho_0 \tag{2-4-4}$$

如果待测物体的密度小于液体的密度,则 $F_{浮}$ 的大小可以用以下方法由物理天平测出:在待测物上拴一个重物,如一段铜柱。加上这个重物后,先将物体置于液面之上,而重物全部浸没在液体中,如图 2-4-1(a)所示,用天平称衡的相应砝码质量为 m_2。然后使待测物连同重物全部浸没于液体中,如图 2-4-1(b)所示,这时天平称衡的相应砝码质量为 m_3。于是待测物体浸没在液体中所受的浮力为

$$F_{浮} = (m_2 - m_3)g$$

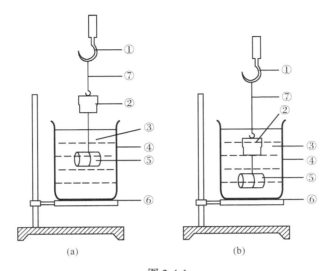

图 2-4-1

①天平挂钩;②待测物体;③液体;④烧杯;⑤重物;⑥托架;⑦悬线

与上述类似的方法推导可得

$$\rho = \frac{m}{m_2 - m_3}\rho_0 \tag{2-4-5}$$

由上可知,只要测出物体在空气中和在水中的质量,即可得其密度。用这种方法测密度,把不易测量的不规则物体的体积转换成易于测量的质量,而且不受物体形状的限制。只要物体浸入液体后物体与液体之间不发生物理或化学变化,都可以用流体静力称衡法测定物体密度。

2. 用流体静力称衡法测液体的密度   用流体静力称衡法也可以测液体的密度。首先用天平称量出重物在空气中质量 m,再将重物完全浸没在密度 ρ_0 已知的液体(本实验用水)和密度为 ρ 的待测液体中,相应的砝码质量分别为 m_1 和 m_2。则重物在密度 ρ_0 的液体中受到的浮力为

$$F_{浮} = \rho_0 V g = (m - m_1)g \tag{2-4-6}$$

重物在密度 ρ 的待测液体中受到的浮力为

$$F'_{浮} = \rho V g = (m - m_2)g \tag{2-4-7}$$

由式(2-4-6)、式(2-4-7)得待测液体的密度为

$$\rho = \frac{m - m_2}{m - m_1}\rho_0 \tag{2-4-8}$$

【仪器介绍】

物理天平是测量物体质量的常用仪器之一,构造如图 2-4-2 所示。在横梁②的中点和两端有三个刀口,中间的主刀口①刀刃向下,置于支柱顶端的刀垫上,刀垫用玛瑙或硬质合金钢制成,横梁两端的刀口⑤刀刃向上,用以悬挂称盘。横梁上附有可以移动的游码③可当做小砝码用。

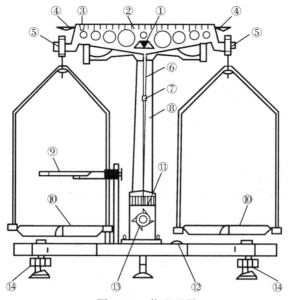

图 2-4-2　物理天平

①主刀口;②横梁;③游码;④平衡调节螺母;⑤刀口;⑥指针;⑦感量调节器;⑧支柱;⑨托架;⑩托盘;
⑪指针标尺;⑫水平仪;⑬止动旋钮;⑭水平调节螺钉

本实验用的物理天平的最大称量是 500g。配备一套砝码,最小是 1g,称量 1g 以下的质量用游码。游码从横梁左端移到右端就等于在右盘中加了 1g 的砝码。横梁等分为 10 个大格,每大格为 0.1g,再估读一位,因此物理天平的读数可估读到 0.01g。横梁中部还装有竖直向下的一个指针⑥,与支柱⑧上的指针标尺⑪配合,可以指示天平的平衡位置及灵敏度。横梁两侧还有用来调整零点的螺母④。底盘上装有水平仪⑫,可以调节底盘的水平调节螺丝⑭,使水平仪的气泡处于中心位置,这时底盘为水平放置。天平的底盘上,在左侧托盘⑩的上方还有一个可以放置物品的托架⑨,在本实验中用它来放置盛有液体的烧杯,进行流体静力称衡。物理天平使用操作规程:

(1) 底盘水平调节:调节水平螺钉使水平仪的气泡处于中心位置。

(2) 零点调节:在横梁两侧刀口上挂上托盘,游码放在零位置,将止动旋钮向右旋动,支起横梁,观察指针是否对准指针标尺正中刻度。如果指针偏向一边,应先将止动旋钮向左旋动,放下横梁,然后用横梁两端的平衡螺母进行调节,直至支起横梁时,指针对准指针标尺正中刻度。

(3) 称衡:将物体放在左盘,砝码放在右盘进行称衡。每次称衡完毕,应将止动旋钮向左旋转,放下横梁。

(4) 全部称衡完毕后,应将托盘摘离刀口,游码放到零位。

【实验内容与步骤】

1. 调节天平的底盘水平及调节零点

2. 用流体静力称衡法测定一个不规则铜柱的密度

（1）用天平称出铜柱在空气中的质量 m。

（2）称出铜柱完全浸没在水中的质量 m_1。

（3）计算铜柱的密度。

3. 用流体静力称衡法测定一个密度小于水的不规则蜡块的密度

（1）用天平称出蜡块的质量 m。

（2）称出蜡块在空气中、所拴重物浸没于水中时的质量 m_2。

（3）称出蜡块和所拴重物都浸没于水中的质量 m_3。

（4）计算蜡块的密度。

4. 用流体静力称衡法测定乙醇的密度

（1）用天平称出铜柱在空气中的质量 m。

（2）称出铜柱完全浸没在水中的质量 m_1。

（3）称出铜柱完全浸没在乙醇中的质量 m_2。

（4）计算乙醇的密度。

【注意事项】

1. 天平的负载不得超过最大称量。

2. 在取放物体、砝码、调整平衡螺母以及不使用天平时，必须把天平止动，以免损坏刀口。只有在判断天平是否平衡时才将天平启动，而且启、止动天平的动作要轻，启动时最好在指针接近读数标尺中线刻度时进行。

3. 砝码只能用镊子夹取，不能用手拿。砝码用完后立即放回砝码盒中，即砝码只能放在两个地方：托盘里或砝码盒中。

4. 天平及砝码要防锈、防蚀、防止机械损伤。液体、高温物品、带腐蚀性的化学物品等都不能直接放在托盘中称衡。

5. 各台天平上的挂钩、架子和托盘均有编号，左右不能调换，否则无法调零。

【数据记录和计算结果】

实验时水的温度 $t =$ ＿＿＿＿＿＿＿ ℃；

该温度下水的密度 $\rho_0 =$ ＿＿＿＿＿＿＿ kg/m^3。

1. 测量不规则铜柱的密度

铜柱的质量 $m =$ ＿＿＿＿＿＿＿（g）；

铜柱浸没在水中称衡时的质量 $m_1 =$ ＿＿＿＿＿＿＿＿＿（g）；

铜的密度 $\rho = \dfrac{m}{m - m_1}\rho_0 =$ ＿＿＿＿＿＿＿＿＿（kg/m^3）。

2. 测量不规则蜡块的密度

蜡块的质量 $m =$ ＿＿＿＿＿＿＿（g）；

蜡块在空气中、所拴重物浸没在水中的质量 $m_2 =$ ＿＿＿＿＿＿＿＿＿（g）；

蜡块和所拴重物都浸没在水中的质量 $m_3 =$ ＿＿＿＿＿＿＿＿＿（g）；

蜡的密度 $\rho = \dfrac{m}{m_2 - m_3}\rho_0 =$ ＿＿＿＿＿＿＿＿＿（kg/m^3）。

3. 测定乙醇的密度

铜柱的质量 m = ＿＿＿＿＿＿＿＿（g）；

铜柱浸没在水中称衡时的质量 m_1 = ＿＿＿＿＿＿＿＿（g）；

铜柱浸没在乙醇中称衡时的质量 m_2 = ＿＿＿＿＿＿＿＿（g）；

乙醇的密度 $\rho = \dfrac{m - m_2}{m - m_1}\rho_0$ = ＿＿＿＿＿＿＿＿（kg/m³）。

【思考题】

1. 使用天平进行测量前应先做哪些调节？在使用过程中有哪些注意事项？

2. 如何消除天平的不等臂误差？

3. 为何悬挂用的绳子要尽可能细？

4. 若待测固体浸没在液体中时表面附有气泡，对测量结果有什么样的影响？若与杯底接触，对实验结果有什么样的影响？

5. 待测固体没有完全浸没在液体中，对实验结果会有什么样的影响？

实验 2-5　万用电表的使用

万用电表也称为多用电表，主要结构是一只磁电式灵敏电流计（俗称表头），加上若干电阻和整流元件，利用转换开关的控制连接成具有多种测量功能的电路，可以测量交流电压、直流电压、直流电流和电阻等电学量，有的还可测量交流电流、电容器的电容量、线圈的电感量、音频输出电平和晶体管的直流参数等，是测量电学量的最常用仪表之一，在电学实验、电工测量、电子测量等方面得到广泛使用。

【实验目的】

1. 了解指针万用电表的结构原理。

2. 学会正确使用指针万用电表测量电学量。

【实验器材】

MF368 型万用电表，万用电表的使用测试板。

【实验原理】

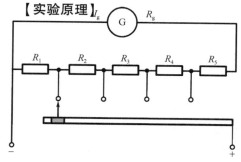

图 2-5-1　多量程直流电流挡原理电路

1. 直流电流挡（DCmA）　万用电表的表头本身就是一个测量范围很小的直流电流表。根据分流原理，用一只低阻值的电阻与表头并联，就可增大直流电流的测量范围（量程），并联电阻越小，量程就越大。如果表头与不同阻值的电阻并联，就构成了不同量程（也称"挡"）的直流电流表。图 2-5-1 是多量程直流电流挡的原理电路图。

2. **直流电压挡（DCV）**　万用电表的表头本身也是一个测量范围很小的直流电压表。根据分压原理，用一只高阻值的电阻与表头串联，就可增大直流电压的测量范围（量程），串联电阻越大，量程就越大。如果表头与不同阻值的电阻串联，就构成了不同量程的直流电压表。图 2-5-2 是多量程直流电压挡的原理电路图。

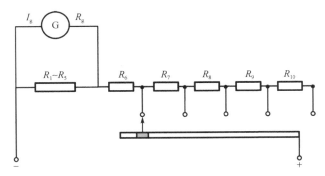

图 2-5-2　多量程直流电压挡原理电路

3. **交流电压挡（ACV）**　磁电式表头内永久磁体恒定磁场的作用是：当有电流通过表头时，永久磁体的恒定磁场将产生一个磁力矩作用在表头的可动部件（指针）上，力矩的大小和方向随电流大小和方向的改变而变化。由于表头可动部分惯性较大，当通过交流电时，作用在可动部件上的力矩方向通常来不及随电流方向的变化而转动，表头指针实际上不可能随电流方向的变化而转动。因此，必须把交流电转换成直流电才能测量。

万用电表交流电压挡各量程分压电路的设计原理与直流电压挡相同，在各量程分压电路的基础上加接整流电路，便构成了不同量程的交流电压表。图 2-5-3 是多量程交流电压挡的原理电路图，测量时表头读数是交流电压的有效值。

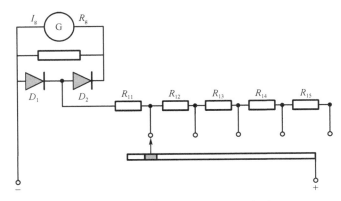

图 2-5-3　多量程交流电压挡原理电路

4. **电阻挡（Ω）**　万用电表的电阻挡又称为欧姆表，由表头 G（内阻为 R_g，满度电流为 I_g）、电源 E（内装干电池，电动势为 ε，内阻为 r）、限流电阻 R_i 和调零电阻 R_0 组成,其原理电路如图 2-5-4 所示,图中的 R_x 是待测电阻,测量时与两个表笔相连接。

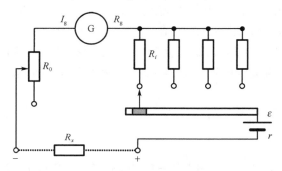

图 2-5-4   欧姆表原理电路

根据欧姆定律可知回路中的电流 I_x 为

$$I_x = \frac{\varepsilon}{(R_g + r + R_0 + R_i) + R_x} = \frac{\varepsilon}{R_z + R_x} \qquad (2\text{-}5\text{-}1)$$

式中 $R_z = R_g + r + R_0 + R_i$ 称为欧姆表的综合电阻。对于给定的欧姆表(R_g、ε、r、R_0、R_i 给定),I_x 仅由待测电阻 R_x 决定,即 I_x 与 R_x 之间有一一对应的关系。这样,在表头刻度上标出 I_x 对应的 R_x 值即成为欧姆表。

由式(2-5-1)可以看出 $R_x = 0$(两表笔短路)时,回路中的电流最大,$I_{x\max} = \varepsilon/R_z$。调节欧姆表的调零电阻 R_0,使这时的表头指针摆到刻度线右端的满刻度,即使 $I_{x\max} = \varepsilon/R_z = I_g$,因此电表指针摆至右端满刻度时,就是欧姆表刻度的零点,上述的调节过程称为欧姆表的调零。当 $R_x = \infty$(两表笔开路)时,回路中的电流 $I_x = 0$,这时电表指针处在刻度线左端起始位置静止不动,因此欧姆表左端刻度为"∞"Ω。

综上所述,当欧姆表调零后,待测电阻值 R_x 在 $0 \sim \infty$ 变化,指针将在刻度线右端到左端之间变化,刻度大小的增减正好与电流表、电压表刻度相反。当 $R_x = R_z$ 时,$I_x = I_g/2$,这时电表指针摆至满刻度的一半,因此 R_z 又称为欧姆表的中值电阻。

由式(2-5-1)还可以看到,电阻刻度是不均匀的,当 $R_x \ll R_z$ 时,$I_x \approx I_g$,电表指针偏转接近满度,随 R_x 的变化不明显,测量误差较大;当 $R_x \gg R_z$ 时,$I_x \approx 0$,电表指针偏转很小,对应刻度很密,测量误差也较大。因此,为了提高测量电阻的准确度,实际使用时通常只用欧姆表中间一段(表头标尺长度的 20% ~ 80%)进行测量,这一段称为欧姆表的有效量程。万用电表的欧姆挡有几个量程,每个量程的中值电阻 R_z 各不相同,可以对不同阻值范围的电阻进行准确测量。

必须指出,欧姆表的刻度是根据指定的电源电动势 ε 和中值电阻 R_z 设计出来的。但实际上,电池在使用过程中内阻会不断增加,电动势也会逐渐减小,因此欧姆表都设计有"欧姆调零"旋钮,通过改变调零电阻 R_0 来保证刻度正确。调节方法是:将两表笔短路相接,调节"欧姆调零"旋钮使指针摆到满度,即"0"Ω 处。注意每次改变电阻量程都应重新调节"欧姆调零"旋钮。

【仪器介绍】

1. 万用电表的面版布局和功能介绍 不同型号万用电表的面板布局不尽相同,但面板上通常都有刻度盘、机械调零螺丝、转换开关、"欧姆调零"旋钮和表笔插孔等。图 2-5-5 所示是 MF368 型万用电表的面板图。

转换开关用来选择万用电表所测电学量的项目和量程。转换开关选择的范围分为 4 个区域,分别标有"ACV"、"DCV"、"DCmA、μA"、"Ω"等符号,表示交流电压挡、直流电压挡、直流毫安、微安挡、电阻挡。在"ACV"、"DCV"、"DCmA、μA"范围内,各个数值表示转换开关置于该挡时所测电学量允许的最大值,即量程。在"Ω"范围内,各个数值表示测量电阻时的倍率。

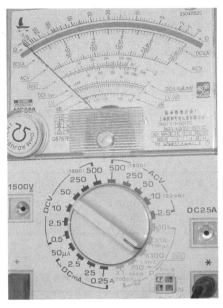

图 2-5-5 MF368 型万用电表的面板图

在"ACV"范围内,共有量程为 2.5V、10V、50V、250V、500V、1500V 等 6 挡。当用 2.5V 至 500V 各挡测量时,红、黑表笔分别插在万用表的"+"、"−"(或"＊")插孔里,按第 3 条刻度线 ACV 读数;当用 1500V 挡测量时,将选择旋钮置于 ACV500V 挡处,并把"+"插口里的表笔换插到"1500V"插口里,按第 6 条刻度线读数。

在"DCV"范围内,共有量程为 0.5V、2.5V、10V、50V、250V、500V、1500V 7 挡。当用 0.5V 至 500V 各挡测量时,红、黑表笔分别插在万用表的"+"、"−"(或"＊")插孔里,按第 2 条刻度线 DCV·A 读数;当用 1500V 挡测量时,将选择旋钮置于 DCV500V 挡处,并把"+"插口里的表笔换插到"1500V"插口里,按第 6 条刻度线读数。

在"DCmA、μA"范围内,共有量程为 50μA、2.5mA、25mA、0.25A、2.5A 5 挡。当用 50μA 至 0.25A 各挡测量时,红、黑表笔分别插在万用表的"+"、"−"(或"＊")插孔里,当用 2.5A 挡测量时,把"+"插口里的表笔换插到"DC2.5A"插口里,选择旋钮置于"DCmA"的任一挡上。各量程均按第 2 条刻度线 DCV·A 读数。

在"Ω"范围内,共有倍率为×1、×10、×100、×1k、×10k 5 挡,选择各倍率的电阻挡测量时,红、黑表笔分别插在万用表的"+"、"−"(或"＊")插孔里,按第 1 条刻度线读数,由刻度直接读出的数值乘以电阻挡的倍率就是待测电阻的阻值。

2. 万用电表操作规程

(1) 准备

1) 接好表笔:红色测试棒(红表笔)插在"+"插孔里,黑色测试棒(黑表笔)插在"−"(或"＊")插孔里。

2) 机械调零:查看指针是否指于零位,若不在零位,可用起子调节表头的"机械调零"螺丝,使指针指向零位。

3)检查电表表头是否完好:将转换开关置于电阻挡,使两表笔短路,电表指针应偏向满度,调节"欧姆调零"旋钮,指针受调,说明电表表头完好,可开始使用。

4)认清电表各挡测量的项目和量程大小,以及面板上对应刻度的读法:MF368型万用电表各电压挡和电流挡的量程、精度及估读位如表2-5-1、表2-5-2、表2-5-3所示,而电阻刻度的直读数小于20时,应估读到小数后1位,大于20时,估读到整数位。

表 2-5-1　MF368 万用电表交流电压(ACV)挡的量程及精度

量程	2.5V	10V	50V	250V	500V	1500V
精度	0.05V	0.2V	1V	5V	10V	50V
估读位	0.01V	0.1V	0.1V	1V	1V	10V

注:量程 2.5V 至 500V 按第 3 条刻度线 ACV 读数,1500V 按第 6 条刻度线读数

表 2-5-2　MF368 万用电表直流电压(DCV)挡的量程及精度

量程	0.5V	2.5V	10V	50V	250V	500V	1500V
精度	0.01V	0.05V	0.2V	1V	5V	10V	50V
估读位	0.001V	0.01V	0.1V	0.1V	1V	1V	10V

注:量程 0.5V 至 500V 按第 2 条刻度线 DCV·A 读数,1500V 按第 6 条刻度线读数

表 2-5-3　MF368 万用电表直流电流(DCmA)挡的量程及精度

量程	50μA	2.5mA	25mA	0.25A	2.5A
精度	1μA	0.05mA	0.5mA	5mA	0.05A
估读位	0.1μA	0.01mA	0.1mA	1mA	0.01A

注:按第 2 条刻度线 DCV·A 读数

5)确定转换开关位置:根据待测电学量的项目(交流或直流、电压、电流或电阻)及大小,将转换开关置于合适的位置上。若不知道待测量的大小,应先将转换开关置于该电学量的最大量程进行测试,根据指针的偏转程度逐次选择较小量程,直至合适的量程为止。

(2)测量

1)测量电流和电压时应注意:

A.测量电压时,电表应与待测对象并联;测量电流时,电表应串接在被测电路中。

B.测量直流电压和直流电流时,表笔的正负极性不能接反,红笔应接电源正极或高电势,黑笔应接电源负极或低电势。

C.执拿表笔时,手不能接触金属部分,以防触电。

D.测试时应采用跃接法,即在表笔碰接测量点的同时,密切注视电表指针的

偏转情况,并随时准备在出现不正常现象(如指针超过满度、指针反偏等)时迅速将表笔脱离测试点。

E. 选用电压挡和电流挡的量程时,应在保证不超出满刻度的前提下,尽量选择较小的量程(指针偏转角度较大)。因为直读式仪表的误差是按满量程值的百分误差计算的。本实验使用的 MF368 型万用电表,直流挡误差为 2.5% ,选用 50V 挡时,它的最大绝对误差值为: $\Delta U = 2.5\% \times 50V = 1.25V$,若用 50V 挡去测量接近 10V 的电压,相对误差可达: $\frac{1.25}{10} = 0.125 = 12.5\%$;而用 10V 挡去测量接近 10V 的电压,相对误差只有 2.5% 。

2) 测量电阻时应注意:

A. 每次更换电阻挡时,都必须先调节欧姆零点,然后才能进行电阻的测量。若无法调到欧姆零点,应更换电表内部电池。

B. 不得测量带电的电阻,不得测量额定电流极小的电阻(例如灵敏电流计的内阻),以免损坏表头或被测电阻。

C. 测量时,双手不能同时和表笔一起搭在内阻的两端,否则会把人体的电阻并联到被测电阻上,引起测量误差,测量高阻时尤须注意。

D. 万用电表置于欧姆挡时,千万不能用来测量电压。

E. 万用电表置于欧姆挡时,电表内部电池的正极与面板上的"−"(或"＊")插孔相连,负极与面板上的"+"插孔相连,参考图 2-5-4。当用万用电表的欧姆挡判断晶体二极管的正、负极时,应特别注意。

F. 选用电阻挡的倍率时,应使指针尽可能在刻度面的中值电阻附近,最好在刻度面中间段 20%~80% 这段有效量程的范围内。

G. 当使用"×1"挡测量电阻时,应尽量缩短测试时间,以减少万用电表内电池的电能消耗。

(3) 结束:万用电表使用完成后,务必将转换开关拨离欧姆挡,最好拨到最大交流电压挡处,以免下次使用时不慎误用而引起损坏。

【实验内容与步骤】

1. 准备

(1) 按万用电表操作规程第 1 步的要求,将万用电表检查和调节好。

(2) 熟悉如图 2-5-6 所示万用电表测试板的电路,明确各个电学量的测试点位置。

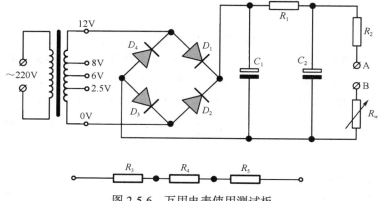

图 2-5-6　万用电表使用测试板

2. 测量

（1）测量交流电压：测量电源变压器初级的电压和变压器次级 0～2.5V、0～6V、0～8V、0～12V、8～12V 各抽头之间的电压，将万用表所置挡位的电学量符号和量程及其测量的数值记录下来。测量值的有效数字位数可参考表 2-5-1 确定。

（2）测量直流电压：将可变电阻 R_w 调至最大阻值，用短导线将图 2-5-6 中的 A、B 两点短接。测量电容器 C_1、C_2 两端和电阻器 R_1、R_2 两端的电压（注意表笔的正负极性），将万用表所置挡位的电学量符号和量程及其测量的数值记录下来。测量值的有效数字位数可参考表 2-5-2 确定。

（3）测量直流电流：拆除 A、B 两点间的短路线，将电表串接到 A、B 两点上（注意表笔的正负极性），根据被测电流的大小选择合适量程，测量可变电阻 R_w 分别调至最大阻值和最小阻值时通过 R_2 所在支路的电流，将万用表所置挡位的电学量符号和量程及其测量的数值记录下来。测量值的有效数字位数可参考表 2-5-3 确定。

（4）测量电阻：测量测试板上 R_3、R_4、R_5、$R_3 + R_4$、$R_3 + R_4 + R_5$ 的电阻值，将万用表所置挡位的电学量符号和电阻倍率及其测量的电阻值记录下来。

注意：测量每个电阻时，都必须先根据被测电阻的大小选择合适的倍率，然后调节欧姆零点，再对电阻进行测量。测出的电阻值等于表头电阻刻度的直读数乘以所选电阻挡的倍率（倍率可写成 $\times 10^n$ 形式），而表头电阻刻度的直读数若小于 20 时估读到小数后 1 位，大于 20 时估读到整数位。

【数据记录及处理】

1. 测量交流电压

万用电表所置挡位电学量符号_____

交流电压	初级电压	次级各抽头间的电压				
		0～2.5V	0～6V	0～8V	0～12V	8～12V
量程						
测量值（V）						

2. 测量直流电压(R_w 调至最大)

万用电表所置挡位电学量符号＿＿＿＿＿

直流电压	U_{C1}	U_{C2}	U_{R1}	U_{R2}
量程				
测量值(V)				

3. 测量直流电流

万用电表所置挡位电学量符号＿＿＿＿＿

可变电阻设置	R_w 阻值最大时	R_w 阻值最小时
量程		
测量值(A)		

4. 测量电阻

万用电表所置挡位电学量符号＿＿＿＿＿

电阻	R_3	R_4	R_5	$R_3 + R_4$	$R_3 + R_4 + R_5$
读数					
倍率					
测量值(Ω)					

【思考题】

1. 用万用电表测量电压时,应将电表＿＿＿＿在被测电路上;测量电流时,应将电表＿＿＿＿在被测电路中。

2. 用万用电表测试电压或电流时,应采用跃接法,即在＿＿＿＿＿＿＿＿＿＿＿＿＿＿＿＿＿＿＿＿＿＿＿＿＿＿＿＿＿＿＿＿＿＿＿＿＿＿。

3. 指针式万用电表电阻挡的调零方法是＿＿＿＿＿＿＿＿＿＿＿＿＿,调节＿＿＿＿＿＿＿＿＿＿＿＿＿＿＿＿＿＿,使指针摆到＿＿＿＿＿＿＿＿＿＿刻度上。

4. 用指针式万用电表测量电压或电流时,应怎样选择量程?

5. 测量直流电压时,若测得 $U_{R2} = 0$,说明什么问题?

6. 为什么欧姆挡的有效量程只是中值电阻附近较窄的一段?

实验 2-6　伏安法测量电阻

导体对电流阻碍作用的大小称为电阻,电阻是导体本身的一种性质。当电阻两端的电压与通过它的电流成正比,则伏安特性曲线为直线,这类电阻称为线性电阻,电阻值为常数;反之,当电阻两端的电压与通过它的电流不是线性关系,这类电阻称为非线性电阻,电阻值不是常数。一般常温下金属导体的电阻是线性电阻,而热敏电阻、光敏电阻等为非线性电阻。本实验的研究对象是线性电阻。

【实验目的】

1. 掌握电流表内、外接法及对应的电表接入误差的修正方法。

2. 掌握用伏安法测电阻的测量方法。

【实验器材】

直流电源,电压表(多量程),电流表(多量程),滑线变阻器,电阻箱,金属膜电阻(两个且阻值大小悬殊比较大),线绕电阻,单刀双掷开关,单刀单掷开关及导线若干。

【实验原理】

根据电阻 R 两端的电压 U 和通过电阻的电流 I,应用欧姆定律

$$R = \frac{U}{I} \tag{2-6-1}$$

计算电阻的方法称为伏安法。它是欧姆定律应用的典型实例,也是电阻测量的基本方法之一。伏安法具有原理简单、测量方便的优点。它既可用来测量线性电阻,又可用来测量非线性电阻,还可用来测绘它们的伏安特性曲线。然而,用伏安法测量电阻时,测量仪器引入的系统误差,将会由于实验方法的差异,对实验结果产生不同程度的影响。

用伏安法测量电阻时,电压表、电流表和待测电阻的连接方式有两种:内接和外接。电流表接在电压表的里面称为内接;电流表接在电压表的外面称为外接。由于电表有一定的内阻,不管哪种接法,当电表接入电路时,都会给测量结果带来误差,称为接入误差。电表的接入方法不同则其产生的误差程度也不同,下面分别进行讨论。

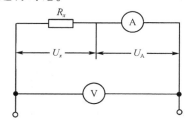

图 2-6-1　电流表内接

1. 电流表内接法　图 2-6-1 所示为伏安法测量电阻的内接法,电流表接在电压表的里面。这时电流表的示值 I 是通过待测电阻 R_x 的电流 I_x,但电压表的示值 U 并不是待测电阻 R_x 两端的电压,而是电流表和待测电阻 R_x 上的电压值之和,即

$$I_A = I_x = I, \quad U_A + U_x = U \tag{2-6-2}$$

设电流表的内阻为 R_A,则有

$$R = \frac{U}{I} = \frac{U_A + U_x}{I_x} = R_A + R_x = R_x\left(1 + \frac{R_A}{R_x}\right) > R_x \tag{2-6-3}$$

即

$$R_x = R - R_A \tag{2-6-4}$$

若以 $R = \dfrac{U}{I}$ 作为测量值,则测量值 R 比真实值 R_x 偏大,由此带来的相对误

差为

$$E = \frac{\Delta R_x}{R_x} = \frac{R - R_x}{R_x} = \frac{(R_x + R_A) - R_x}{R_x} = \frac{R_A}{R_x} \qquad (2\text{-}6\text{-}5)$$

由此可见,只有当 $R_x \gg R_A$ 时, $R \approx R_x$,电流表内阻带来的接入误差才可以忽略不计,故待测电阻较大时宜采用电流表内接。

2. 电流表外接法　图 2-6-2 所示为伏安法测量电阻的外接法,电流表接在电压表的外面。这时电压表的示值 U 就是待测电阻 R_x 两端的电压 U_x ,但电流表的示值 I 并不是通过待测电阻 R_x 的电流,而是通过电压表与待测电阻 R_x 的电流之和,即

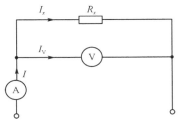

图 2-6-2　电流表外接

$$I = I_V + I_x, \ U_V = U_x = U \qquad (2\text{-}6\text{-}6)$$

设电压表的内阻为 R_V ,则有

$$R = \frac{U}{I} = \frac{U}{I_V + I_x} = \frac{1}{\dfrac{I_V}{U_V} + \dfrac{I_x}{U_x}} = \frac{1}{\dfrac{1}{R_V} + \dfrac{1}{R_x}} \qquad (2\text{-}6\text{-}7)$$

$$= \frac{R_x R_V}{R_x + R_V} = R_x \left(\frac{1}{1 + R_x / R_V} \right) < R_x$$

即

$$R_x = R \Big/ \left(1 - \frac{R}{R_V} \right) \qquad (2\text{-}6\text{-}8)$$

若以 $R = \dfrac{U}{I}$ 作为测量值,则测量值 R 比真实值 R_x 偏小,由此带来的相对误差为

$$E = \frac{\Delta R_x}{R_x} = \frac{R - R_x}{R_x} = \frac{\dfrac{R_x R_V}{R_x + R_V} - R_x}{R_x} = - \frac{R_x}{R_x + R_V} \qquad (2\text{-}6\text{-}9)$$

由此可见,只有当 $R_x \ll R_V$ 时, $R \approx R_x$,电压表内阻带来的接入误差才可以忽略不计,故待测电阻较小时宜采用电流表外接。式(2-6-9)中的负号表示当电流表外接时电阻测量结果偏小。

综上所述,用伏安法测电阻,测得的电阻值与真实值相比总是偏大或偏小。因此,在伏安法测量电阻过程中,为了减小接入误差,应对 R_x 、 R_A 、 R_V 三者的相对大小有粗略的估计,然后选择合适的连接电路。

当 $R_x \gg R_A$,采用内接法;当 $R_x \ll R_V$, R_x 较 R_A 又不过分大时,采用外接法;当 $R_x \gg R_A$ 且 $R_x \ll R_V$,两种接法均可。若要得到待测电阻的准确值,则必须分别用式(2-6-4)、式(2-6-8)加以修正。电阻也可直接利用欧姆表或电桥等仪器进行测量。

【实验内容与步骤】

1. 用伏安法测电阻

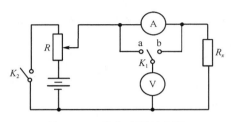

图 2-6-3　伏安法测量电阻

（1）按图 2-6-3 接好电路,将滑线变阻器的滑动头放在分压最小位置。经教师检查线路后,接通电源。

（2）分别选用电流表的两种接法（内接、外接）测量电阻箱示值为 1kΩ 和 5Ω 的电阻。测量时改变滑线变阻器的滑动头位置,选择适当的量程使电表的示值在满量程 2/3 以上位置,记下电流表和电压表的示值,测 1 次。然后将测量值与电阻箱的示值进行比较,计算绝对误差和相对误差。

（3）利用所得结论,选择适当电路,测出标称值为 10Ω 和 2kΩ 的两个电阻值。

（4）记下电流表和电压表的量程、内阻、准确度等级,利用修正公式对结果进行修正。

2. 测线绕电阻的伏安特性曲线

（1）按图 2-6-3 接好电路,将滑线变阻器的滑动头放在分压最小位置。经教师检查线路后,接通电源。

（2）根据实验室给出的待测电阻的标称值和电表的内阻,选取接入误差小的电路（电流表内接或外接）。

（3）移动滑线变阻器的滑动头,从零开始等间隔改变电压值,列表记录相应电流表的示值,测 10 组数据。

（4）以电压值为横坐标,电流值为纵坐标,在坐标纸上做出待测电阻的伏安特性曲线,并由曲线的斜率求出待测阻值的大小。

【注意事项】

1. 本实验使用的电流表和电压表量程较多,实验中应选择合适的量程测量,注意保护仪表,防止电表烧毁。

2. 实验数据记录应取多组数据（至少 6 组）,以减少实验误差。

【数据记录及处理】

1. 用伏安法测电阻

（1）内接法:电阻箱 R_x = ＿＿＿＿＿＿,电流表量程＿＿＿＿＿＿;电压表量程＿＿＿＿＿＿。

U（V）	I（mA）	$R = \dfrac{U}{I}$（Ω）	$\Delta R_x = R - R_x$	$E_x = \dfrac{\Delta R_x}{R_x} \times 100\%$	$R_x \pm \Delta R_x$

（2）外接法：电阻箱 R_x = _____ ,电流表量程 _____ ;电压表量程 _____

_____ 。

$U(V)$	$I(mA)$	$R = \dfrac{U}{I}(\Omega)$	$\Delta R_x = R - R_x$	$E_x = \dfrac{\Delta R_x}{R_x} \times 100\%$	$R_x \pm \Delta R_x$

（3）内接法：待测电阻编号 _____ 。

电流表内阻 R_A _____ ;量程 _____ ;准确度等级 α_I = _____ 。

电压表内阻 R_V = _____ ;量程 _____ ;准确度等级 α_V = _____ 。

ΔI = 量程 $\times \alpha_I\%$ = _____ ; ΔU = 量程 $\times \alpha_V\%$ = _____ 。

$U(V)$	$I(mA)$	$R = \dfrac{U}{I}(\Omega)$	$R_x = R - R_A$	$E_x = \dfrac{\Delta U}{U} + \dfrac{\Delta I}{I}$	$\Delta R_x = R_x E_x$	$R_x \pm \Delta R_x$

（4）外接法：待测电阻编号 _____ 。

电流表内阻 R_A = _____ ;量程 _____ ;准确度等级 α_I = _____ 。

电压表内阻 R_V = _____ ;量程 _____ ;准确度等级 α_V = _____ 。

ΔI = 量程 $\times \alpha_I\%$ = _____ ; ΔU = 量程 $\times \alpha_V\%$ = _____ 。

$U(V)$	$I(mA)$	$R = \dfrac{U}{I}(\Omega)$	$R_x = R \Big/ \left(1 - \dfrac{R}{R_V}\right)$	$E_x = \dfrac{\Delta U}{U} + \dfrac{\Delta I}{I}$	$\Delta R_x = R_x E_x$	$R_x \pm \Delta R_x$

2. 测绕线电阻的伏安特性曲线

采用电流表 _____ 接法

$U(V)$								
$I(mA)$								

由伏安特性曲线得：R = _____ （Ω）

【思考题】

1. 什么是电流表内接法？什么是电流表外接法？它们有何区别？
2. 用伏安法测量电阻时,怎样选择电流表内、外接法？
3. 用作图法求电阻有什么优点？

实验 2-7　用惠斯登电桥测电阻

桥式电路是一种利用比较法精密测量电阻的仪器,测量时将被测量与已知量进行比较得到测量结果,具有较高的灵敏度和精确度。电桥种类繁多,用途各异,但基本原理和思想方法大致相同。因此,掌握惠斯登电桥的原理和使用方法可为分析其他电桥的原理和使用方法奠定基础。

【实验目的】

1. 了解惠斯登电桥的原理和桥式电路的特点。

2. 掌握用惠斯登电桥测量电阻的方法。

【实验器材】

QJ-23 型惠斯登电桥,万用电表,待测电阻,电线。

【实验原理】

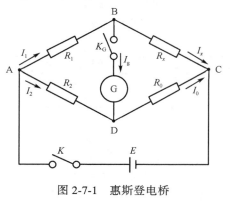

图 2-7-1　惠斯登电桥

1. 电桥工作原理　惠斯登电桥的原理线路如图 2-7-1 所示,4 个电阻 R_1、R_2、R_x、R_0 组成电桥的 4 个臂。其中 R_1、R_2、R_0 均是可调电阻,R_x 为待测电阻。两对角线上分别接上电源 E 和检流计ⓖ。检流计ⓖ用来比较 B、D 两点的电势,当 B、D 两点电势相等时,检流计ⓖ中无电流通过,这种状态称为电桥的平衡状态。电桥平衡时,$I_g = 0$,因此 $I_1 = I_x$、$I_2 = I_0$,并且 $I_1R_1 = I_2R_2$、$I_xR_x = I_0R_0$,由此可得

$$\frac{R_x}{R_1} = \frac{R_0}{R_2}$$

即

$$R_x = \frac{R_1}{R_2}R_0 \tag{2-7-1}$$

只要检流计足够灵敏,式(2-7-1)就能很好地成立,被测电阻 R_x 可以通过确定的比率 R_1/R_2 和 R_0 值求出,而与电源电压无关。这相当于把 R_x 和标准电阻比较,因而测量的准确度较高。比率 R_1/R_2 称为电桥的比率臂,R_0 称为电桥的比较臂。由式(2-7-1)可知,调整电桥平衡有两种方式:①固定比率臂 R_1/R_2,调整比较臂 R_0;②选定比较臂 R_0,调节比率臂 R_1/R_2。在实际调节中往往需要两种方式同时使用。

由于电桥存在着接线电阻、接触电阻、漏电阻和接触电势等,将给测量结果带来误差。因此,不适宜用惠斯登电桥测量小阻值的电阻。如需要测量小于 0.1Ω 的小电阻,可使用经过改进的惠斯登电桥(凯尔文双臂电桥)。对于一般的中值电阻($10 \sim 10^6\Omega$),上述因素对测量结果精度的影响可以忽略不计,使用普通的惠斯登电桥已能达到较高的准确度,参考表 2-7-1。

表 2-7-1 QJ23 型电桥的准确度

倍率（比例臂）	测量范围（Ω）	检流计	电源电压（V）	准确度
× 0.001	1 ~ 9.999			± 2%
× 0.01	10 ~ 99.99	内附	4.5	
× 0.1	100 ~ 999.9			± 0.2%
× 1	1000 ~ 9999			
× 10	$(1 ~ 4) × 10^4$		6	± 0.5%
	$(4 ~ 9.999) × 10^4$	外接		
× 100	$(1 ~ 9.999) × 10^5$		15	
× 1000	$(1 ~ 9.999) × 10^6$			± 2%

2. 电桥的灵敏度 所谓"电桥平衡"，理论上应该是 $I_g = 0$，但实际上当 I_g 小到难于驱使检流计指针偏转，或其偏转之微小难于被人觉察时，我们仍认为电桥是平衡的，这样会给测量带来误差。该误差的大小，取决于电桥灵敏度的高低。

电桥灵敏度 S 是这样定义的：当电桥达到平衡时，若其中一个桥臂的电阻值 R 改变一个微小的量 ΔR，电桥就偏离平衡，引起检流计偏转的格数为 Δn，即

$$S = \frac{\Delta n}{\Delta R / R} \tag{2-7-2}$$

S 表示电桥平衡后 R 的相对改变量 $\Delta R / R$ 所引起的检流计指针的偏转格数 Δn。例如某臂电阻有 1% 的改变时，检流计指针相应偏离平衡位置 1 格，则 $S = 100$ 格，可见 S 值越大，电桥越灵敏，对电桥平衡的判断就越准，由此而带来的误差就越小。通常我们可觉察出检流计指针 2/100 格的偏转，所以当电阻改变 0.2% 时，我们就可以从检流计上看出来，这样由判断电桥平衡所带来的误差肯定不会大于 0.2%。由于待测电阻 R_x 是不能改变的，因此测定 S 时一般通过改变比较臂电阻 R_0 来进行的。

一般说来，电源电压越高，检流计灵敏度越高，检流计内阻越小，桥臂电阻越小，电桥灵敏度也越高。

【仪器介绍】

惠斯登电桥的型号很多，但都大同小异。如图 2-7-2 所示是 QJ23 型惠斯登电桥的线路简图，图 2-7-3 则是它的面板图。面板图上右边的 4 个旋钮是四组可步进调节的标准电阻箱，它们串联组成了电桥的比较臂 R_0。左上角的旋钮是比率臂，用来调节 R_1/R_2。左下角是检流计Ⓖ，检流计的刻度表上方有一个零点调节旋钮，用来调节没有电流通过时的零点。使用电桥时应将"检流计连接片"放在"外接"位置（如图 2-7-2 所示的状态），电桥不用时应将"检流计连接片"放在"内接"位置，使检流计短路。检流计Ⓖ右下方的两个按钮开关"B"、"G"分别与电源和检流计串联，按下"B"可接通电源，按下"G"可接通检流计。R_x 处两个接线柱用来连接待测电阻，左上角 B 处两个接线柱用来连接外部电源。当使用电桥内部电源时，B 处两

个接线柱必须用连接片短接,才能接通电路;而使用外部电源时,则须先断开"B 连接片",以免外接电源短路。

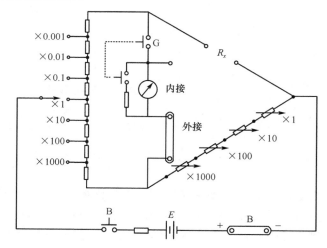

图 2-7-2　QJ23 型电桥原理图

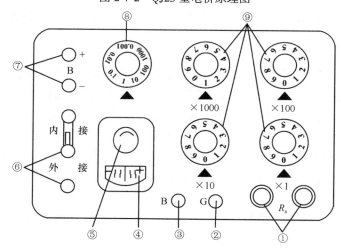

图 2-7-3　QJ23 型电桥面板图

①待测电阻 R_x 接线柱;②检流计按钮开关;③电源按钮开关;④检流计;⑤检流计调零旋钮;⑥外接检流计接线柱;⑦外接电源接线柱;⑧比率臂 R_1/R_2;⑨比较臂 R_0(即电桥电路中由四个转盘组成的电阻箱)

【实验内容与步骤】

1. 用万用电表粗测被测电阻　用万用电表的欧姆挡对两只待测电阻及其串联、并联后的阻值进行粗测,记下万用电表使用挡位及测得阻值。

2. 用惠斯登电桥测量电阻

(1)根据粗测结果,选择适当比率臂 R_1/R_2 和比较臂 R_0 的初始值。由于电桥比较臂的标准电阻箱多是四个旋钮,实验中所测电阻应当有四位有效数字,因此要选择合适的比率臂和标准电阻。例如要测量一个 100Ω 左右的电阻,R_0 暂取

1000Ω 左右,比率臂应取 0.1 挡,调节 R_0 使电桥平衡时, R_0 的指示值是 1024Ω,则待测电阻值为:

$$R_x = \frac{R_1}{R_2}R_0 = 0.1 \times 1024 = 102.4\Omega$$

（2）按正确的按钮开关顺序接通电桥电路。在接通检流计时,应先作短时间接通,并密切注视检流计指针偏向,若稍增加 R_0,指针偏向小,则继续增加 R_0,直至电桥平衡;若稍增加 R_0,指针偏向大,则应减小 R_0,直至电桥平衡。记下比率臂 R_1/R_2 的取值和比较臂 R_0 的读数,由式(2-7-1)求出待测电阻 R_x 的阻值。

（3）用相同的方法测定另一待测电阻的阻值。

（4）用相同的方法测定两待测电阻串联及并联后的阻值。

【注意事项】

1. 在使用电阻箱前,应先旋转一下各个转盘,使盘内弹簧触点的接触性能稳定可靠。

2. 为了防止过大电流通过检流计,接通电路时应先接通电源按钮开关"B",再接通检流计按钮开关"G";断开电路时,则应先断开检流计开关"G",后断开电源开关"B"。

3. 在调节电桥平衡的过程中,应遵循"先粗调,后细调"的原则。

4. 使用检流计时应采用"跃按",随时准备在电流过大时松开检流计按钮,只有接近平衡时才可按下锁住,仔细调节。

【数据记录及处理】

1. 用万用电表粗测被测电阻

被测电阻	R_{x1}	R_{x2}	$R_{x1} + R_{x2}$	$R_{x1} /\!/ R_{x2}$
万用电表测得阻值(Ω)				
万用电表使用挡位				

2. 用惠斯登电桥测量电阻

被测电阻	R_{x1}	R_{x2}	$R_{x1} + R_{x2}$	$R_{x1} /\!/ R_{x2}$
比较臂 R_0 读数(Ω)				
比例臂 $\dfrac{R_1}{R_2}$ 取值				
被测电阻 R_x 值(Ω)				

【思考题】

1. 什么是电桥的平衡状态? 电桥的平衡条件是什么?

2. QJ23 型电桥中按钮"B"和"G"的作用是什么? 应按怎样的顺序操作? 为什么?

3. 在调节 R_0 的过程中,先后两次检流计的偏转方向可能有两种情况:①两次偏转方向相同;②两次偏转方向相反。它们各说明什么问题? 下一步应当怎样调节 R_0 才能更快趋于平衡?

4. QJ23 电桥接线柱"内接"和"外接"的作用是什么? 实验结束后为什么要将短路片接到"内接"接线柱上?

实验 2-8　用电势差计测电池电动势

测量电动势可以直接使用电压表,但是这样会对被测量电路引进干扰。例如,被测对象是一对化学电极,通常就不能使用这样的方法;还有一些生物电信号的测量也是如此。用电势差计测量电动势,是将未知电压与电势差计上的调节的直流电压相比较,从而达到测量的目的。它的好处是基本避免从被测电路中分流而引起对被测电路的干扰,测量结果仅仅依赖准确度极高的标准电池、标准电阻和高灵敏度的检流计。它的准确度可以达到 0.01% 或更高,是精密测量中应用最广泛的仪器。它不但可以精确测定电压、电动势、电流和电阻等,还可以用来校准电表和直流电桥等直读式仪表,在非电参量(如温度、压力、位移和速度等)的电测法中也占有重要地位。

【实验目的】

1. 通过测量电池的电动势,掌握用补偿法测量电动势的原理和测量方法。
2. 学习 UJ-25 型直流电势差计的使用方法和技巧。

【实验器材】

UJ-25 型直流电势差计、AC15 型检流计、万用电表、标准电池、工作电池组(干电池两节,1.5V/节)、待测干电池两节。

【实验原理】

电势差(电压)和电动势是电学实验中经常碰到的物理量,一般情况下可用伏特计或毫伏计进行测量。但是,用伏特计测量电势差时,由于测量支路的分流作用(图 2-8-1),所测得的电势差必小于其真实值。为了准确地测量电势差,必须使分流到测量支路上的电流等于零,直流电势差计就是为了满足这个要求而设计的。

电势差计以补偿原理为设计基础,可用图 2-8-2 简单说明补偿原理:把已知的可调电动势 ε_0 和未知电动势 ε_x 同极相联,并和检流计 $\mathbb{G}$ 串联成图 2-8-2 所示的闭合电路。$\varepsilon_0 \neq \varepsilon_x$ 时,回路中必然有电流,检流计偏转。调节 ε_0,使检流计 $\mathbb{G}$ 指零,此时回路中 ε_0 和 ε_x 两电动势必然大小相等,即 $\varepsilon_0 = \varepsilon_x$,电路得到了补偿,而 ε_0 是可知的,这样 ε_x 即被求出,这种测量方法称为补偿法。从上述可知,补偿原理测电动势需要一个大小可调、电压稳定并能准确读数的电动势 ε_0 和一个用来判断补偿与否的灵敏检流计。

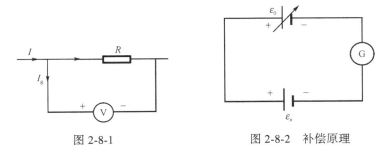

图 2-8-1　　　　　　　　　　图 2-8-2　补偿原理

电势差计的原理线路如图 2-8-3 所示。这个电路图可分成 3 部分：① $\varepsilon RR_N R_a \varepsilon$ 称为辅助回路；② $\varepsilon_N R_N \varepsilon_N$ 称为校准回路；③ $\varepsilon_x R_K \varepsilon_x$ 称为测量回路。

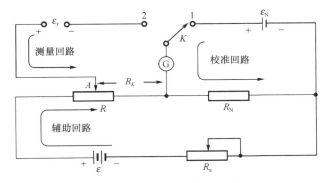

图 2-8-3　电势差计原理图

电势差计根据补偿原理测量未知电动势 ε_x 的方法如下：

首先考虑辅助回路，如图 2-8-4 所示。其中电源 ε（工作电池组）在辅助回路中提供工作电流 I，改变可变电阻 R_a 的阻值大小，I 的大小随之改变。

第一步：校准——在辅助回路中获得标准电流 I_0。

标准电流 I_0 也就是辅助电路的工作电流。获得工作电流的思路是：将开关 K 合向"1"位置，此时校准回路接通，见图 2-8-5。再调节 R_a，当 R_N 两端的电压降 IR_N 与 ε_N 完全补偿，⑥指零，此时 $IR_N = \varepsilon_N$，可知 $I = I_0$，即辅助回路中的电流 I 已等于仪器设定的标准电流，$I = \dfrac{\varepsilon_N}{R_N} = I_0$。此 I_0 是设计仪器时就已经设定的数值，它可根据标准电动势 ε_N 和电阻 R_N 的比值得到。由于标准电动势 ε_N 的大小会随环境温度而改变，因此实验前须根据 ε_N 的大小相应地调节电阻 R_N 的大小，即可得到标准电流 I_0。

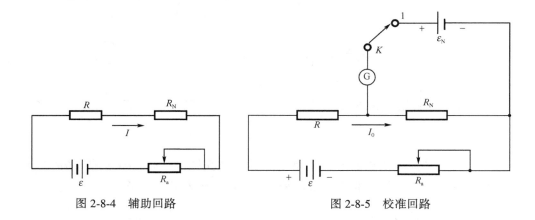

图 2-8-4   辅助回路   图 2-8-5   校准回路

第二步:测量。

将开关 K 合向"2"位置,连通测量回路。此时电阻 R_K(R 的一部分)中已有标准电流 I_0 流过,即 R_K 两端有一电压降 $I_0 R_K$。此电压与 ε_x 的极性相反。适当调节 R_K 值,即滑动头 A 的位置,使测量电路完全补偿,检流计G再次指零。这时有

$$I_0 R_K = \varepsilon_x \tag{2-8-1}$$

又因为

$$I_0 R_N = \varepsilon_N \tag{2-8-2}$$

可得

$$\varepsilon_x = \frac{R_K}{R_N} \varepsilon_N \tag{2-8-3}$$

若要测任一电路两点间的电势差,只需将待测的两点接入测量回路代替 ε_x 即可。

补偿法测量电动势或电压的优点是:

(1)准确度高:当完全补偿时,检流计G指零,无电流流过测量电路,测量电路不消耗待测电路的能量,故可准确测出被测电动势。

(2)精确度高:电势差计是一种电阻仪器,它的精确度主要取决于所使用的电阻,而精确的电阻是容易制造的,故电势差计也就成了精确测量中常用的电学仪器,其准确度为 0.1%,高的可达 0.005% 乃至 10^{-7}。因此,这种高精度的电势差计被广泛用于校正电压表、电流表、欧姆表及功率表。

(3)能测量多种电学量。

【仪器介绍】

1. UJ-25 型直流电势差计   UJ-25 型直流电势差计是高级精密仪器,仪器内部电路就是按照前述原理图设计的。使用时必须正确连接原理图中工作电源、标准电动势、检流计以及待测的未知电动势。它的面板如图 2-8-6 所示。请注意面板中与原理图中的对应关系。

"电计"——接检流计G。

"标准"——接标准电池 ε_N 。

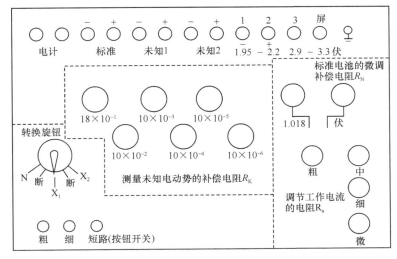

图 2-8-6　UJ-25 型直流电势差计面板图

"未知 1"和"未知 2"——接待测电动势的电源 ε_{x1}、ε_{x2}。

"1、2、3"——接工作电池 ε。"2"、"3"接线柱下各注有所接工作电池电动势的范围。若用 3V 电源,应接在"1"和"3"接线柱上。

"转换旋钮"——供检流计选择校准回路或测量回路以及断开线路用。"N"为标准挡;"断"为检流计与线路断开;"X$_1$"为测未知电动势 1,"X$_2$"为测未知电动势 2。

"粗"、"细"、"短路"按钮——用来将检流计接通或将检流计本身短路。按下"粗"而不按下"细"时,在检流计回路中串联接入 500kΩ 的保护电阻,以限制流过检流计的电流;按下"细"时,在检流计回路中直接接入检流计。按钮按下后,稍加转动即可锁住,再转动即可弹起。

"粗"、"中"、"细"、"微"旋钮——调节工作电流的变阻器 R_a。电势差计的工作电流为 $1×10^{-4}$A。

"R_N"旋钮——标准电池电动势的尾数部分可由右上方的两个"R_N"旋钮调节。其中左边旋钮指 1 时代表万分之一伏;右边旋钮指 1 时代表十万分之一伏。与 1.01800 伏相应的补偿电阻值已在仪器内部串联好。

待测电动势的数值,可以从中间 6 个十进位的转盘电阻 R_K 旋钮旁窗孔中所示数字的总和直接读出。

2. AC15 型检流计　AC15 型检流计是高灵敏度的指零仪器,由光标的偏转来指示电流,分度值为 $3×10^{-10}$A,其使用方法及注意事项如下:

（1）在接通电源（220V）前,先检查电源插头的位置是否正确（在 220V 的插口中）。电源开关置于 220V 一侧,即接通电源。

（2）调零点。接通检流计电源后在使用前应先调零点。"零点调节"旋钮为零点的粗调;"标尺活动调零器"（刻度标尺盘上的一个金属小柱）为零点细调,左右移动该小柱体,即可使光标落在标尺的零刻度线上。

（3）测量使用时,要注意到该检流计是高级灵敏仪器,不能有大电流直接流过它,因此检流计上设置有"分流器"。"分流器"应从最低灵敏度挡"0.01"开始,调节电势差计上相应的旋钮到检流计光标偏转不大时,则可逐步提高灵敏度至"0.1"、"1"和"直接"挡。测量完毕,分流器必须旋到"短路"挡,使检流计受到保护。

（4）检流计上有两个接线柱用来连接测量电路,如按标明的"＋"和"－"连接时,电流从"＋"流入,则检流计的光标向右偏转,反之左偏。

3. 标准电池　电势差计需要用标准电池配合使用。标准电池只是提供一个十分准确的电动势,而不能将其作为电源使用,并且标准电池的电动势受温度影响。在某一温度下其电动势可按下式计算

$$\varepsilon_t = \varepsilon_{20} - [\alpha(t-20) + \beta(t-20)^2 - \gamma(t-20)^3] \times 10^{-6} V \qquad (2\text{-}8\text{-}4)$$

式中 ε_t 为 t℃时的标准电动势, ε_{20} 为20℃时的标准电动势, t 为测量时的环境温度。 $\varepsilon_{20} = 1.01860V$, α 、 β 、 γ 的数值分别为40.6、0.95、0.01。

【实验内容与步骤】

1. 熟悉 UJ-25 型直流电势差计面板上各旋钮的作用,然后用多用电表粗测待测干电池的电动势。

2. 按图 2-8-6 面板图所示位置把工作电池 ε 、标准电池 ε_N 、两只待测干电池 ε_{x1} 、 ε_{x2} 及 AC15 型检流计与 UJ-25 型直流电势差计连接起来,检流计背面接地接线柱应和电势差计的接地接线柱相连接。注意:各电池的正负极切勿接错!

3. 将检流计电源开关置于"220V"、分流器置于"0.01"挡,接上电源,调节"零点调节"旋钮,使光点指零。

4. 校准电流 I_0 。将"转换旋钮"拨至"N";"R_N"的两个旋钮分别调到按式(2-8-4)算出的标准电动势的最后两位数。先按下电势差计上"粗"按钮,接通电路,注意观察检流计光标的偏转。试探着调节 R_a ,同时注意光标的偏转情况。 R_a 的旋钮中,"粗"调1格相当于"中"调1周,其他依此类推。如果光标出现快速偏转并消失时,应立刻复原。当调节到光标到达零点附近时,可以松开电势差计上的"粗"按钮按下"细"按钮,再进行更为细致的 R_a 调节。在进行适当的调节后,光标到达零点附近后,可以将检流计的分流器提高一个灵敏度,再进行进一步的细致调节,直至检流计分流器置于"直接"挡、电势差计"细"按钮按下时,检流计光标仍在零点附近,且无偏转为止。此时校准工作电流已经完成, $I = I_0$ 已调至 $1 \times 10^{-4}A$ 。

5. 测量待测电动势 ε_{x1} 。将"转换旋钮"拨至 X_1 ;6个大旋钮(其总阻值为 R)的前3个拨至"未知1"电动势的粗测值(即用万用电表测出的数值)。按粗细顺序仔细调节6个大旋钮,直至检流计分流器置于"直接"挡,按下电势差计"细"按钮时,检流计光标无偏转。此时6个大旋钮组成的阻值即为补偿电阻 R_K ,它们旁边的窗孔中示数的总和即为待测电动势 ε_{x1} 的值。

6. 重复步骤4、5,再测二遍 ε_{x1} 。

7. 重复步骤 4,然后将"转换旋钮"拨至"x_2"处,6 个大旋钮拨至"未知 2"的粗测值;重复步骤 5,测出 ε_{x2}。

8. 重复步骤 6,再测二遍 ε_{x2}。

测量结束后,电势差计"转换旋钮"必须拨至"断",检流计分流器必须拨至"短路"。

【注意事项】

1. 标准电池只能作为电动势的标准,不能用作电源。因此,不能用伏特计或万用电表去测量其电动势,更不得短路。

2. 所有电池都不得短路。为此,接线时应先连接电势差计一端,然后接到电池上,不能反过来。标准电池 ε_N 及待测电池 ε_x 和工作电池 ε 应与电势差计上相应的接线柱同极相连,否则电势差计不可能达到平衡。

3. 校准工作电流时调节 R_a。测量待测电动势时应调节 R_K,R_a 不得再变,以保证工作电流不变。

4. 校准或测量时,检流计分流器必须按"0.01"、"0.1","1"、"直接"的顺序逐渐提高灵敏度,以免有过大电流流过检流计而致损坏;同时 R_a 或 R_K 必须由大到小配合调节,以免徒劳无功,甚至损坏检流计。特别注意,如果发生光标偏转过大消失,则应立即断开检流计(即松开电势差计上的按钮开关),待光标回到零点附近并找出原因后,再行接通继续实验。绝对不能在接通电路而没有光标的情况下盲目调节。

5. 检流计检查校准电路或测量电路有无电流流过时,电势差计必须由"粗"到"细"依次按下每个按钮。远离平衡点时应"跃按",只有接近平衡时才可按下锁住,仔细调节。

6. UJ-25 型直流电势差计是 0.01 级的高级精密仪器,使用时一定要注意接线正确;经教师检查后才能接通电源,并正确地按照步骤使用。

【数据记录及处理】

实验室环境温度:$t =$ _____℃;标准电池电动势 $\varepsilon_t =$ _____V。

电势差计的准确度等级:_____;仪器误差:_____V。

待测量	测量值(V)	平均值(V)	平均绝对误差(V)
ε_{x1}			
ε_{x2}			

测量结果：

$$\varepsilon_{x1} = \overline{\varepsilon}_{x1} \pm \Delta\varepsilon_{x1} = \underline{\hspace{5cm}} V；$$

$$\varepsilon_{x2} = \overline{\varepsilon}_{x2} \pm \Delta\varepsilon_{x2} = \underline{\hspace{5cm}} V。$$

注：$\Delta\varepsilon_{x1}$、$\Delta\varepsilon_{x2}$ 取平均绝对误差和仪器误差两者中较大者。

【思考题】

1. 用电势差计测量电池的电动势有何优点？

2. 为什么供电电池的电动势 ε 必须大于 ε_N 和 ε_x？

3. 使用 UJ-25 电势差计和 AC15 型检流计必须注意哪些事项？

4. 实验中如果发现检流计光标总往一边偏，无法调到零点，试分析可能有哪些原因？

5. 为什么电阻 R_N 的数值要随温度的变化而做适当的调节？

实验 2-9　单踪示波器的使用

阴极射线示波器简称示波器，它是利用示波管内电子束在电场中的偏转，显示电信号随时间变化波形的一种观测仪器，可以用来直接观察电压波形，并测定电压的大小。因此，一切可转化为电压的电学量（如电流、电功率、阻抗等）、非电学量（如温度、位移、速度、压力、光强、磁场、频率等）以及它们随时间的变化过程都可以用示波器来观测。示波器的应用极为广泛，种类也很多，但它们的结构原理大体相同。本实验学习单踪示波器的使用，为使用其他示波器打下基础。

【实验目的】

1. 了解示波器的基本结构及其工作原理。

2. 掌握示波器面板上各控制开关与旋钮的作用，学会单踪示波器的使用。

3. 学会用示波器观察电信号波形，并测量其电压的大小和频率。

4. 掌握用李萨如图形法测定未知正弦信号频率。

【实验器材】

ST16C/ST16A 型单踪示波器，CA1640 单通道函数信号发生器，DG1022 双通道函数信号发生器。

【实验原理】

1. 示波器的结构及示波原理　示波器通常是由示波管、扫描与整步装置、x 轴和 y 轴放大系统以及电源 4 部分组成。电源把交流电经过变压、整流、滤波，从而得到适合示波管和各电路使用的低压、中压、高压直流电；x 轴与 y 轴放大系统包括衰减和放大，便于观察到合适的波形。下面着重介绍示波管和波形形成的原理。

（1）示波管：示波管是示波器的心脏，它的结构如图 2-9-1 所示。在一个真空玻璃管内装有电子枪、偏转板和荧光屏 3 部分。电子枪由灯丝 H、阴极 C、栅极 G、

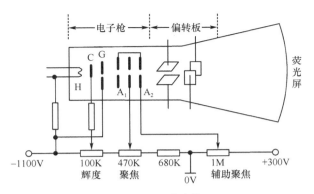

图 2-9-1 示波管

第一加速阳极 A_1(聚焦电极)和第二加速阳极 A_2(辅助聚焦)等组成。阴极被灯丝加热后,产生热电子发射,经加速聚焦后形成一束极细的高速电子流,故称为电子枪。由电子枪发出的电子流通过偏转板后,射到荧光屏的一定位置上打出一个光点。偏转板是用来控制光点位置的,若偏转板上加有电压,电子束就在电场作用下偏转,这时荧光屏上光点的位置也相应地发生变化。在一定范围内,荧光屏上光点的位移与偏转板所加电压成正比。

（2）波形的形成:如果在 y 轴偏转板上加上正弦交流电压,而在 x 轴偏转板上不加任何信号电压,则电子束的亮点在 y 轴方向上随时间做正弦振荡,而在 x 轴方向上不动,故我们看到的是一条垂直的亮线,如图 2-9-2(a)所示。如果在 x 轴偏转板上加一锯齿形电压,而在 y 轴偏转板上不加电压,则电子束的亮点将随此电压的变化在荧光屏上由左向右水平地做匀速移动,达到一定位置后,又迅速返回到左端的开始位置,不断重复,我们在荧光屏上看到的是一条水平的亮线,如图 2-9-2(b)所示。如果在 y 轴偏转板上加上正弦交流电压,同时在 x 轴偏转板上加锯齿形电压,则电子束的亮点将同时进行 y 轴方向及 x 轴方向的位移。我们在荧光屏上看到的将是亮点的合成位移图像,即正弦图形,如图 2-9-2(c)所示。

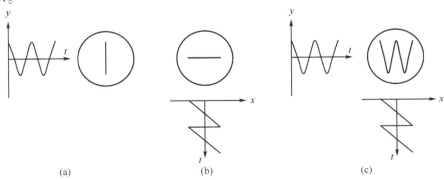

图 2-9-2 波形的形成

　　由此可见,要观察到 y 轴偏转板上电压的图形,必须在 x 轴偏转板上加一电压,使 y 轴方向上的图形展开,这个过程称为扫描。若所加的扫描电压是锯齿波,称为线性扫描,可将 y 轴偏转板上的电压如实地描绘出来。若所加的扫描电压不是锯齿波,称为非线性扫描,其图形不是原波形。

　　另外,只有当被观察电压的频率与扫描电压的频率严格相等或成整数倍时,荧光屏上才能出现简单而稳定的示波图形,即当

$$\frac{待观察电压的频率}{扫描电压的频率} = n \qquad n = 1, 2, 3, \cdots\cdots$$

时,荧光屏上出现 n 个稳定波形。例如扫描电压的频率是 100Hz,待观察电压的频率是 300 Hz,即 $n = 3$,此时荧光屏上出现 3 个完整的波形。

　　如果两者频率不能保持整数倍关系,在荧光屏上将看到不断移动的图形。

　　在实际测量中,待测信号频率不能随意变动,因而示波器中扫描频率必须可调。细心调节扫描频率,可使待观察电压频率与之成整数倍关系;但要准确地满足这一要求,单靠调节扫描频率还是不够的,待测电压频率愈高,问题愈突出。为此,在示波器内部加装了自动频率跟踪的装置,称为同步(也有称"整步")。在调节扫描频率的同时,再加上同步的作用,就能够使待测电压频率准确等于扫描频率的整数倍,从而获得稳定的波形。

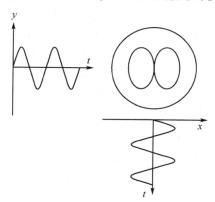

图 2-9-3　李萨如图形形成图解

　　2. 用李萨如图形法测定频率　　如果在示波器的 x 轴和 y 轴偏转板上同时输入正弦电压信号,荧光屏上亮点的运动将是两个相互垂直正弦振动的合成。当两个正弦电压信号的频率相等或成简单整数比时,荧光屏上亮点的合成轨迹是一稳定的闭合曲线,称为李萨如图形。例如,当 u_y 的频率 f_y 是 u_x 频率 f_x 的两倍,并且相位差为零时,所形成的李萨如图形如图 2-9-3 所示。

　　如图 2-9-4 所示是频率比为简单整数比时形成的若干李萨如图形。从图 2-9-4

可知它们都满足比例关系式

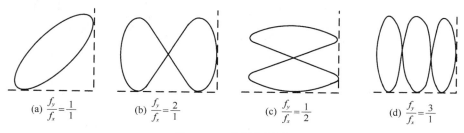

(a) $\dfrac{f_y}{f_x} = \dfrac{1}{1}$　　　(b) $\dfrac{f_y}{f_x} = \dfrac{2}{1}$　　　(c) $\dfrac{f_y}{f_x} = \dfrac{1}{2}$　　　(d) $\dfrac{f_y}{f_x} = \dfrac{3}{1}$

图 2-9-4　李萨如图形

$$f_y : f_x = n_x : n_y$$

式中 n_x 和 n_y 分别表示一条水平线和一条竖直线与李萨如图形相切的切点数。如果已知 f_y ,由李萨如图形知道切点数 n_x 和 n_y ,则可求出待测频率 f_x 。

【仪器介绍】

1. 单踪示波器　实验用的 ST16C 或 ST16A 型单踪示波器的结构、功能差不多,图 2-9-5 所示是单踪示波器的电路结构方框图,包括 x 轴放大系统、y 轴扫描系统、高低压电源供给系统、示波管显示控制 4 大部分等。

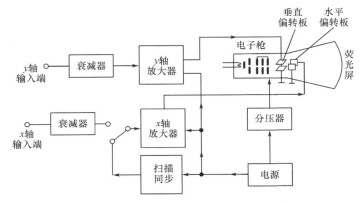

图 2-9-5　单踪示波器电路结构方框图

图 2-9-6 是 ST16C 和 ST16A 型单踪示波器的面板图。面板上各控制机件的作用如下:

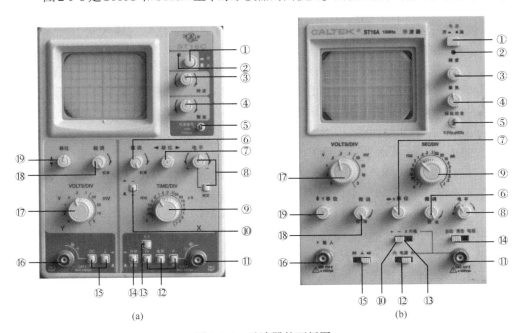

(a)

(b)

图 2-9-6　示波器的面板图

(a) ST16C 型示波器;(b) ST16A 型示波器

①电源开关:接通或关闭电源。

②电源指示灯:电源接通时,灯亮。

③辉度:调节光迹的亮度。如果光点长期停留在屏幕上不动,应将亮度减弱,以延长示波管的使用寿命。

④聚焦:调节光迹的清晰度。

⑤标准信号:提供幅度为 0.5V、频率为 1kHz 的对称方波信号,用于校正 10:1 探极以及示波器垂直与水平偏转因数。

⑥水平微调:在"自动"、"常态"方式时,此旋钮可连续调节扫描速度,旋钮顺时针方向旋到底时为"校准"位置;在"外接"状态时,此旋钮可连续调节 x 轴方向电压信号的幅度。

⑦水平移位:调节光迹在屏幕上的水平位置。

⑧电平和锁定:电平旋钮可调节被测信号在某一电平上触发扫描;按下锁定按钮能自动锁定触发电平,无需人工调节,就能稳定显示被测信号。

⑨扫描时间因数(TIME/DIV):调节扫描速度,可调范围为 $0.1\mu s/DIV \sim 0.1s/DIV$。当水平微调旋钮位于"校准"位置时,TIME/DIV 挡级的标称值即为水平扫描速度。

⑩触发极性选择开关(+ −):开关位于"+"时,选择被测信号的上升沿触发启动扫描振荡电路;开关位于"−"时,选择被测信号的下降沿触发启动扫描振荡电路。

⑪水平·外触发信号输入端:当 X-Y 控制开关⑬按下时,是 X-Y 工作方式的 x 信号输入端;当触发源选择开关⑫置于"外"时,是外触发信号的输入端。

⑫触发源选择开关(内、外、电源、TV):当开关位于"内"时,选择内部信号触发,触发信号取自垂直输入端⑯的被测信号;当开关位于"外"时,选择外部信号触发,触发信号取自外触发输入端⑪的外加信号;当开关位于"电源"时,选择电源信号触发;当开关位于"TV"时,显示输入的电视场信号。

⑬X-Y 控制开关:开关按下时,选择 X-Y 工作方式,此时,从垂直输入端⑯输入的信号为 y 信号,从水平输入端⑪输入的信号为 x 信号。

⑭触发方式选择开关(自动、常态):当开关位于"自动"时,扫描电路处于自激振荡状态,没有输入信号也能在屏幕上显示扫描线;有输入信号时,配合调节"电平"旋钮,电路将自动转换到触发扫描状态,显示稳定波形;当开关位于"常态"时,扫描电路处于待触发状态,没有输入信号屏幕上就不能显示扫描线,一旦有信号输入,适当调节"电平",可触发扫描电路,显示稳定波形。

⑮输入耦合方式选择开关(AC ⊥ DC):选择被测信号输入垂直通道的耦合方式。选择"AC"时,输入信号经电容耦合输入,被测信号中的直流分量被隔断,屏幕上只显示被测信号的交流分量,适用于观察较高直流电平上的小信号;选择"DC"时,输入信号直流输入,适用于观察包含直流成分的被测信号,当被测信号频率很低时,也必须采用这种方式;选择"⊥"时,输入端处于接地状态(输入信号被阻

断),用于确定输入端为零电位时,光迹在屏幕上的基准位置。

⑯Y 信号输入端:垂直信号输入端。

⑰垂直偏转因数(VOLTS/DIV):调节垂直偏转灵敏度。偏转因数可调范围为 5mV/DIV~5V/DIV。当垂直微调旋钮⑱位于"校准"位置时,VOLTS/DIV 挡级的标称值即为示波器的垂直偏转灵敏度。

⑱垂直微调:连续调节垂直偏转灵敏度,当旋钮顺时针方向旋到底时为"校准"位置,此时增益最大,垂直微调的调节范围能大于 2.5 倍。

⑲垂直移位:调节光迹在屏幕上的垂直位置。

2. DG1022 双通道函数信号发生器　函数发生器有两大功能:一是能输出正弦波、三角波、方波、正负向锯齿波、矩形波等信号;二是可作为数字频率计,测量本机产生的信号频率或外来信号频率。

不同型号的函数发生器的功能略有差异,但一般都具备上述两大功能。图 2-9-7 是 DG1022 双通道函数信号发生器的前面板图。

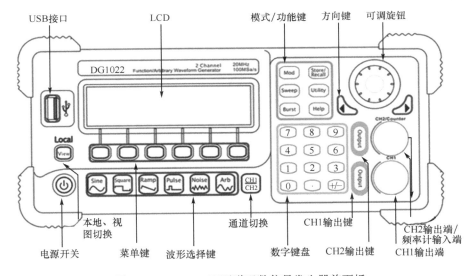

图 2-9-7　DG1022 双通道函数信号发生器前面板

DG1022 双通道函数/任意波形发生器使用直接数字合成(DDS)技术,可生成稳定、精确、纯净和低失真的正弦信号。它还能提供 5MHz、具有快速上升沿和下降沿的方波。通过面板上各种功能按键、旋钮及菜单软键,可以进入不同的功能菜单或直接获得特定的功能应用。

DG1022 提供了 3 种界面显示模式:单通道常规模式、单通道图形模式及双通道常规模式,如图 2-9-8 所示。这 3 种显示模式可通过面板左侧的 View 按键切换。

通过 CH1/CH2 键可切换活动通道,以便于设定每个通道的参数及观察、比较波形。

图 2-9-9 为前面板按键选择示意图,它们分别是:正弦波、方波、锯齿波、脉

冲波、噪声波、任意波。按下波形显示的按键,在 LCD 屏幕左上角会显示相应的输出波形状态,下方会显示相应的操作菜单。此外还有两个常用按键:通道选择和视图切换键。

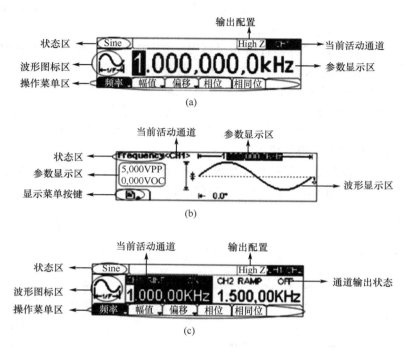

图 2-9-8　3 种界面显示模式

（a）单通道常规模式；（b）单通道图形模式；（c）双通道常规模式

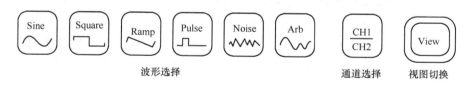

图 2-9-9　按键选择示意图

在前面板右侧有两个按键,用于通道输出、频率计输入的控制。使用 $\boxed{\text{Output}}$ 按键,启用或禁用前面板的输出连接器输出信号。已按下 $\boxed{\text{Output}}$ 键的通道显示"ON"且按键灯被点亮,如图 2-9-10 所示。在频率计模式下,CH2 对应的 $\boxed{\text{Output}}$ 连接器作为频率计的信号输入端,CH2 自动关闭,禁用输出。

在 LCD 屏幕右侧有六个模式/功能的按键,其中按键 $\boxed{\text{Mod}}$、$\boxed{\text{Sweep}}$、$\boxed{\text{Burst}}$,分别用于调制、扫描、脉冲串的设置;按键 $\boxed{\text{Store/Recall}}$、$\boxed{\text{Utility}}$、$\boxed{\text{Help}}$,分别用于存储和调出、辅助系统功能、帮助功能的设置。

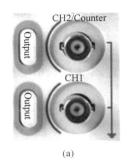

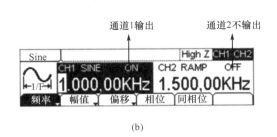

图 2-9-10　通道输出、频率计输入控制

（a）通道输出、频率计输入；（b）通道输出控制

在前面板右侧还有左右方向键和旋钮、数字键盘，如图 2-9-11 所示。方向键用于切换数值的数位、任意波文件/设置文件的存储位置；旋钮用于改变数值大小，在 0～9 范围内改变某一数值大小时，顺时针转一格加 1，逆时针转一格减 1；还用于切换内建波形种类、任意波文件/设置文件的存储位置、文件名输入字符。数字键盘直接输入需要的数值，改变参数大小。

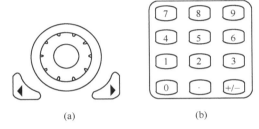

图 2-9-11　前面板的数字输入

（a）方向键和旋钮；（b）数字键盘

【实验内容与步骤】

1. 准备

（1）将示波器面板上有关旋扭置于适当位置，触发方式选"自动"，触发源选择"内"。

（2）接通电源，指示灯亮，屏幕上出现一条水平扫描线。预热几分钟后，分别调节亮度、聚焦，使亮度适中、光迹清晰，调节水平移位、垂直移位，使扫描线位于屏幕中央。如果光迹有闪烁现象，可适当调节电平。

如果看不到水平线，可能是亮度太暗（不宜太亮），或水平移位、垂直位移位置不对。如果只看到一个光点，说明触发方式没处在"自动"位置，扫描电路不是处于自激状态。如果示波器屏幕上出现一个反复由左至右缓慢移动的亮点时，说明扫描速度太慢。调节扫描时间因数旋钮，加快扫描速度，就能看到连续光线。

（3）检查水平线。在正常情况下，屏幕上显示的水平扫描线应与水平刻度线基本平行，但由于地磁场和其他因素的影响，会使水平扫描线产生倾斜，给测量造成误差，因此，测量前应先作检查，如果水平扫描线倾斜太明显，应请实验室老师帮助调整。

（4）示波器校准。将探头（信号连接线端头）接到 Y 信号输入端,输入耦合方式选择开关（AC ⊥ DC）置于"不接地"和"DC",再将垂直偏转因数置于 0.1V/DIV,扫描时间因数置于 0.1ms/DIV。调节电平使方波同步,得到稳定、清晰的波形后将其移至屏中央,如仪器性能正常,则显示的方波垂直幅度为 5.0DIV 即 0.5V;水平幅度值为 10.0DIV 即 1ms。

若校准波形不符合上述要求,则不能做定量测量。

2. 用示波器测量交流信号的峰值

（1）用连接线把 DG1022 函数发生器的信号输出端 CH2 接到示波器的 Y 信号输入端。接通电源,并按 CH2 端旁的 Output 键,使信号输出。

（2）用 DG1022 信号发生器产生一个频率为 1kHz、峰-峰值为 350mV$_{PP}$、偏移量为 0V$_{DC}$、初始相位为 0°的正弦波。

按 CH1/CH2 键,使显示窗口右上角显示 CH2,即选择 CH2 通道的信号进行调节。按 Sine 键,选择 CH2 正弦波输出;选择显示窗口的"频率",右侧键盘输入"1",显示窗口选择"kHz",使 CH2 通道输出频率 1kHz;选择显示窗口"幅值",右侧键盘输入 350,显示窗口选择"mVpp",使输出信号峰-峰值为 350mv;设置"偏移"0 V$_{DC}$、"相位"0°。

（3）将示波器的输入耦合方式选择开关（AC ⊥ DC）置于"不接地"和"AC",垂直微调旋钮顺时针旋到底（校准位置）,根据被测信号的电压幅度,将垂直偏转因数调到适当的挡位,使屏幕上显示完整的波形,而且波形高度在 5.0DIV 以上。

（4）根据被测信号的频率,适当调节示波器的扫描时间因数旋钮和水平微调旋钮,使屏幕上显示 1~2 个周期的稳定波形。

（5）调节示波器垂直移位旋钮,使波形底部在屏幕中某一水平坐标上;调节水平移位,使波形顶部在屏幕中央的垂直刻度线上。

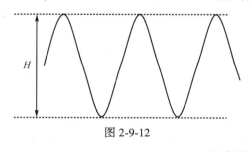

（6）测量示波器显示屏上正弦交流电压波峰与波谷之间的垂直距离 H,如图 2-9-12 所示,记下示波器垂直偏转因数的读数,按下面公式计算出被测信号电压的峰-峰值 U_{p-p},并将计算结果与信号发生器显示的电压峰-峰值进行比较。

图 2-9-12

$$U_{p-p} = H(\text{DIV}) \times 垂直偏转因数(\text{VOLTS/DIV})$$

（7）保持信号发生器的频率不变,改变信号的幅度:峰-峰值为 600mVpp、有效值为 1.2V$_{RMS}$、有效值为 2V$_{RMS}$,重复以上步骤,再次测量正弦信号的峰-峰值 U_{p-p},并将计算结果与信号发生器显示的电压峰-峰值进行比较。

3. 用示波器测量信号的频率

（1）用 DG1022 信号发生器产生一个频率为 120Hz、峰-峰值为 2V$_{PP}$、偏移量为

$0V_{DC}$、"占空比"50%、初始相位为 0°的方波。

选择信号发生器 CH2 通道,按 Square 键使输出为方波;选择显示窗口"幅值",输入 2Vpp,使输出信号峰-峰值为 2V;选择显示窗口"频率",输入 120Hz;设置"偏移"0 V_{DC}、"占空比"50%、"相位"0°。

(2) 将示波器的输入耦合方式开关置于"不接地"和"DC"位置,适当调节示波器的垂直偏转因数和垂直微调,使屏幕上显示的方波有适当的幅度。

(3) 将示波器的水平微调旋钮顺时针旋到底(校准位置),调节扫描时间因数旋钮,使屏幕上显示完整稳定波形,而且波形 1 个周期宽度在 5.0DIV 以上。

(4) 分别调节示波器的水平移位旋钮和垂直移位旋钮,使方波中一个周期的两个对应点位于屏幕中央的水平刻度线上。

(5) 测量示波器显示屏上方波一个周期两个对应点之间的水平距离 L,如图 2-9-13 所示。记下示波器扫描时间因数旋钮的读数,按下面公式计算出方波的周期 T 和频率 f,并将计算结果与信号发生器显示的频率进行比较。

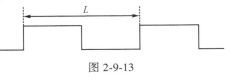

图 2-9-13

$$T = L(DIV) \times 扫描时间(TIME/DIV)$$

$$f = \frac{1}{T}$$

(6) 保持信号发生器的幅度不变,把信号的频率改为 250Hz,1.4kHz,3kHz 重复以上步骤,再计算方波信号的周期 T 和频率 f,并将计算结果与信号发生器显示的频率进行比较。

4. 用李萨如图形法测正弦信号的频率

(1) 将示波器的 X-Y 控制开关按下,选择 X-Y 工作方式。

(2) 将 CA1640 单通道函数发生器的"正弦输出"端接到示波器 X 信号输入端。

(3) DG1022 双通道函数信号发生器信号输出端 CH2 仍接到示波器的 Y 信号输入端,调节 CH2 端输出信号为幅值 3Vpp,偏移 $0V_{DC}$,相位 0°的正弦信号。调节示波器的垂直偏转因数和垂直微调旋钮,使屏幕上显示的李萨如图形幅值适当。

(4) 从小到大调节信号发生器 CH2 端输出的频率。从 1Hz 开始调节,当调至屏幕上的图形变化缓慢但还不稳定时,相应地把频率显示光标从个位移至十分位、百分位、千分位进行调节,直至示波器屏幕上显示稳定的李萨如图形,要求图形与水平线和竖直线的切点数 $n_x : n_y$ 分别为 1:1、1:2、1:3、2:1、3:1,记下各对应的频率值 f_y 并画出相应的李萨如图形。

(5) 根据公式 $f_y : f_x = n_x : n_y$ 计算出各个李萨如图形对应的 X 输入端正弦信号的频率 f_x,并计算其平均值 $\bar{f}_x$。

【数据记录及处理】

1. 用示波器测量正弦波电压峰-峰值

信号发生器		示波器			计算值 U_{p-p}(V)
频率显示	输出电压	垂直偏转因数 VOLT/DIV	扫描时间因数 TIME/DIV	H(DIV)	
1 kHz	$350mV_{pp}$				
1 kHz	$600mV_{pp}$				
1 kHz	$1.2V_{RMS}$				
1 kHz	$2V_{RMS}$				

2. 用示波器测量方波频率

信号发生器		示波器			计算值 T(s)	f(Hz)
频率显示	输出电压	垂直偏转因数 VOLT/DIV	扫描时间因数 TIME/DIV	L(DIV)		
120 Hz	$2V_{pp}$					
250 Hz	$2V_{pp}$					
1.4 kHz	$2V_{pp}$					
3 kHz	$2V_{pp}$					

3. 用李萨如图形测量正弦波频率

$n_x : n_y$	1 : 1	1 : 2	1 : 3	2 : 1	3 : 1
图形					
f_y(Hz)					
f_x(Hz)					
$\bar{f}_x$					

【注意事项】

1. 荧光屏上光点(扫描线)亮度不可调得过亮,并且不可将光点(或亮线)固定在荧光屏上某一点时间过久,以免损坏荧光屏。

2. 测量交流电压时,一定要把垂直微调旋钮顺时针方向旋到底,即"校准"位置;测量周期时,一定要把水平微调旋钮顺时针方向旋到底,即"校准"位置。

3. 示波器和函数信号发生器上所有开关及旋钮都有一定的调节限度,调节时不能用力太猛。

4. 示波器的标尺刻度盘与荧光屏不在同一平面上,之间有一定距离,读数时要尽量减少视差。

【思考题】

1. 怎样用示波器定量地测量交流信号的电压和频率？

2. 把已知频率 $f_y = 100$Hz 的信号输到 Y 轴偏转板上，待测频率的信号输到 X 轴偏转板上，在李萨如图形看到 $n_x = 2, n_y = 3$，则待测信号的频率 f_x 为多少？

3. 如何使李萨如图形稳定？

4. 已有信号接到示波器的输入端，但示波器荧光屏并无输入信号显示，可能的原因有哪些？

实验 2-10　双踪数字示波器的使用

双踪示波器是在单踪示波器的基础上，增设一个专用电子开关，将 Y 轴输入的两个不同的被测信号分别显示在荧光屏上，可以同时观察两个波形，比较它们之间的关系。双踪示波器与单踪示波器相比用途更多，但结构原理大体相同，本实验主要学习双踪数字示波器的使用。

示波器可分为模拟示波器和数字示波器。模拟示波器是直接对被测信号用模拟电路处理后以连续方式显示出来；而数字示波器的工作方式是将被测信号采样和量化，变为二进制信号存储起来，然后从存储器中取出信号的离散值，通过算法将离散的被测信号以连续的形式在屏幕上显示出来，实现对波形的保存和处理。

【实验目的】

1. 了解 DS1000E-EDU 双踪数字示波器的主要技术指标、性能及正确使用方法。

2. 掌握用 DS1000E-EDU 双踪数字示波器观察正弦信号波形和读取波形参数的方法。

3. 掌握用 DS1000E-EDU 双踪数字示波器观察李萨如图形的方法。

【实验仪器】

DG1022/AFG-2225 双通道函数信号发生器，DS1000E-EDU 双踪数字示波器。

【仪器简介】

1. DS1000E-EDU 双踪数字示波器　　DS1000E-EDU 数字示波器提供双模拟通道输入加一个外部触发输入通道，最大 1GSa/s 实时采样率，25GSa/s 等效采样率，可快速观察、捕获和分析波形。

DS1000E-EDU 数字示波器提供简单而功能明晰的前面板以进行基本的操作，如图 2-10-1 所示。面板上包括旋钮和功能按键，旋钮的功能与其他示波器类似。显示屏右侧一列的 5 个灰色按键为菜单操作键（自上而下定义为 1 号至 5 号），通过它们，可以设置当前菜单的不同选项。其他按键为功能键，通过它们，可以进入不同的功能菜单或直接获得特定的功能应用。

DS1000E-EDU 数字示波器的前面板主要分为常用菜单"MENU"、运行控制

"RUN CONTROL"、垂直控制"VERTICAL"、水平控制"HORIZONTAL"、触发控制"TRIGGER"五个区域,其功能如下:

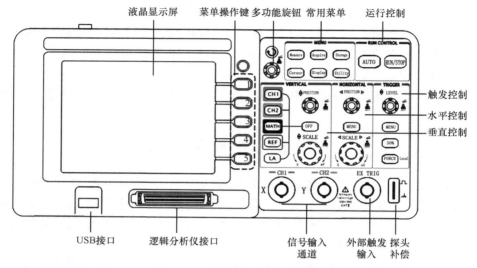

图 2-10-1　数字示波器的前面板

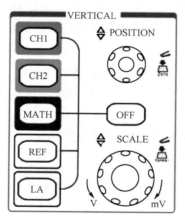

图 2-10-2　垂直控制区

（1）垂直控制区 VERTICAL（图 2-10-2）

1）转动垂直 ⊙ POSITION 旋钮,可控制信号的垂直显示位置,指示通道地（GROUND）的标识跟随波形而上下移动。此外,按下该旋钮还可作为设置通道垂直显示位置恢复到零点的快捷键。

2）转动垂直 ⊙ SCALE 旋钮改变"Volt/div（伏/格）"垂直挡位,波形窗口下方的状态栏对应通道的挡位会显示相应的变化。

3）按下垂直 ⊙ SCALE 旋钮可作为设置输入通道的 Coarse/Fine（粗调/微调）状态的快捷键。粗调是以 1-2-5 步进序列调整垂直挡位,微调是指在粗调设置范围之内以更小的增量进一步调整垂直挡位。如果输入的波形幅度在当前挡位略大于满刻度,而应用下一挡位波形显示幅度稍低,可以应用微调改善波形显示幅度,以利于观察信号细节。

4）按 CH1 、CH2 、MATH 、REF ,屏幕显示对应通道的操作菜单、标志、波形和挡位状态信息。按 OFF 键关闭当前选择的通道。

（2）水平控制区 HORIZONTAL（图 2-10-3）

1）转动水平 ⊙ SCALE 旋钮改变"s/div（秒/格）"水平挡位,波形窗口下方的状态栏对应通道的挡位会显示相应的变化。水平扫描速度从 2ns 至 50s,以 1-2-5

的形式步进。

2）转动水平⊙ POSITION 旋钮调节触发位移时,可以观察到波形随旋钮而水平移动。此外,按下该键还可以使触发位移(或延迟扫描位移)恢复到水平零点处。

3）按 MENU 按键,显示 TIME 菜单。在此菜单下,可以开启/关闭延迟扫描或切换 Y-T、X-Y 和 ROLL 模式,还可以设置水平触发位移复位。

（3）触发控制区 TRIGGER（图 2-10-4）

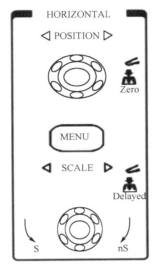

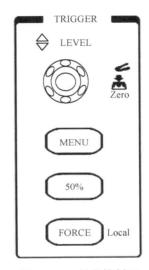

图 2-10-3　水平控制区　　　　　　图 2-10-4　触发控制区

1）转动⊙ LEVEL 旋钮,触发线以及触发标志随旋钮转动而上下移动。停止转动旋钮,触发线和触发标志会在约 5 秒后消失。此外,还可以通过按下该旋钮作为设置触发电平恢复到零点的快捷键。

2）使用 MENU 调出触发操作菜单,改变触发的设置,屏幕右上角状态会随之变化。一般使用如下设置:触发模式为"边沿触发";信源选择为"CH1";边沿类型为"上升沿";触发方式为"自动";耦合为"直流"。

3）按 FORCE 键,会强制产生一个触发信号,主要应用于触发方式中的"普通"和"单次"模式。

4）按 50% 按键,设定触发电平在触发信号幅值的垂直中点。

触发可从多种信源得到:输入通道（CH1、CH2）、外部触发［EXT、EXT/5、EXT（50）］、ACline（市电）。最常用的触发信源是输入通道,当 CH1、CH2 都有信号输入时,被选中作为触发信源的通道无论其输入是否被显示都能正常工作。但当只有一路输入时,则要选择有信号输入的那一路,否则波形难以稳定。

外部触发可用于在两个通道上采集数据的同时,在 EXT TRIG 通道上外接触发信号。

（4）常用菜单区 MENU（有六个功能键）

1）$\boxed{\text{Acquire}}$（设置采样系统）：使用 $\boxed{\text{Acquire}}$ 按键，弹出采样设置菜单，通过菜单控制按钮选取不同的获取方式和采样方式，可得到不同的波形显示效果。

2）$\boxed{\text{Display}}$（设置显示系统）：使用 $\boxed{\text{Display}}$ 按键，弹出显示系统设置菜单，通过菜单控制按钮，可调整波形显示方式。

3）$\boxed{\text{Storage}}$（存储和调出）：使用 $\boxed{\text{Storage}}$ 按键，弹出存储设置菜单，通过菜单控制按钮，可对示波器内部存储区和 USB 存储设备上的波形和设置文件进行保存和调出操作，也可对 USB 存储设备上的波形文件、设置文件、位图文件以及 CSV 文件进行新建和删除操作，不能删除仪器内部的存储文件，但可将其覆盖。操作的文件名称支持中英文输入。

4）$\boxed{\text{Utility}}$（设置辅助系统）：使用 $\boxed{\text{Utility}}$ 按键，弹出辅助系统功能设置菜单。通过菜单控制调整接口设置、声音、语言等；以及进行自校正、自测试、波形录制等。

5）$\boxed{\text{Measure}}$（自动测量）：按自动测量 $\boxed{\text{Measure}}$ 功能键，系统将显示自动测量操作菜单。该示波器提供 20 种自动测量的波形参数，包括 10 种电压参数和 10 种时间参数。

10 个电压参数有**峰-峰值（V_{pp}）**：波形最高点至最低点的电压值；**最大值（V_{max}）**：波形最高点至 GND（地）的电压值；**最小值（V_{min}）**：波形最低点至 GND（地）的电压值；**幅值（V_{amp}）**：波形顶端至底端的电压值；**顶端值（V_{top}）**：波形平顶至 GND（地）的电压值；**底端值（V_{base}）**：波形平底至 GND（地）的电压值；**过冲（Overshoot）**：波形最大值与顶端值之差与幅值的比值；**预冲（Preshoot）**：波形最小值与底端值之差与幅值的比值；**平均值（Average）**：单位时间内信号的平均幅值；**均方根值（Vrms）**：即有效值，依据交流信号在单位时间内所换算产生的能量，对应于产生等值能量的直流电压，即均方根值。

10 个时间参数中除周期和频率以外，还有**上升时间（RiseTime）**：波形幅度从 10% 上升至 90% 所经历的时间；**下降时间（FallTime）**：波形幅度从 90% 下降至 10% 所经历的时间；**正脉宽（+Width）**：正脉冲在 50% 幅度时的脉冲宽度；**负脉宽（−Width）**：负脉冲在 50% 幅度时的脉冲宽度；**延迟 1→2 ↯（Delay1→2 ↯）**：通道 1、2 相对于上升沿的延时；**延迟 1→2 ↴（Delay1→2 ↴）**：通道 1、2 相对于下降沿的延时；正占空比（+Duty）：正脉宽与周期的比值；负占空比（−Duty）：负脉宽与周期的比值。

6）$\boxed{\text{Cursor}}$（光标测量）：使用 $\boxed{\text{Cursor}}$ 光标测量按键，可以通过移动光标进行测量，使用前先将信号源设定成所要测量的波形，光标测量分为以下三种模式：

A. 手动模式：出现水平调整或垂直调整的光标线。通过旋动多功能旋钮手动调整光标的位置，示波器同时显示光标点对应的测量值。

B. 追踪模式：水平与垂直光标交叉成十字光标。十字光标自动定位在波形上，通过旋动多功能旋钮，可以调整十字光标在波形上的水平位置。示波器同时显示光标点的坐标。

C. 自动测量模式：通过此设定，在自动测量模式下，系统会显示对应的电压或时间光标，以揭示测量的物理意义。系统根据信号的变化，自动调整光标位置，并计算相应的参数值。此种方式在未选择任何自动测量参数时无效。

（5）行控制区（有两个功能键）

1）$\boxed{\text{AUTO}}$（自动设置）：自动设定仪器各项控制值，以产生适宜观察的波形显示。

2）$\boxed{\text{RUN/STOP}}$（运行/停止）：运行或停止波形采样。

2. AFG-2225 双通道函数信号发生器　AFG-2225 双通道信号发生器是一台基础型双通道任意波信号源，内置正弦波，方波，斜波（三角波）和噪声波；1%～99% 方波可调占空比，可作为脉冲信号源。对于任意波功能，两个通道提供 120MSa/s 采样率，10 位分辨率，4k 点内存深度，同时内置 66 种任意波可供需求选择。

图 2-10-5 是 AFG-2225 双通道函数信号发生器前面板图。面板左侧的 LCD 显示屏显示两个通道的设置状态、参数、波形和编辑窗口，如图 2-10-6 所示。每个通道的参数设置可通过切换键 $\boxed{\text{CH1/CH2}}$ 切换，当前通道呈高光状态；通道信号的输出"ON"或关闭"OFF"通过输出键 $\boxed{\text{OUTPUT}}$ 按键实现。

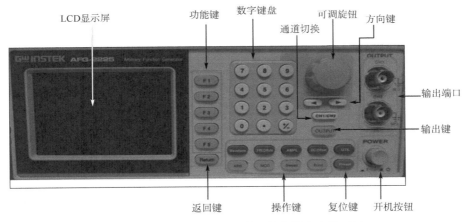

图 2-10-5　AFG-2225 双通道函数信号发生前面板

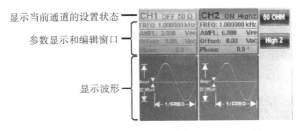

图 2-10-6　AFG-2225 双通道信号 LCD 显示屏

LCD 屏右侧有 6 个按键,其中功能键 $\boxed{\text{F1}}$、$\boxed{\text{F2}}$、$\boxed{\text{F3}}$、$\boxed{\text{F4}}$、$\boxed{\text{F5}}$ 通过按键激活菜单功能,返回键 $\boxed{\text{Return}}$ 用于返回上一层菜单。

前面板下端的操作键是通过按键实现某些功能: $\boxed{\text{Waveform}}$ 选择波形类型; $\boxed{\text{FREQ/Rate}}$ 设置频率或采样率; $\boxed{\text{AMPL}}$ 设置波形幅值; $\boxed{\text{DC Offset}}$ 设置直流偏置; $\boxed{\text{UTIL}}$ 用于进入存储和调取选项、更新和查阅固件版本、进入校正选项、系统设置、耦合功能、计频计; $\boxed{\text{ARB}}$ 设置任意波形参数; $\boxed{\text{Mod}}$、$\boxed{\text{Sweep}}$、$\boxed{\text{Burst}}$ 用于设置调制、扫描和脉冲串选项和参数。

前面板下端的复位键 $\boxed{\text{Preset}}$ 用于调取预设状态。如接通电源后,按 $\boxed{\text{Preset}}$ 键,两通道默认预设信号状态为频率 1.000kHz、幅值 3.00V、直流偏置量 $0.00V_{DC}$、相位 0.0° 的信号。

在前面板右侧还有数字键盘、可调旋钮和方向键 $\boxed{\blacktriangleleft}$ $\boxed{\blacktriangleright}$,如图 2-10-7 所示。数字键盘直接输入需要的数值,改变参数大小;可调旋钮用于改变数值大小,在 0~9 范围内改变某一数值大小时,顺时针转一格加 1,逆时针转一格减 1;方向键用于切换数值的数位。通常数字键盘与方向键和可调旋钮一起使用用于数字输入。

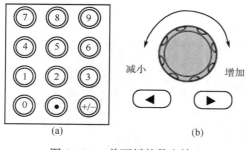

图 2-10-7　前面板的数字输入
（a）数字键盘;（b）可调旋钮与方向键

注:(1) 信号发生器显示窗口中文设置:按 $\boxed{\text{UTIL}}$ 键,在显示窗口中选择 $\boxed{\text{System}}$ → $\boxed{\text{Language}}$ → $\boxed{\text{中文}}$。

(2) 信号发生器高阻输出设置:按 $\boxed{\text{CH1/CH2}}$ 键,当选择 CH1 通道时呈高光状态,在显示窗口中选择 $\boxed{\text{载入}}$ → $\boxed{\text{高阻}}$,按 $\boxed{\text{OUTPUT}}$ 键,CH1 通道设置状态显示"ON Highz"。

【实验内容与步骤】

1. 示波器功能检查　做一次快速功能检查,以核实示波器运行是否正常。

(1) 探头补偿:在首次将探头与任一输入通道连接时,进行此项调节,使探头与输入通道相配,未经补偿或补偿偏差的探头会导致测量误差或错误。

1) 接通示波器电源。接通电源后,示波器将执行所有自检项目,并确认通过自检。按常用菜单 Menu 区的 $\boxed{\text{Storage}}$ 键,按1 号菜单操作键选择"存储类型",然后调出"出厂设置"菜单框,按"确定"。

2) 示波器接入信号。将示波器通道 1(CH1)输入探头与示波器面板右下角探头补偿器相连,如图 2-10-8 所示。

3）设定示波器探头开关及探头衰减系数。将探头上的开关设定为 10X，如图 2-10-9（a）所示。按示波器 CH1 功能键显示通道 1 的操作菜单，按 3 号菜单操作键，选择与使用的探头同比例的衰减系数 10X（默认的探头菜单衰减系

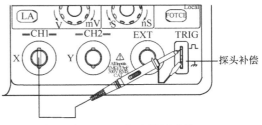

图 2-10-8 探头补偿连接

数设定值为 1X），如图 2-10-9（b）所示。注：示波器每次接通电源后都须按此方法设置探头和示波器通道的探头衰减系数为 10X。

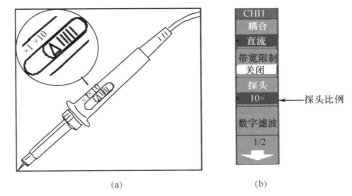

(a)   (b)

图 2-10-9 示波器探头开关及探头衰减系数的设定
（a）设定探头上的系数；（b）设定菜单中的系数

4）检查所显示的波形。按 AUTO（自动设置）按钮，几秒钟内，可见到方波显示（1kHz，约 3V 峰-峰值）。如必要用非金属质地的改锥调整探头上的可变电容，直到屏幕显示的波形如图 2-10-10（b）所示。

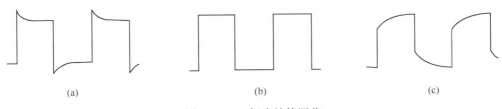

(a)   (b)   (c)

图 2-10-10 探头补偿调节
（a）补偿过度；（b）补偿正确；（c）补偿不足

5）以同样的方法检查通道 2（CH2）。按 OFF 功能按钮或再次按下 CH1 功能按钮以关闭通道 1，按 CH2 功能按钮以打开通道 2，重复以上步骤。

注意：探头补偿连接器输出的信号仅作探头补偿调整之用，不可用于校准。

（2）波形显示的自动设置：使用自动设置功能,可根据输入信号自动调整电压倍率、时基以及触发方式,使波形显示达到最佳状态。应用自动设置要求被测信号的频率大于或等于50Hz,占空比大于1%。

1）待测信号设置。用 DG1022 信号发生器产生一个频率为 1kHz、峰-峰值为 2.5V_{PP}、偏移量为 0.5V_{DC}、相位为 0° 的正弦波形。按下 CH1 的 $\boxed{\text{Output}}$ 输出键,此时键灯被点亮,且信号发生器屏幕显示通道 1 输出"ON"。切记一定要按下此输出键,否则信号发生器无输出。

按信号发生器 $\boxed{\text{View}}$ 键可切换为图形显示模式,查看波形参数。

2）将示波器探头与待测信号相连。将示波器 CH1 的探头与 DG1022 信号发生器的 CH1 输出相连,连接时注意仪器间的抗干扰共地,即将示波器探头的黑色夹子与信号发生器输出线的黑色夹子相连,示波器探头与信号发生器输出线的红色输出端相接。

3）调节波形显示。按下示波器 $\boxed{\text{CH1}}$ 功能键,使 CH1 通道被显示,按下运行控制区的 $\boxed{\text{AUTO}}$（自动设置）按键,示波器将自动设置垂直、水平和触发控制参数,使波形显示达到最佳状态。如需要,可手动调整这些控制使波形显示达到最佳。

A. 手动调整电压倍率。转动垂直◉ SCALE 旋钮改变"Volt/div（伏/格）"垂直挡位,可以发现波形窗口下方的状态栏的挡位显示发生了相应的变化。

B. 手动调整时基。转动水平◉ SCALE 旋钮改变"s/div（秒/格）"水平挡位,观察状态栏的挡位显示发生了相应的变化。

2. 示波器设置练习

（1）垂直系统的练习

1）将示波器 CH2 的探头与信号发生器的 CH2 输出相连,连接时注意仪器间的抗干扰共地。按下信号发生器的两个 $\boxed{\text{Output}}$ 键使能双通道输出,务必确认两个键灯都被点亮。

2）按照上面的设置,使 DG1022 信号发生器两个通道均输出一个频率为 1kHz,峰-峰值为 2.5V_{PP},偏移量为 0.5V_{DC},相位为 0° 的正弦波形。设定好 CH1 的输出后,按下 $\boxed{\text{CH1/CH2}}$ 键,可切换到 CH2 进行设置。

3）按信号发生器"同相位"软键,使 CH1、CH2 端信号同相位。

4）按下示波器 $\boxed{\text{CH1}}$ 功能键和 $\boxed{\text{CH2}}$ 功能键,使两个通道均被显示。按下运行控制区的 $\boxed{\text{AUTO}}$ 按键。

5）转动垂直◉ POSITION 旋钮,指示通道地（GROUND）的标识跟随波形而上下移动。此外,按下该旋钮还可作为设置通道垂直显示位置恢复到零点的快捷键。

6）转动垂直◉ SCALE 旋钮改变"Volt/div（伏/格）"垂直挡位,可以发现波形窗口下方的状态栏对应通道的挡位显示发生了相应的变化。

7）按 CH1 、 CH2 、 MATH 、 REF ,屏幕显示对应通道的操作菜单、标志、波形和挡位状态信息。按 OFF 键关闭当前选择的通道。

（2）耦合通道的设置练习

1）按 CH2 功能按钮关闭 CH2 通道。按 CH1 功能按钮,系统显示 CH1 通道的操作菜单。

2）按耦合→"交流",设置为交流耦合方式,被测信号含有的直流分量被阻隔,波形显示在屏幕中央,波形以零线标记上下对称,屏幕左下方出现"CH1～"交流耦合状态标志。

3）按耦合→"直流",设置为直流耦合方式,被测信号含有的直流分量和交流分量都可以通过,波形显示偏离屏幕中央,波形不以零线为标记上下对称,屏幕左下方出现直流耦合状态标志"CH1—"。

4）按耦合→"接地",设置为接地方式,被测信号都被阻隔,波形显示为一条电压为零的直线,左下方出现接地耦合状态标志"CH1 ⏚"。

每次按 AUTO 按键,系统默认交流耦合方式,CH2 的设置同样如此。交流耦合方式方便用更高的灵敏度显示信号的交流分量,常用于观测模拟信号。直流耦合方式可以通过观察波形与信号地之间的差距来快速测量信号的直流分量,常用于观察数字信号。

（3）通道带宽限制的设置练习

1）调节信号发生器 CH1 的输出电压幅度为 $10mV_{PP}$,频率保持为 1kHz。

2）按 CH1 →带宽限制→"关闭",设置带宽限制为关闭状态,被测信号含有的高频干扰信号可以通过,波形显示不清晰,比较粗。

3）按 CH1 →带宽限制→"打开",设置带宽限制为打开状态,被测信号含有的大于 20MHz 的高频信号被阻隔,波形显示变得相对清晰,屏幕左下方出现带宽限制标记"B"。

带宽限制打开相当于输入通道接入一 20MHz 的低通滤波器,对高频干扰起到阻隔作用,在观察小信号或含有高频振荡的信号时常用到。

（4）探头衰减系数的设置练习

1）按 CH2 功能按钮关闭 CH2 通道,让示波器只显示 CH1 的波形。按 CH1 功能按钮,系统显示 CH1 通道的操作菜单。

2）按探头改变探头衰减系数分别为 1X、5X、10X、50X、100X、500X、1000X,观察波形幅度的变化。

探头衰减系数的变化,带来屏幕左下方垂直挡位的变化,100X 表示观察的信号扩大了 100 倍,依此类推。这一项设置配合输入电缆探头的衰减比例设定要求一致,例如,本实验第 1 步骤中探头上的开关设定为 10X（即探头衰减比例为10:1）,则这里探头衰减系数应设成 10X,以避免显示的挡位信息和测量的数据发生错误。如果示波器用开路电缆接入信号,则设为 1X。

（5）垂直挡位调节的设置练习:垂直挡位调节分为粗调和微调两种模式。垂直灵敏度的范围是 2mV/div 至 10V/div(探头比例设置为 1X 时)。

1）按 $\boxed{\text{CH2}}$ 功能按钮关闭 CH2 通道,让示波器只显示 CH1 的波形。按 $\boxed{\text{CH1}}$ 功能按钮,系统显示 CH1 通道的操作菜单。

2）在操作菜单上选择挡位调节为"粗调"。

3）调节垂直 $\odot$ SCALE 旋钮,观察波形变化情况。粗调是以 1-2-5 步进序列调整垂直挡位,即以 2mV/div、5mV/div、10mV/div、20mV/div……10V/div 方式步进。

4）改变挡位调节为"微调"。

5）调节垂直 $\odot$ SCALE 旋钮,观察波形变化情况。微调是指在粗调设置范围之内以更小的增量进一步调整垂直挡位。如果输入的波形幅度在当前挡位略大于满刻度,而应用下一挡位波形显示幅度稍低,可以应用微调改善波形显示幅度,以利于观察信号细节。

切换 Coarse/Fine(粗调/微调)状态,不但可以通过此菜单操作,更可以按下垂直 $\odot$ SCALE 旋钮作为设置输入通道的 Coarse/Fine(粗调/微调)状态的快捷键。

（6）波形反相的设置练习

1）示波器 CH1、CH2 通道都接入一个频率为 1kHz、峰-峰值为 2.5V_{PP}、偏移量为 0V_{DC}、占空比为 50%、相位为 0° 的方波。

2）按下示波器 $\boxed{\text{CH1}}$ 功能键和 $\boxed{\text{CH2}}$ 功能键,使两个通道均被显示。按下运行控制区的 $\boxed{\text{AUTO}}$ 按键,使波形稳定显示于屏幕中。

3）按 $\boxed{\text{CH1}}$ 、$\boxed{\text{CH2}}$ 操作菜单的反相→"关闭"(默认值),比较两波形,应为同相。

4）按 $\boxed{\text{CH1}}$ 或 $\boxed{\text{CH2}}$ 中的一个,反相→"打开",比较两波形相位差,此时相差与上面相差相比改变了 180°。

注意:波形反相是指显示的信号相对地电位翻转 180°,其实质未变,在观察两个信号的相位关系时,要注意这个设置,两通道应选择一致。

（7）数学运算的练习:数学运算(MATH)功能可显示 CH1、CH2 通道波形相加、相减、相乘以及 FFT 运算的结果。数学运算的结果可通过栅格或游标进行测量。

1）按下示波器 $\boxed{\text{CH1}}$ 功能键和 $\boxed{\text{CH2}}$ 功能键,使两个通道均被显示。按下运行控制区的 $\boxed{\text{AUTO}}$ 按键,使波形稳定显示于屏幕中。

2）按垂直控制区的 $\boxed{\text{MATH}}$ 按键,系统将进入数学运算界面。

3）选择信源 A 为 CH1,即设定信源 A 为 CH1 通道波形。

4）选择信源 B 为 CH2,即设定信源 B 为 CH2 通道波形。

5）选择操作为 A+B,示波器即显示信源 A 波形与信源 B 波形相加的结果。

6）选择操作为 A-B,示波器即显示信源 A 波形减去信源 B 波形的结果。

7）选择操作为 A×B,示波器即显示信源 A 波形与信源 B 波形相乘的结果。

8）若选择操作为 FFT,示波器将进行 FFT(快速傅里叶变换)数学运算,将 Y-T 方式下的时域信号转换成频域信号,其中,水平轴代表频率,垂直轴代表 dBVrms 或 Vrms。使用 FFT 函数可以发现串扰问题和由于放大器非线性造成的模拟波形失真问题,也可用于调节模拟滤波器。在本实验中,对 FFT 数学运算暂不作深入练习。

（8）水平系统的练习

1）按 CH2 功能按钮关闭 CH2 通道,让示波器只显示 CH1 的波形。按下 AUTO 键使波形稳定显示于屏幕中。

2）转动水平 SCALE 旋钮改变"s/div(秒/格)"水平挡位,观察状态栏对应通道的挡位显示发生了相应的变化。水平扫描速度从 2ns 至 50s,以 1-2-5 的形式步进。

3）转动水平 POSITION 旋钮调节触发位移时,可以观察到波形随旋钮而水平移动。此外,按下该键还可以使触发位移(或延迟扫描位移)恢复到水平零点处。

4）按 MENU 按键,显示 TIME 菜单。在此菜单下,可以开启/关闭延迟扫描或切换 Y-T、X-Y 和 ROLL 模式,还可以设置水平触发位移复位。

（9）延迟扫描的练习:延迟扫描用来放大一段波形,以便查看图像细节。延迟扫描时基设定不能慢于主时基的设定。

1）关闭 CH2 通道,让示波器只显示 CH1 的波形。

2）按水平系统的 MENU 按键,选择延迟扫描,屏幕将分为上下两个显示区域。

上半部分显示的是原波形。未被半透明蓝色覆盖的区域是期望被水平扩展的波形部分。此区域可以通过转动水平 POSITION 旋钮左右移动,或转动水平 SCALE 旋钮扩大和减小选择区域。

下半部分是选定的原波形区域经过水平扩展后的波形。值得注意的是,延迟时基相对于主时基提高了分辨率。由于整个下半部分显示的波形对应于上半部分选定的区域,因此转动水平 SCALE 旋钮减小选择区域可以提高延迟时基,即可提高波形的水平扩展倍数。

进入延迟扫描不但可以通过水平区域的 MENU 菜单操作,也可以直接按下此区域的水平 SCALE 旋钮作为延迟扫描快捷键,切换到延迟扫描状态。

（10）触发系统的练习

1）关闭 CH2 通道,让示波器只显示 CH1 的波形。

2）转动 LEVEL 旋钮,可以发现屏幕上出现一条橘红色的触发线以及触发标志,随旋钮转动而上下移动。停止转动旋钮,此触发线和触发标志会在约 5 秒后消失。在移动触发线的同时,可以观察到在屏幕上触发电平的数值发生了变化,要波形稳定显示一定要使触发线在信号波形范围内。此外,还可以通过按下该旋钮作为设置触发电平恢复到零点的快捷键。

3)使用 MENU 调出触发操作菜单,改变触发的设置,屏幕右上角状态会随之变化。一般使用如下设置:触发类型为"边沿触发";信源选择为"CH1";边沿类型为"上升沿";触发方式为"自动";耦合为"直流"。

4)按 FORCE 按键:强制产生一个触发信号,主要应用于触发方式中的"普通"和"单次"模式。

5)按 50% 按键,设定触发电平在触发信号幅值的垂直中点。

触发可从多种信源得到,最常用的触发信源是输入通道,当 CH1、CH2 都有信号输入时,被选中作为触发信源的通道无论其输入是否被显示都能正常工作。但当只有一路输入时,则要选择有信号输入的那一路,否则波形难以稳定。

外部触发可用于在两个通道上采集数据的同时,在 EXT TRIG 通道上外接触发信号。

ACline 可用于显示信号与动力电之间的关系,示波器采用交流电源(50Hz)作为触发源,触发电平设定为 0V,不可调节。

(11)触发方式的练习

1)关闭 CH2 的显示,让示波器只显示 CH1 的波形。

2)使用 MENU 调出触发操作菜单,按触发方式为"自动"。这种触发方式使得示波器即使在没有检测到触发条件的情况下也能采样波形,示波器强制触发显示有波形,但可能不稳定。

3)按触发方式为"普通"。在普通触发方式下,只有当触发条件满足时,才能采样到波形,在没有触发时,示波器将显示原有波形而等待触发。

4)按触发方式为"单次"。在单次触发方式下,按一次 RUN/STOP 按钮,示波器等待触发,当示波器检测到一次触发时,采样并显示一个波形,采样停止,但随后的信号变化就不能实时反映。

注意:在自动触发时,当强制进行无效触发时,示波器虽然显示波形,但不能使波形同步,显示的波形将不稳定,当有效触发发生时,显示器上的波形才稳定。

(12)采样系统的设置练习

1)调节信号发生器 CH1 的输出电压幅度为 $10mV_{PP}$,频率为 1kHz 的正弦信号,接到示波器的 CH1。

2)在 MENU 控制区,按采样设置钮 ACQUIRE 。

3)在弹出的菜单中,选获取方式为"普通",则观察到的波形显示含噪声。

4)选获取方式为"平均",并加大平均次数,若为 64 次平均后,则波形去除噪声影响,明显清晰。

5）选**获取方式**为"模拟"，则波形显示接近模拟示波器的效果。

6）选**获取方式**为"峰值检测"，则采集采样间隔信号的最大值和最小值，获取此信号好的包络或可能丢失的窄脉冲，包络之间的密集信号用斜线表示。

观察单次信号选用**实时**采样方式，观察高频周期信号选用**等效**采样方式，希望观察信号的包络选用峰值检测方式，期望减少所显示信号的随机噪声，选用平均采样方式，观察低频信号，选择**滚动模式**方式，希望避免波形混淆，打开**混淆抑制**。

（13）显示系统的设置

1）在 MENU 控制区，按显示系统设置钮 $\boxed{\text{DISPLAY}}$ 。

2）通过菜单控制调整显示方式。

3）**显示类型**为"矢量"，则采样点之间通过连线的方式显示。一般都采用这种方式。

4）**显示类型**为"点"，则直接显示采样点。

5）**屏幕网格**的选择改变屏幕背景的显示。

6）**波形亮度**的调节改变波形显示的清晰度。

3. 正弦交流信号峰-峰值和频率的测量

（1）信号设置：按下 DG1022 信号发生器 CH1 输出端的 $\boxed{\text{Output}}$ 键，调节相关按键，使之输出频率为 1KHz、峰-峰值为 $2.5V_{PP}$，偏移量为 $0V_{DC}$，相位为 $0°$ 的正弦波形，并输出到数字示波器的 CH1 端口；同理，按下 CH2 信号输出端的 $\boxed{\text{Output}}$ 键，调节相关按键，使之输出频率为 1kHz、峰-峰值为 $3.5V_{PP}$、偏移量为 $0.5V_{DC}$、相位为 $0°$ 的正弦波形，并输出到数字示波器的 CH2 端口。

（2）信号输出：按信号发生器"同相位"软键，使 CH1、CH2 端信号同相位输出。

（3）波形显示：按下示波器运行控制区的 $\boxed{\text{AUTO}}$（自动设置）按键，示波器将自动设置垂直、水平和触发控制参数，使波形显示达到最佳状态。

（4）自动测量电压参数及时间参数：按下 MENU 控制区中的 $\boxed{\text{Measure}}$ 按键，系统将显示自动测量操作菜单。

1）测量峰-峰值电压。按下 1 号菜单操作键，选择信源为"CH1"；按下 2 号菜单操作键选择测量类型为"电压测量"，在电压测量弹出菜单中选择测量参数为"峰-峰值"（用旋转多功能旋钮 $\curvearrowright$ 进行参数选择，按下该旋钮确定）。此时，在屏幕左下角显示被测正弦信号的峰-峰值，波形窗口下方的状态栏显示的 CH1，CH2，Time 为此时两通道的垂直挡位状态及水平挡位状态。若显示的数据为" ＊ ＊ ＊ ＊ ＊ ＊"，表明在当前的设置下，此参数不可测。

2）测量频率。按下 3 号菜单操作键选择测量类型为"时间测量"，在时间测量弹出菜单中选择测量参数为"频率"。此时，在屏幕下方显示被测正弦信号的频率。

同理可以测量 CH2 端的峰-峰值电压及频率。

（5）手动模式光标测量电压参数及时间参数：按下 $\boxed{\text{Cursor}}$ 键，再按 1 号菜单操作键选择光标模式为**手动**；按下 3 号菜单操作键以选择**信源**为"CH1"，即测量 CH1 端信号的电压参数及时间参数。

1）测量峰-峰值。按下 2 号菜单操作键选择**光标类型**为"Y"光标（电压参数）。此时屏幕上将出现一对水平光标 CurA 和 CurB，可测量对应波形处的电压值及二者之间的电压差值。按下 4 号菜单操作键设置 CurA 有效，通过旋动多功能旋钮（ ⌒ ）使光标 A 上下移动至与正弦波的波峰相切的位置。按下 5 号菜单操作键设置 CurB 有效，通过旋动多功能旋钮使光标 B 上下移动至与正弦波的波谷相切的位置。光标 A、B 相应波形处的电压值及两者差值（即正弦波的峰-峰值）显示在屏幕的右上角。

2）测量频率。按下 2 号菜单操作键选择**光标类型**为"X"光标（时间参数），此时屏幕上将出现一对垂直光标 CurA 和 CurB。按下 4 号菜单操作键设置 CurA 有效，通过旋动多功能旋钮使光标 A 左右移动至与正弦波的某一波峰位置。按下 5 号菜单操作键设置 CurB 有效，通过旋动多功能旋钮使光标 B 左右移动至另一相邻的波峰位置。光标 A、B 相应波形处的时间值、两者差值（即正弦波的周期）及差值的倒数（频率）显示在屏幕的右上角。

同理，可测量 CH2 端信号的电压参数及时间参数。

（6）CH1(A)、CH2(B)通道 A+B，A-B 的测量

1）按垂直控制区的 $\boxed{\text{MATH}}$ 按键，系统将进入数学运算界面。

2）选择**信源** A 为"CH1"，即设定信源 A 为 CH1 通道波形。

3）选择**信源** B 为"CH2"，即设定信源 B 为 CH2 通道波形。

4）选择操作为**A+B**，示波器即显示信源 A 波形与信源 B 波形相加的结果。利用手动光标法测量该叠加信号的峰-峰值电压和频率，其中注意将信源选择选为"Math"，窗口下方"Math scale"为垂直挡位状态。

5）选择操作为**A-B**，示波器即显示信源 A 波形减去信源 B 波形的结果。同样，利用手动光标法测量该叠加信号的峰-峰值电压和频率。

注意：两个信源波形相加或相减都与两个信源的相位差有关。如果采用的信源 A 和信源 B 是两个独立的信号发生器，由于没有相位调节功能，所以 **A+B**，**A-B** 的测量结果无法预测。

4. 产生并观察李萨如图形

（1）调节信号发生器，使两个通道均输出一个频率为 1kHz、峰-峰值为 $2.5V_{pp}$、偏移量为 $0.5V_{DC}$、初相位为 0° 的正弦波形。并按下"**同相位**"软键，使两信号同相。

（2）按下示波器水平控制区域的 $\boxed{\text{MENU}}$ 菜单按钮以调出水平控制菜单。按下**时基**菜单操作键按钮以选择"Y-T"模式，观察信号发生器双通道输出的波形。由于双通道的波形参数一致，无相位差，因此上下移动可使波形重叠。按下**时基**菜单操作键按钮以选择"X-Y"模式，示波器将显示李萨如图形。由

于双通道无相位差,李萨如图呈直线显示。

（3）改变信号发生器 CH2 的输出相位,转动调整转轮从 0°逐步增大到 180°,观察对应李萨如图形的变化。记录 0°、45°、90°、135°、180°时图形。并切换到"Y-T"模式,观察信号发生器双通道输出的波形。

【数据记录及处理】

1. 正弦交流信号的峰-峰值和频率的测量

信号	信号发生器		示波器测电压				示波器测频率			
	电压 V_{PP}(V)	频率 f (kHz)	自动测量值	自动垂直挡位	手动光标测量值	手动垂直挡位	自动测量值	自动水平挡位	手动光标测量值	手动水平挡位
CH1(A)	2.50	1.000								
CH2(B)	3.50	1.000								

信号	示波器测电压		示波器测频率	
	手动光标测量值	手动垂直挡位	手动光标测量值	手动水平挡位
A+B				
A-B				

2. 李萨如图形的观察

相位差	0°	45°	90°	135°	180°
李萨如图形					

附录　GOS-630FC 双轨迹示波器

GOS-630FC 是频宽从 DC 至 30MHz(-3dB)的双频道示波器,示波器采用内附红色刻度线的直角阴极射线管,可以清晰显示输入信号的轨迹和获得精确的测量。

图 2-10-11 是 GOS-630FC 双轨迹示波器的面板图,示波器前面板上各区域功能如下:

1. 显示控制(图 2-10-12)　控制电源开/关、显示配置、探棒补偿信号输出。

①CAL(校准)输出:输出一个 2Vp-p、1kHz 的方波,用以校正测试棒及检查垂直偏向的灵敏度。

② INTEN(亮度):轨迹及光点亮度控制。

③ FOUS(聚焦):轨迹聚焦调整。

④TRACE ROTATION(轨迹旋转):调整使水平轨迹与刻度线成平行。

⑤ AUTO TIMEBASE(自动扫描):自动切换扫描时间因数至适当的档位。

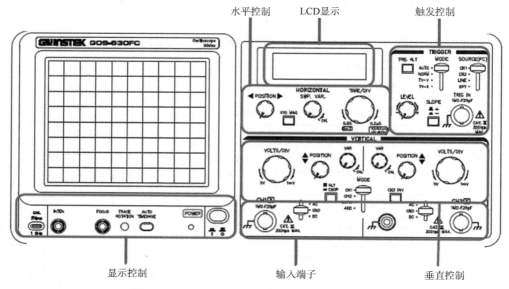

图 2-10-11　GOS-630FC 双轨迹示波器前面板图

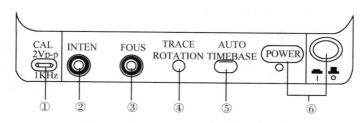

图 2-10-12　GOS-630FC 示波器显示控制

⑥ POWER(开关)：切换主电源开关 On/Off，接通电源后电源指示灯会发亮。

2. LCD 显示(图 2-10-13)　显示 CH1、CH2 信号垂直偏转因数、水平扫描时间因数、X-Y 模式、触发信号频率等。

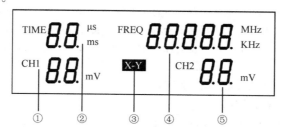

图 2-10-13　GOS-630FC 示波器 LCD 显示

①CH1：显示 CH1 垂直偏转因数。

② Time：显示水平扫描时间因数。

③ X-Y：当 X-Y 显示，则表示本示波器工作于 X-Y 模式。

④FREQ：显示触发信号频率。

⑤CH2：显示 CH2 垂直偏转因数。

3. 水平控制（图 2-10-14）　控制水平档位、水平位置、扫描长度、×10 扩展。

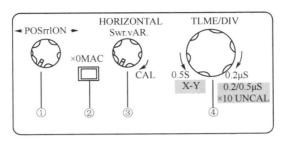

图 2-10-14　GOS-630FC 示波器水平控制

①POSITION（位移）：控制轨迹或光点水平位置。

② ×10MAG（×10 扩展）：水平扫描放大 10 倍。

③ SWP VAR（扫描微调）：水平扫描微调。若旋转此旋钮至最小位置，实际水平扫描时间因数扩大为 LCD 显示档位数值的 2.5 倍；若旋转此旋钮至最大（CAL）位置时，则 LCD 显示档位即为实际水平扫描时间因数的档位。

④TIME/DIV（扫描时间因数）：扫描时间选择，扫描范围从 0.2μs/DIV 到 0.5s/DIV 共 20 个档位。当选至 X-Y：设定为 X-Y 模式。

4. 垂直控制（图 2-10-15）　控制垂直档位、垂直位置、显示模式、CH2 反向、交替显示模式。

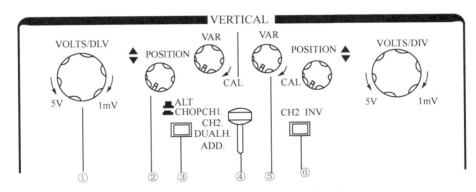

图 2-10-15　GOS-630FC 示波器垂直控制

①VOLTS/DIV（垂直偏转因数）：选择 CH1 及 CH2 的输入信号衰减幅度，范围为 1mV/DIV~5mV/DIV，共 12 档。

②POSITION（位移）：轨迹及光点垂直位置调整。

③ALT/CHOP（交替/断续）：在双轨迹模式下，选择 CH1&CH2 信号显示方式。

■ ALT：CH1&CH2 以交替方式显示（一般使用于较快速之水平扫描，0.5mV/DIV 或更快）。

■ CHOP：CHl&CH2 以切割方式显示（一般使用于较慢速之水平扫描，1mV/DIV 或更慢）。

④MODE（模式）：CH1 及 CH2 垂直操作模式选择。

CH1/ CH2：CH1 或 CH2 以单一频道方式工作。

DUALH(双通道):CH1 及 CH2 以双频道方式工作。

ADD(叠加):显示 CH1 及 CH2 的相加或相减信号;当 CH2 INV 键为压下状态时,即可显示 CH1 及 CH2 的相减信号。

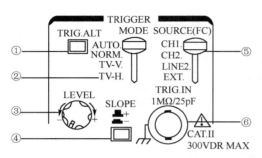

图 2-10-16   GOS-630FC 示波器触发控制

⑤ VAR(微调):灵敏度微调控制。若旋转此旋钮至最小值,实际垂直档位扩大为 LCD 显示档位数值的 2.5 倍。若旋转此旋钮至最大(CAL)位置时,则 LCD 显示档位为实际垂直档位。

⑥ CH2 INV(反向):此键按下时, CH2 的信号反向。

5. 触发控制(图 2-10-16)   控制触发模式、触发电平、触发源选择、触发斜率、交替触发模式、外部触发输入。

①TRIG ALT(交替触发):按下此键,本仪器即会自动设定 CH1 与 CH2 的输入信号以交替方式轮流作为内部触发信号源,这样两个波形皆会同步稳定显示。

TRIG ALT 设定键一般使用在双轨迹并以交替模式。显示时,且必须选择 CH1 或 CH2 作为触发源。

② MODE(模式):触发模式选择。

AUTO(自动):示波器不管是否存在触发条件都会被扫描。

NORM(普通):示波器只有在触发条件发生时才产生扫描。

③ LEVEL(触发电平):触发准位调整。将旋钮顺时针旋转,触发准位向上移;将旋钮逆时针旋转,触发准位向下移。

④SLOPE(斜率):触发斜率选择。当按键处于"+"位置时(■,+),当信号正向通过触发准位时进行触发;当按键处于"−"位置时(■,−),当信号负向通过触发准位时进行触发。

⑤ SOURCE(触发源):触发源信号选择。

CH1:CH1 输入端的信号作为内部触发源。

CH2:CH2 输入端的信号作为内部触发源。

LINE(电源):自交流电源中拾取触发信号。此种触发源适合用于观察与电源频率有关的波形。

EXT(外部):将 TRIG IN 端子输入的信号作为外部触发信号源。

⑥ EXT TRIG. IN(输入触发):TRIG. IN 输入端子,可输入外部触发信号。欲用此端子时,须先将 SOURCE 置于 EXT 位置,输入阻抗为 $1M\Omega//25pF$。

6. 输入端子(图 2-10-17)   CH1、CH2 信号输入端,接地线,控制输入信号耦合方式。

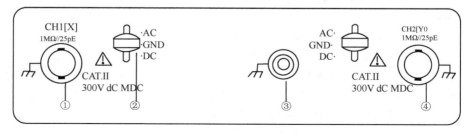

图 2-10-17   GOS-630FC 示波器输入端子

①CH1(X)输入:CH1 的垂直输入端;在 X—Y 模式中,为 X 轴的信号输入端。

② AC/GND/DC(交流/接地/直流):输入信号耦合选择。

　AC(交流):截止直流或低频信号。

　GND(接地):在 CRT 上显示 GND(零电平)垂直位置。此模式仅是为了检验参考电平,此时输入信号将不会显示。

　DC(直流):示波器显示所有的输入信号。

③ 本示波器接地端子。

④CH2(Y)输入:CH2 的垂直输入端;在 X—Y 模式中,为 Y 轴的信号输入端。

实验 2-11　空气中声速的测定

空气作为传播介质可以传播机械波,频率在 20~20 000Hz 范围内可以引起听觉,称为可闻声波或声波。频率低于 20Hz 的机械波称为次声波,频率高于 20 000Hz 的机械波称为超声波。次声波和超声波都不能引起人的听觉,但从波的传播理论上看它们与声波没有本质的差异,所以一般在讨论声波的波长和波速等问题时,"声波"包含了次声波和超声波。由于超声波波长短、频率高,具有方向性好、能量高、穿透能力强,传播过程衰减小的优点,因此在超声波段对部分声学量进行测量比较方便,本实验以超声波作为声波的研究对象,测定空气中声波的传播速度。

【实验目的】

1. 了解超声波产生和接收原理,实际观察和理解振动叠加现象。

2. 掌握用驻波法和相位比较法测量声波在空气中的传播速度。

3. 学会用逐差法处理数据。

【实验器材】

ST16C/ ST16A 型单踪示波器,声速测量综合实验仪。

【实验原理】

1. 超声波的产生和接收　超声波的产生和接收可以由两只结构完全相同的换能器分别完成,换能器的作用是将其他形式的能量转换成超声波的能量(发射换能器),或将超声波的能量转换为其他可以检测的能量(接收换能器)。最常见的换能器是压电换能器。压电晶体超声波发射器是利用电致伸缩效应,将信号发生器产生的交流电施加在压电晶体上使其产生相应的振动从而产生超声波。而压电晶体超声波接收器是利用压电晶体的压电效应,当空气中的超声波到达压电晶体表面时,引起压电晶体产生相应的振动,在晶体的另一对侧面上产生与超声波振动频率一致的电压改变,从而将超声波信号转换为电信号。

压电换能器系统有一谐振频率,当输入电信号的频率等于谐振频率时,压电换能器产生机械谐振,此时它的振幅最大,作为波源的辐射功率就最大;当外力以谐振频率迫使压电换能器产生机械谐振时,它作为接收器的电信号最强,即灵敏度最高。

2. 声速的测量   超声波在空气中传播时为纵波,其振动方向与传播方向一致,波速 u、波长 λ 与频率 ν 之间关系为

$$u = \lambda\nu \tag{2-11-1}$$

可见,只要测量超声波在空气中传播的波长,在已知该超声波频率的条件下,即可计算出超声波在空气中传播的速度。

本实验采用驻波法和相位比较法测量超声波在空气中的传播速度。

（1）共振干涉法（简称驻波法）:由发射器发出的超声波,在空气中沿 x 轴方向传播到达接收器,如果接收面与发射器严格平行,入射波就会在接收面上垂直反射,入射波与反射波相干涉形成驻波。

设振幅均为 A 的入射波与反射波分别沿 x 轴的正负方向传播,波动方程为

$$y_1 = A\cos 2\pi\left(\nu t - \frac{x}{\lambda}\right)$$

$$y_2 = A\cos 2\pi\left(\nu t + \frac{x}{\lambda}\right)$$

则在两波重叠处各点的合位移为

$$y = y_1 + y_2 = \left(2A\cos 2\pi\frac{x}{\lambda}\right)\cos 2\pi\nu t$$

由上可见,合成后介质中的各点都在作同频率的简谐振动,但具有不同的振幅 $\left|2A\cos 2\pi\dfrac{x}{\lambda}\right|$。对于 $\left|\cos 2\pi\dfrac{x}{\lambda}\right| = 1$ 的各点振幅有最大值 $2A$,这些点称为波腹;对于 $\left|\cos 2\pi\dfrac{x}{\lambda}\right| = 0$ 的各点振幅有最小值 0,这些点称为波节。两相邻的波腹或波节之间的距离均为 $\lambda/2$。

当声波在介质中传播时,沿波传播方向上质点时而稀疏、时而密集,介质的密度作周期性变化,导致各点处的压强也发生周期性变化。在驻波场中,空气质点位移 y 的图像不能被直接观测,而声压（空气中由于声波扰动而引起的超出静态大气压强的那部分压强）却可以通过仪器观测。根据声学理论,驻波场中同样会形成声压的波腹和波节,所不同的是,空气质点位移最大的地方却是声压的波节,而空气质点位移最小的地方却是声压的波腹。

图 2-11-1 为发射器 S_1 发出的超声波和接收器 S_2 反射的超声波在它们之间的区域内相干涉而形成驻波。当波源的频率和驻波系统的固有频率相等时,驻波的振幅达到最大值,此时的频率为共振频率。

驻波系统的固有频率不仅与系统的固有性质有关,还取决于边界条件。可以证明,当波从波疏介质传播到波密介质而在分界面处反射时,反射点将形成波节。所以在声速实验中,S_1 和 S_2 即为两边界处必定是波节。根据驻波中质点位移和声压的关系可知,波腹处声压最小,波节处的声压最大,故可以从接收器 S_2 端面处声压的变化来判断驻波是否形成。当 S_1 和 S_2 之间的距离

$$x = n \frac{\lambda}{2} \quad n = 0, 1, 2, \cdots \tag{2-11-2}$$

时,驻波系统处于共振状态,驻波振幅最大;当 S_1 和 S_2 之间的距离 x 不满足式(2-11-2)时,驻波系统偏离共振状态,驻波振幅随之减小。也就是说,改变 S_1 和 S_2 之间的距离 x,在一

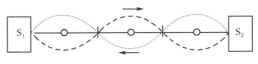

图 2-11-1　驻波的形成

系列特定的距离上,介质中将出现稳定的驻波共振现象。此时,x 等于半波长的整数倍,驻波的振幅达到极大;同时,在接收面上的声压也达到极大值,如图 2-11-2 所示。

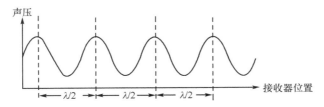

图 2-11-2　声压变化与接收器位置的关系

可见,在移动接收器的过程中,相邻两次达到共振所对应的接收面之间的距离即为半个波长。为精确测定波长,在实际操作中连续测出接收信号达到极大值时接收器的位置 $x_1, x_2, \cdots, x_{10}$,用逐差法处理数据,求出 Δx 的平均值,即可得到声波的波长

$$\lambda = 2 \overline{\Delta x} \tag{2-11-3}$$

根据信号发生器显示的频率和式(2-11-1)可计算出声速 u。

（2）两个相互垂直谐振动的合成法（简称相位比较法）：设一个质点同时参与两个同频率、同振幅,振动方向互相垂直的谐振动,它们的振动方程分别为

$$x = A\cos(\omega t + \varphi_1)$$
$$y = A\cos(\omega t + \varphi_2)$$

则合振动方程为

$$x^2 + y^2 - 2xy\cos(\varphi_2 - \varphi_1) = A^2\sin^2(\varphi_2 - \varphi_1)$$

一般来说,这是个椭圆方程,其振动合成图形（李萨如图形）由它们的相位差决定,如图 2-11-3 所示。当相位差为 $\Delta\varphi = \varphi_2 - \varphi_1 = \pm 2k\pi(k = 0, 1, 2, \cdots)$ 时,合振动图形为一条 1、3 象限的直线;当相位差为 $\Delta\varphi = \varphi_2 - \varphi_1 = \pm(2k + 1)\pi(k = 0, 1, 2, \cdots)$ 时,合振动图形为一条 2、4 象限的直线;如果相位不为上述两种情况则合成运动轨迹为一椭圆。

由波动理论可知,若发射器 S_1 和接收器 S_2 之间的距离为 x,则发射器 S_1 处的波与接收器 S_2 处的波的相位差为

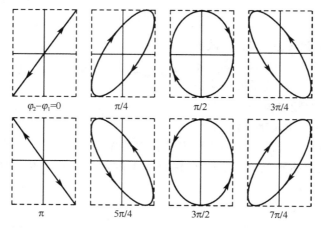

图 2-11-3 两个同频率、同振幅、相互垂直的谐振动的合成

$$\Delta\varphi = 2\pi\frac{x}{\lambda} \qquad (2\text{-}11\text{-}4)$$

由此可见，改变 S_1 和 S_2 之间的距离 x，相当于改变了发射波和接收波之间的相位差 $\Delta\varphi$。当形成稳定驻波时，$x = n\frac{\lambda}{2}(n = 0,1,2,\cdots)$，$\Delta\varphi = n\pi$。显然，$S_1$ 和 S_2 之间的距离 x 每变化 $\frac{\lambda}{2}$，相位差 $\Delta\varphi$ 就变化 π，荧光屏就会重复出现斜率符号相反的直线。为精确测定波长，在实际操作中测出相位差为 $\pi,2\pi,\cdots,10\pi$ 时接收器的位置 $x_1,x_2,\cdots,x_{10}$，用逐差法处理数据，求出 Δx 的平均值，即可得到声波的波长 $\lambda = 2\overline{\Delta x}$，再根据波长和频率即可求出声速 u。

3. 声速理论值　声波在理想气体中的传播可认为是绝热过程，因此传播速度可表示为

$$u = \sqrt{\frac{\gamma RT}{\mu}} \qquad (2\text{-}11\text{-}5)$$

式中 $R = 8.314\text{J}/(\text{mol}\cdot\text{K})$ 为气体常量，γ 为气体的绝热指数，μ 为分子量，T 为热力学温度。若以摄氏温度 t 计算，则 $T = T_0 + t$，$T_0 = 273.15\text{K}$。代入式(2-11-5)得可得出理想气体中的声速值

$$u = \sqrt{\frac{\gamma R}{\mu}(T_0 + t)} = \sqrt{\frac{\gamma R}{\mu}T_0}\cdot\sqrt{1 + \frac{t}{T_0}} = u_0\sqrt{1 + \frac{t}{T_0}} \qquad (2\text{-}11\text{-}6)$$

对于空气介质，0℃时的声速 $u_0 = 331.45\text{m/s}$。

【仪器介绍】

声速测量综合实验仪主要由声速测定装置和正弦波发生器组成。

1. 声速测定装置　声速测定装置主要由超声波发射器、接收器和数显游标卡尺及固定支架组成(图 2-11-4)。

（1）超声波发射器、接收器：声速测定装置由压电晶体组成,其位置分别与游标卡尺的主尺和游标固定,所以它们之间的距离可由游标卡尺直接读出。

由物理学的驻波原理可以知道,振动物体有一特殊振动的频率称为固有频率。物体的材料性质、大小及环境决定了固有频率的数值（温度略有影响）。将准备制作超声波发

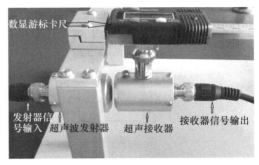

图 2-11-4　声速测定装置结构图

射器/接收器的晶体按一定尺寸进行切割并组装成超声波发射器/接收器也存在一固有频率,所以实验室使用的超声波发射器都有一指定频率,使用这个频率可以得到最大强度的超声波输出。本实验装置的超声波发射器的工作频率约为 40kHz。

（2）数显游标卡尺：由一个位移传感器及液晶显示器组成。游标移动时,能直接显示其移动距离,液晶显示器上有一个电源开关,使用时打开,使用完毕关断即可。还有一置零开关,正式测量前按一下开关,可使当前数字置零,然后再移动游标时液晶显示器中显示的就是位移的增量值。

2. 正弦波发生器　正弦波发生器可输出正弦波信号,频率连续可调（图 2-11-5）。

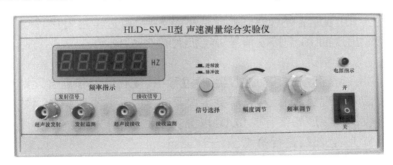

图 2-11-5　正弦波发生器

声速测量综合实验不仅可观察共振干涉现象,测量声音在空气中的传播速度（必做实验）；而且可以观测声波的双缝干涉和单缝衍射现象,测量声波在空气中波长（选做实验）。

【实验内容与步骤】

1. 调整测试系统的谐振频率

（1）按图 2-11-6 将实验装置接好,调整好超声波发射器与接收器使其端面在实验过程中严格平行。将正弦波信号的输出频率调至 40kHz,电压幅度调至适中。

（2）开启示波器,触发方式选择"自动",选取适当的垂直偏转灵敏度（如 0.5V/DIV）和扫描速度（如 20μs/DIV）,调节垂直和水平位移及垂直微调,使在示

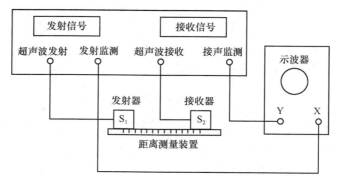

图 2-11-6　实验装置示意图

波器荧光屏上观察到的接收信号居于屏幕中央,波形幅度适中(5.0DIV 以上)。

（3）将超声波接收器从与发射器靠近处稍微移动(5~6cm),在此范围内找出示波器上接收信号幅度为最大时接收器的位置,此位置设为 $x_0 = 0.00mm$（数显游标卡尺位移置零）。在 x_0 位置上,小量反复调节正弦波信号输出频率,使示波器观察的接收信号为最大,此时信号源输出频率才是发射器和接收器的固有频率,在该频率上输出较强的超声波。记下频率 ν 值(实验过程中,频率不允许改变,否则影响实验数据)。

2. 用驻波法测声速

（1）在 $x_0 = 0.00mm$ 处观察到接收信号极大后,由近至远慢慢移动接收器 S_2,逐个记下后续出现的 10 个接收信号幅度极大时 S_2 的位置 $x_1, x_2, \cdots, x_{10}$,用逐差法求波长值。

注意:在由近至远慢慢移动接收器 S_2 过程中,接收信号幅度会逐渐变小,为准确判断接收信号出现极大的地方,需要多次调整示波器的垂直偏转因数的微调,使观察到的接收信号幅度始终有 5.0DIV 以上。

（2）重复上述步骤,进行第二、第三次测量。

3. 用相位比较法测声速

（1）示波器选择 X-Y 工作方式,调节适当的垂直偏转因数和扫描时间因数及其微调,在示波器荧光屏即可观察到发射信号和接收信号叠加的结果。

（2）把接收器 S_2 置于 $x_0 = 0.00mm$ 后由近至远慢慢移动,在示波器荧光屏上观察相位差从 0-π 变化的李萨如图形(图形由"/"直线变为"\"直线)。

（3）记下出现"\"直线形时接收器 S_2 的位置,由近至远慢慢移动接收器 S_2,并注意观察图形的变化,逐个记下每发生一次半周期变化(即图形由"\"直线变为"/"直线)时接收器 S_2 的位置 $x_1, x_2, \cdots, x_{10}$,用逐差法求波长值。

（4）重复上述步骤,进行第二、第三次测量。

4. 实验完毕,关掉仪器和示波器及数显游标卡尺的电源开关。

【注意事项】

1. 本实验对示波器的熟悉程度要求较高,实验前学生应熟悉示波器的使用方法。

2. 正弦波信号电压输出不宜过大,否则容易破坏超声波传感器;但正弦波信号电压也不宜过小,否则接收信号会被噪声信号掩盖。

3. 实验过程中不要用手触摸超声波的发射器和接收器,以免影响测量准确性;不做实验时须用防尘罩防尘,以免灰尘进入。

4. 数显游标卡尺使用时,应轻轻移动,移动时速度需慢而均匀。实验结束时应将数显游标卡尺电源开关关闭,以免无谓消耗纽扣电池。

5. 搬动仪器时,不能把数显游标卡尺当手柄使用。

【数据记录及处理】

共振频率_____kHz;实验室初温:_____℃;实验室末温:_____℃

1. 用驻波法测声速(x_i:接收信号幅度极大时接收器的位置)

第一次测量:

次序	x_i(mm)	次序	x_{i+5}(mm)	$5\Delta x = \|x_{i+5}-x_i\|$(mm)	Δx(mm)	$\overline{\Delta x}$(mm)	$\lambda_1 = 2\overline{\Delta x}$(mm)
1		6					
2		7					
3		8					
4		9					
5		10					

第二次测量:

次序	x_i(mm)	次序	x_{i+5}(mm)	$5\Delta x = \|x_{i+5}-x_i\|$(mm)	Δx(mm)	$\overline{\Delta x}$(mm)	$\lambda_2 = 2\overline{\Delta x}$(mm)
1		6					
2		7					
3		8					
4		9					
5		10					

第三次测量:

次序	x_i(mm)	次序	x_{i+5}(mm)	$5\Delta x = \|x_{i+5}-x_i\|$(mm)	Δx(mm)	$\overline{\Delta x}$(mm)	$\lambda_3 = 2\overline{\Delta x}$(mm)
1		6					
2		7					
3		8					
4		9					
5		10					

$\overline{\lambda}_{驻} = \dfrac{\lambda_1+\lambda_2+\lambda_3}{3} =$ _____(mm),　$\Delta\lambda_{驻} =$ _____(mm)

$\lambda_{驻} = \overline{\lambda}_{驻} \pm \Delta\lambda_{驻} =$ _____mm

2. 用相位比较法测声速（x_i：李萨如图形为直线时接收器的位置）

第一次测量：

相位差	x_i(mm)	相位差	x_{i+5}(mm)	$5\Delta x = \mid x_{i+5}-x_i\mid$(mm)	Δx(mm)	$\overline{\Delta x}$(mm)	$\lambda_1 = 2\overline{\Delta x}$(mm)
π		6π					
2π		7π					
3π		8π					
4π		9π					
5π		10π					

第二次测量：

相位差	x_i(mm)	相位差	x_{i+5}(mm)	$5\Delta x = \mid x_{i+5}-x_i\mid$(mm)	Δx(mm)	$\overline{\Delta x}$(mm)	$\lambda_1 = 2\overline{\Delta x}$(mm)
π		6π					
2π		7π					
3π		8π					
4π		9π					
5π		10π					

第三次测量：

相位差	x_i(mm)	相位差	x_{i+5}(mm)	$5\Delta x = \mid x_{i+5}-x_i\mid$(mm)	Δx(mm)	$\overline{\Delta x}$(mm)	$\lambda_1 = 2\overline{\Delta x}$(mm)
π		6π					
2π		7π					
3π		8π					
4π		9π					
5π		10π					

$$\overline{\lambda}_{相} = \frac{\lambda_1+\lambda_2+\lambda_3}{3} = \underline{\qquad}(\text{mm}), \quad \Delta\lambda_{相} = \underline{\qquad}(\text{mm})$$

$$\lambda_{相} = \overline{\lambda}_{相} \pm \Delta\lambda_{相} = \underline{\qquad}\text{mm}$$

3. 理论值及误差的计算　实验室内温度的平均值 $t = \dfrac{t_1+t_2}{2} = \underline{\qquad}$ ℃

声速理论值 $u_{理} = 331.45\sqrt{1+\dfrac{t}{T_0}} = 331.45\sqrt{1+\dfrac{t}{273.15}} = \underline{\qquad}(\text{m/s})$

（1）驻波法 $u_{驻} = \overline{\lambda}_{驻}\,\nu = \underline{\qquad}(\text{m/s})$；

相对误差 $E = \dfrac{\mid u_{驻}-u_{理}\mid}{u_{理}} \times 100\% = \underline{\qquad}$。

（2）相位比较法 $u_{相} = \overline{\lambda}_{相}\,\nu = \underline{\qquad}(\text{m/s})$；

相对误差 $E = \dfrac{\left| u_{相} - u_{理} \right|}{u_{理}} \times 100\% = $ _____。

【思考题】

1. 不同频率的声波在空气中传播速度相同吗？为什么？

2. 实验时超声波发射器和接收器的端面为什么要严格平行？

3. 用共振干涉法和相位比较法测声速有何相同和不同？

4. 为什么要在驻波系统共振状态下进行声速测量？如何判断和调节测量系统是否处于共振？

5. 定性分析共振干涉法测量时声压振幅极大值随距离增大而减小的原因是什么？

实验 2-12　用双棱镜干涉测量光波的波长

相干波叠加产生的干涉现象是波动过程的基本特征之一，光的波动性质可以通过光的干涉实验得到证实。由于两个独立的普通光源不满足同频率、同振动方向、同相或相位差恒定的相干条件，不可能产生干涉，必须用同一光源发出的光通过分割波阵面或分振幅的方法来产生两束相干光，使它们在空间中沿不同路径传播后会合在一起才能产生干涉现象。双棱镜是一种典型的分割波阵面的分光元件，利用它可获得两束相干光，从而实现双光束干涉。

【实验目的】

1. 观察光的干涉现象，掌握用双棱镜实现双光束干涉的方法。

2. 学会用双棱镜干涉测量光波波长。

【实验器材】

钠灯，可调狭缝，双棱镜，凸透镜，测量显微镜，光具座。

【实验原理】

图 2-12-1 是双棱镜干涉实验原理图。图中的双棱镜 B 由两个直角棱镜组成一个等腰三角形棱镜，有两个相等且极小的折射棱角（一般小于 1°）和一个接近 180° 的钝角。从单色光源 M 发出的光经透镜 L_1 会聚在狭缝 S 上，从狭缝 S 射出的光束经过双棱镜折射后，形成两束相干光，它们就好像从狭缝 S 的两个虚像 S_1 和 S_2 发出来一样，因此 S_1 和 S_2 相当于两个相干虚光源。由虚光源 S_1 和 S_2 发出的两束相干光在它们相互重叠的区域内将产生干涉，可在观察屏幕 E 上形成明暗相间的干涉条纹。

在图 2-12-2 中，设两个虚光源 S_1 和 S_2 相距为 d，虚光源所在平面（近似在狭缝 S 的平面内）到观察屏 E 的距离为 D，且 $D \gg d$。O 点是两个虚光源 S_1 和 S_2 中垂线与观察屏 E 的交点，P 是观察屏 E 上的任一点，P 点到 O 点的距离为 x，与两个

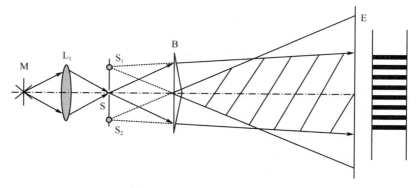

图 2-12-1　双棱镜干涉原理图

虚光源 S_1、S_2 的距离分别为 r_1 和 r_2，则由两个虚光源 S_1、S_2 发出的两列相干光到达 P 点时的光程差为：$\delta = r_2 - r_1$。

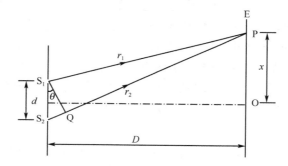

图 2-12-2　干涉条纹分布的计算图

作 $S_1Q \perp S_2P$，由于 $D \gg d$，由几何关系可知

$$\delta \approx S_2Q = d\sin\theta \approx d\tan\theta = d\frac{x}{D}$$

设 λ 代表实验所用单色光源的光波波长，则当

$$\delta = d\frac{x}{D} = \pm k\lambda \quad \text{或} \quad x = \pm k\frac{D}{d}\lambda \quad (k = 0,1,2,\cdots)$$

时，两束光在 P 点互相加强，形成明条纹。当

$$\delta = d\frac{x}{D} = \pm(2k+1)\frac{\lambda}{2} \quad \text{或} \quad x = \pm(2k+1)\frac{D}{d}\cdot\frac{\lambda}{2} \quad (k = 0,1,2,3,\cdots)$$

时，两束光在 P 点互相削弱，形成暗条纹。

相邻两明条纹中心或暗条纹中心之间的距离为

$$\Delta x = x_{k+1} - x_k = \frac{D}{d}\lambda$$

因此，单色光的波长 λ 为

$$\lambda = \frac{d}{D}\Delta x \qquad\qquad (2\text{-}12\text{-}1)$$

实验只要测出 d,D 和 Δx 的值,就可算出单色光源的光波波长。

由于双光束干涉的条纹间距 Δx 很小,必须用测量显微镜进行测量。两个虚光源 S_1 和 S_2 的距离 d 则可用一个已知焦距 f 的会聚透镜 L_2 置于双棱镜与测量显微镜之间,通过透镜 L_2 成像求得。透镜 L_2 所成两个像之间的距离 d' 也必须用测量显微镜进行测量。

测量 d 的方法有两种。一种方法是使狭缝 S 与测量显微镜观察屏 E 的距离 A 大于 $4f$(A 可以不等于测量 Δx 时的缝屏距离 D),移动透镜 L_2,使两个虚光源 S_1 和 S_2 通过透镜 L_2 在测量显微镜的观察屏 E 上成一对清晰且间隔较大的实像 S_1' 和 S_2',如图 2-12-3 所示。分别测量透镜 L_2 到狭缝 S 的距离(即物距 u)、透镜 L_2 到观察屏 E 的距离(即像距 ν)、观察屏上两个虚光源 S_1 和 S_2 的像 S_1' 和 S_2' 之间的距离 d',根据透镜的成像原理可算出两个虚光源 S_1 和 S_2 之间的距离为

$$d = \frac{u}{\nu}d' \qquad\qquad (2\text{-}12\text{-}2)$$

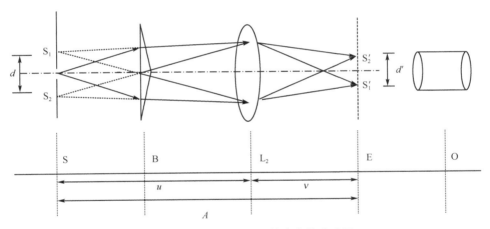

图 2-12-3　虚光源通过透镜成像的光路图

测量 d 的另一种方法是二次成像法,如图 2-12-4 所示。使狭缝 S 与测量显微镜观察屏 E 的距离 A 大于 $4f$,先移动透镜 L_2,使两个虚光源 S_1 和 S_2 通过透镜 L_2 在测量显微镜的观察屏 E 上成一对清晰且间隔较大的实像 S_1' 和 S_2'(称为大像),测量这时观察屏上两个像 S_1' 和 S_2' 之间的距离 d';然后再移动透镜 L_2,使两个虚光源 S_1 和 S_2 通过透镜 L_2 在测量显微镜的观察屏 E 上成一对清晰且间隔较小的实像 S_1'' 和 S_2''(称为小像),测量这时观察屏上两个像 S_1'' 和 S_2'' 之间的距离 d''。根据透镜成像的共轭性可知,当狭缝与测量显微镜观察屏 E 的距离大于 $4f$ 且保持不变时,调节透镜 L_2,总可以找到两个位置,使两个虚光源在测量显微镜的观察屏上成清晰的像,并且有 $u'' = \nu'$、$\nu'' = u'$。根据透镜的成像原理可知:第一次成像时,$d = \dfrac{u'}{\nu'}d'$,

第二次成像时，$d = \dfrac{u''}{v''}d'' = \dfrac{v'}{u'}d''$，两式相乘可得：$d^2 = d'd''$，由此可求得两个虚光源 S_1 和 S_2 之间的距离 d 为

$$d = \sqrt{d'd''} \qquad\qquad (2\text{-}12\text{-}3)$$

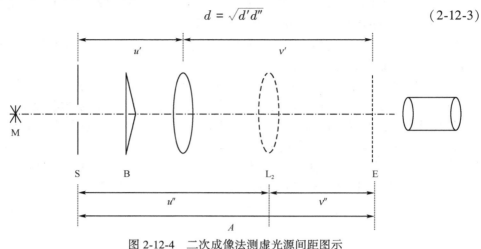

图 2-12-4　二次成像法测虚光源间距图示

【仪器介绍】

测量显微镜是用来测量微小线度的仪器，由测微目镜和物镜套接而成。套接有物镜镜头的测量显微镜的观察屏 E 在测量显微镜所在滑坐标线的前面，因此，由测量显微镜所在滑坐标线处读出测微显微镜的位置后，应加上（或减去）一个修正值才是测量显微镜观察屏 E 的位置。另外，狭缝平面与狭缝所在滑坐标线也可能不共面，也需要一个修正值，不同型号仪器的修正值不同。如本实验室仪器测量狭缝 S 到观察屏 E 的距离 D 时，总的修正值为 14.50cm。

测微目镜的结构如图 2-12-5(a)所示，是由两个透镜组成的目镜加上测微装置组成。在目镜的焦面附近有两块靠得很近的分划板，由薄玻璃片制成。上面一块固定不动，板上刻有 9 条刻度线，刻线间距 1mm，是测微装置的主尺，因此测微目镜的量程是 8mm。下面一块可以活动，板上刻有丝线，是固定分划板上主尺刻度的读数准线。人眼贴近目镜筒观察时，可同时看到两块分划板上的刻线标尺和丝线，如图 2-12-5(b)所示。活动分划板与测微装置的读数鼓轮（副尺）相连，随着读数鼓轮的旋动而左右移动，读数鼓轮每转一圈，活动分划板上的丝线沿主尺移动 1mm。读数鼓轮圆周有 100 等分的刻线，因此利用读数鼓轮的刻线可准确读到 0.01mm，估读到 0.001mm。

测微目镜的读数方法与螺旋测微计相似，先观察活动分划板的丝线在固定分划板上所对刻线的位置，从主尺上读出毫米以上的整数值，再根据读数鼓轮准线对准的位置读出毫米以下的数值，读数时注意估读一位。如图 2-12-5(b)所示的读数为 4.421mm。

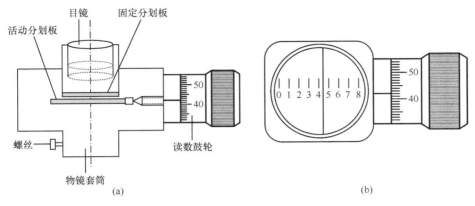

图 2-12-5　测微目镜

　　测量长度时,先旋转读数鼓轮使活动分划板上的丝线对准待测对象的一边,记下此时丝线在固定分划板主尺上的读数与鼓轮副尺的读数之和,再旋转鼓轮使丝线对准待测对象的另一边,记下此时丝线在固定分划板主尺上的读数与鼓轮副尺的读数之和,将前后两次读数相减就得到待测对象的长度。

　　旋转目镜镜头可以改变目镜与分划板之间的距离,以适应不同视力的差异。使用时,应先调节目镜,使分划板上的刻线标尺和读数准线都能从目镜中清晰看到,然后调节测微目镜与待测对象的距离,使待测对象也清晰。由于目镜的放大作用把被测对象和主尺同时放大,因此测量时不会影响测量数据的大小,但可以使被测对象和主尺都看得更清楚,从而提高了测量的准确度。

　　测量时,测量装置要保持稳定,旋转读数鼓轮动作要平稳、缓慢,鼓轮必须沿同一方向旋转,中途不要倒退,以避免读数鼓轮空转而引起螺距误差。若必须反方向旋转,则应多退 2~3 圈,以消除螺旋之间的间隙;同时还要注意观察活动分划板上的丝线的位置,不能移出固定分划板刻度标尺所示的范围。

【实验内容与步骤】

　　1. 调节实验光路,观察干涉条纹　要观察到清晰的干涉条纹,必须保证满足 3 个条件:①各仪器要共轴;②狭缝要足够窄;③双棱镜的棱脊要严格与狭缝平行。

　　(1) 调节实验光路,使各仪器共轴:实验的光路如图 2-12-6 所示。按图示次序先将单色光源 M、会聚透镜 L_1、狭缝 S、透镜 L_2、测量显微镜 O 放在光具座上,测量显微镜 O 前先放一毛玻璃屏或一张白纸,用目视法粗调,使它们的中心等高,并且处在平行于光具座的同一直线上。

　　点亮光源 M,使光源发出的光通过透镜 L_1 后照亮狭缝 S,然后移动透镜 L_2,分别使狭缝 S 通过透镜在毛玻璃屏或白纸上成小像和成大像,细调使狭缝 S 两次成像都处在测量显微镜 O 物镜镜头的中心。

　　将双棱镜 B 按图 2-12-6 所示放在光具座的相应位置,并使双棱镜的底面与光束垂直,调节高低左右,使毛玻璃屏或白纸上出现两个虚光源像的强度基本相同并且尽可能地长,这时双棱镜 B 的光轴与上面已调好的光路共轴。

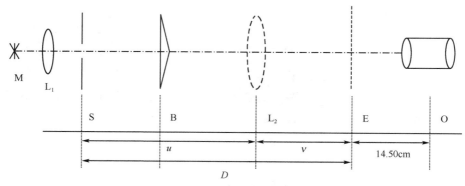

图 2-12-6　双棱镜干涉实验光路图

拿开毛玻璃屏或白纸,直接用测量显微镜观察,进一步细调使两个虚光源像清晰位于显微镜的视野中心。

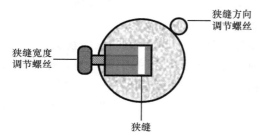

图 2-12-7　可调节狭缝

（2）调节狭缝宽度及双棱镜棱脊与狭缝的垂直取向,使干涉条纹清晰:拿开透镜 L_2,调节狭缝的方向螺丝使狭缝处于竖直位置,调节狭缝的宽度螺丝,使狭缝很窄又没关闭,见图 2-12-7。

调节双棱镜 B 的棱脊方向螺丝,使双棱镜棱脊与狭缝大致平行,然后从显微镜中观察干涉条纹,并进一步微调双棱镜的棱脊方向螺丝,使双棱镜棱脊与狭缝严格平行,此时从显微镜中可看到清晰的干涉条纹。

为了减小测量误差,应尽量使干涉条纹间距 Δx 大一些。减小狭缝 S 与棱镜 B 的距离使两个虚光源的距离 d 减小和增大狭缝 S 与显微镜 O 的距离使缝屏距离 D 增大都可以使干涉条纹间距 Δx 变大。如果双棱镜的棱脊没有与狭缝严格平行,则狭缝 S 与显微镜 O 的距离越远,条纹就越模糊不清,调节难度越大。因此,调节时应先将显微镜 O 移近狭缝,从显微镜中看到干涉条纹后,微调双棱镜棱脊方向螺丝使干涉条纹清晰,然后逐步将显微镜 O 往后移,同时观察显微镜中干涉条纹的清晰度,若干涉条纹出现模糊,就微调双棱镜棱脊方向螺丝使干涉条纹清晰,然后再继续移后显微镜,直到干涉条纹足够宽为止(最好在整个目镜视野中能出现 10 条清晰的干涉条纹)。

2. 测量钠光的波长

（1）测量狭缝到观察屏的距离：调出清晰且足够宽的干涉条纹后，将狭缝 S、双棱镜 B 和测量显微镜 O 固定在光具座上，记下它们所在滑坐标线在光具坐标尺上的位置，则两个相干虚光源到显微镜观察屏 E 的距离为：$D = |O - S| -$修正值。

（2）用逐差法测量干涉条纹间距：旋转测量显微镜读数鼓轮使活动分划板上的丝线对准干涉条纹区域一端的某一暗纹中心，记下该暗纹中心位置的读数，沿同一方向旋转读数鼓轮，当分划板上的丝线每对准一条暗纹中心时就记下一个读数，依次记下 10 条暗纹中心位置的读数（记为 $x_1、x_2、\cdots、x_{10}$）。用逐差法（即 $x_6 - x_1$、$x_7 - x_2$、$x_8 - x_3$、$x_9 - x_4$、$x_{10} - x_5$）计算出相距 5 个条纹之间距离 $5\Delta x$ 的一组数值，将得到的数值除以 5，得到相邻条纹间距 Δx 的一组数值。

将上述得到的一组条纹间距 Δx 值求平均值 $\overline{\Delta x}$ 和平均绝对误差 $\Delta(\Delta x)$，并把测量结果写成 $\Delta x = \overline{\Delta x} \pm \Delta(\Delta x)$ 形式。

（3）用二次成像法测量两虚光源之间的距离：由于测量显微镜的观察屏 E 与测量显微镜所在滑坐标线不共面，狭缝平面与狭缝所在滑坐标线也可能不共面，因此通过滑坐标线位置来测量虚光源通过透镜成像的物距 u 和像距 v 时都存在一个未知的修正值，给测量带来误差。二次成像法省略了对 u 和 v 的直接测量，可避免由于测量 u 和 v 不准确而造成的测量误差。

保持狭缝 S 和双棱镜 B 的位置与测量干涉条纹间距时的位置相同（即保持测量干涉条纹间距时两虚光源的距离 d 不变），在双棱镜 B 和显微镜 O 之间放上透镜 L_2（焦距为 f），如图 2-12-4 所示。将显微镜 O 往后移，使显微镜观察屏 E 与狭缝 S 的距离 $A > 4f$，然后将显微镜 O 固定在光具座上。移动透镜 L_2，使两个虚光源 S_1 和 S_2 通过透镜 L_2 在显微镜的观察屏 E 上分别成一对清晰且间距较大的"大"像和一对清晰且间距较小的"小"像。分别测量大像时两个像的间距 d' 和小像时两个像的间距 d''，各测量 5 次，分别算出它们的平均值 $\overline{d'}$、$\overline{d''}$ 和平均绝对误差 $\Delta d'$、$\Delta d''$，并把测量结果分别写成 $d' = \overline{d'} \pm \Delta d'$ 和 $d'' = \overline{d''} \pm \Delta d''$ 形式。

将平均值 $\overline{d'}$、$\overline{d''}$ 代入公式（2-12-3），算出两虚光源之间的距离 d。

由于透镜存在球面像差，造成成像位置难以准确确定，使测量的 d'、d'' 出现较大误差。若在透镜 L_2 上加一圆孔光阑，可减小透镜成像的球面像差，提高测量 d'、d'' 的精确度。

（4）计算钠光的波长：将上述测得的缝屏距离 D 值、条纹间距的平均值 $\overline{\Delta x}$ 和两虚光源间距 d 值代入公式（2-12-1），算出钠光的波长。

【数据记录及处理】

1. 测量缝屏距离和条纹间距

狭缝位置 S(cm)					
双棱镜位置 B(cm)					
测量显微镜位置 O(cm)					
缝屏距离 $D = |O-S| - 14.50$(cm)					
连续 10 条暗纹位置(mm)	x_1:	x_2:	x_3:	x_4:	x_5:
	x_6:	x_7:	x_8:	x_9:	x_{10}:
$5\Delta x$(mm)					
条纹间距 Δx(mm)					

测量结果 $\Delta x = \overline{\Delta x} \pm \Delta(\Delta x) =$

2. 测量两虚光源之间的距离

测量次数		1	2	3	4	5	平均值±平均绝对误差
第一次成像（大像）	像 S'_1 位置(mm)						
	像 S'_2 位置(mm)						$\overline{d'} \pm \Delta d' =$
	大像间距 d'(mm)						
第二次成像（小像）	像 S''_1 位置(mm)						
	像 S''_2 位置(mm)						$\overline{d''} \pm \Delta d'' =$
	小像间距 d''(mm)						

两虚光源 $S_1 S_2$ 间距(mm) $d = \sqrt{\overline{d'} \cdot \overline{d''}} =$

3. 计算钠光的波长

$\lambda = \dfrac{d}{D} \overline{\Delta x} = $ _____ (nm)。

【思考题】

1. 附在光具座上的标尺最小刻度是_____cm,测量时应估读到_____cm。

2. 由测量显微镜上可准确读到_____mm,测量时应估读到_____mm。

3. 要观察到清晰的干涉条纹,必须满足_____,
_____等 3 个条件。

4. 当狭缝 S 与棱镜 B 之间的距离增大时,干涉条纹间距怎样改变? 当狭缝 S 与显微镜 O 之间的距离增大时,干涉条纹间距又怎样改变? 怎样才能得到足够宽的干涉条纹?

5. 当狭缝 S 比较宽时,能否看到清晰的干涉条纹? 为什么?

6. 如果在显微镜的视野中只能测量到 8 条干涉条纹位置,怎样用逐差法计算干涉条纹间距?（可列表或写出计算公式）

实验 2-13　用牛顿环测透镜曲率半径

牛顿环是一种光学器件。当单色平行光垂直入射牛顿环时,可获得等厚干涉条纹,这种用分振幅方法实现的等厚干涉现象,最早为牛顿所发现。这一原理在实际工作中有很多应用,除了本实验用来测量球面的曲率半径外,最典型的是在光学元件生产中用来检验光学表面的加工质量,如光洁度和平整度等。

【实验目的】

1. 了解等厚干涉原理,观察牛顿环等厚干涉条纹特点。
2. 掌握用干涉法测量平凸透镜的曲率半径、物体的微小直径(或厚度)。
3. 熟练使用读数显微镜。
4. 掌握用逐差法处理实验数据的方法。

【实验器材】

读数显微镜,钠灯,牛顿环仪。

【实验原理】

牛顿环装置是由一块曲率半径较大的平凸玻璃透镜,将其凸面放在一块光学玻璃平板(平晶)上构成的,如图 2-13-1 所示。平凸透镜的凸面与玻璃平板之间形成一层空气薄膜,其厚度从中心接触点到边缘逐渐增加。若以平行单色光垂直照射到牛顿环上,则经空气层上、下表面反射的两束反射光是相干光,它们在平凸透镜的凸面相遇后,将发生干涉。其干涉图样是以玻璃接触点为中心的一系列明暗相间的同心圆环(图 2-13-2),称为牛顿环。由于同一干涉环上各处的空气层厚度是相同的,因此称为等厚干涉。

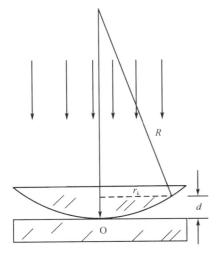

图 2-13-1　牛顿环装置示意图

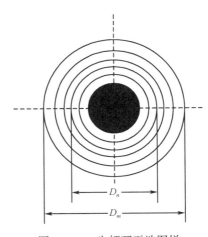

图 2-13-2　牛顿环干涉图样

设透镜的曲率半径为 R,与接触点 O 相距为 r_k 处的空气层厚度为 d。由光路

分析可知,与 k 级条纹对应的两束相干光的光程差为

$$\delta = 2d + \frac{\lambda}{2} \tag{2-13-1}$$

上式的 $\lambda/2$ 是光从光疏媒质入射到光密媒质反射时发生半波损失引起的额外光程差。

由干涉条件可知,当 $\delta = 2d + \frac{\lambda}{2} = (2k+1)\frac{\lambda}{2}$ $(k=0,1,2,3,\cdots)$ 时,干涉条纹为暗条纹,由此可得

$$d = \frac{k}{2}\lambda \tag{2-13-2}$$

由图 2-13-1 所示几何关系可得

$$R^2 = (R-d)^2 + r_k^2 = R^2 - 2Rd + d^2 + r_k^2$$

由于 $R \gg d$,则 d^2 可以略去,于是有

$$d = \frac{r_k^2}{2R} \tag{2-13-3}$$

由式(2-13-2)和式(2-13-3)可得第 k 级暗环的半径为

$$r_k^2 = 2Rd = 2R \cdot \frac{k}{2}\lambda = kR\lambda \tag{2-13-4}$$

由式(2-13-4)可知,如果单色光源的波长 λ 已知,则只需测出第 k 级暗环的半径 r_k,即可算出平凸透镜的曲率半径 R;反之,如果 R 已知,测出 r_k 后,就可计算出入射单色光波的波长 λ。但由于平凸透镜的凸面和光学平玻璃平面不可能是理想的点接触,接触压力会引起局部弹性形变,使接触处成为一个圆形平面,干涉环中心为一暗斑;或者空气间隙层中有了尘埃等因素的存在,使得在暗环公式中附加了一项光程差。假设附加厚度为 a(有灰尘时 $a>0$,受压变形时 $a<0$),则光程差为

$$\delta = 2(d+a) + \frac{\lambda}{2}$$

由暗纹条件

$$2(d+a) + \frac{\lambda}{2} = (2k+1)\frac{\lambda}{2}$$

得

$$d = \frac{k}{2}\lambda - a$$

将上式代入式(2-13-4)得

$$r_k^2 = 2Rd = 2R\left(\frac{k}{2}\lambda - a\right) = kR\lambda - 2Ra \tag{2-13-5}$$

式(2-13-5)中的 a 不能直接测量,但可以取两个暗环半径的平方差来消除它,如对于第 m、n 级暗环,相应的半径为

$$r_m^2 = mR\lambda - 2Ra$$
$$r_n^2 = nR\lambda - 2Ra$$

两式相减可得

$$r_m^2 - r_n^2 = R(m - n)\lambda$$

所以透镜的曲率半径为

$$R = \frac{r_m^2 - r_n^2}{(m - n)\lambda}$$

又因为暗环的中心不易确定,故取暗环的直径计算

$$R = \frac{D_m^2 - D_n^2}{4(m - n)\lambda} \tag{2-13-6}$$

由式(2-13-6)可知,只要测出 D_m 与 D_n(分别为第 m、n 级暗环的直径)的值,就能算出 R 或 λ。

【仪器介绍】

本实验所用读数显微镜如图 2-13-3 所示,读数显微镜的主要部分为放大待测物体用的显微镜和读数用的主尺和副尺。转动测微鼓轮,能使显微镜左右移动。显微镜由物镜、目镜和十字叉丝组成。使用时,被测量的物体放在工作台上,用压片固定。调节目镜进行视度调节,使叉丝清晰。转动调焦手轮,从目镜中观察,使被测量的物体成像清晰,调整被测量的物体,使其被测量部分的横面和显微镜的移动方向平行。转动测微鼓轮,使十字叉丝的纵线对准被测量物体的起点,进行读数(读数为主尺和测微鼓轮的读数之和)。读数标尺的刻度范围为 $0 \sim 50\text{mm}$,最小分度值为 1mm,测微鼓轮圆周等分为 100 格,鼓轮转动 1 周,标尺就移动 1mm,所以鼓轮上每一格的分度值为 0.01mm。为了避免回程误差,应采用单方向移动测量。

【实验内容与步骤】

1. 将牛顿环放置在读数显微镜工作台毛玻璃中央,并使显微镜镜筒正对牛顿环装置中心,点亮钠灯,使其正对读数显微镜物镜的 45° 反射镜。

2. 调节读数显微镜

(1)调节目镜:使分划板上的十字刻线清晰可见,并转动目镜,使十字刻线的横刻线与显微镜筒的移动方向平行。

(2)调节 45° 反射镜:使显微镜视场中亮度最大,这时基本满足入射光垂直于待测透镜的要求。

(3)转动手轮:使显微镜筒平移至标尺中部,并调节调焦手轮,使物镜接近牛顿环装置表面。

(4)对读数显微镜调焦:缓缓转动调焦手轮,使显微镜筒由下而上移动进行调焦,直至从目镜视场中清楚地看到牛顿环干涉条纹且无视差为止;然后再移动牛顿环装置,使目镜中十字刻线交点与牛顿环中心大致重合。

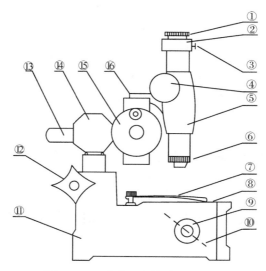

图 2-13-3　读数显微镜结构示意图

①目镜;②锁紧圈;③锁紧螺丝;④调焦手轮;⑤镜筒支架;⑥物镜;⑦弹簧压片;⑧台面玻璃;
⑨旋转手轮;⑩反光镜;⑪底座;⑫旋手;⑬方轴;⑭接头轴;⑮测微鼓轮;⑯标尺

3. 观察条纹的分布特征　各级条纹的粗细是否一致,条纹间隔是否一样,并做出解释。观察牛顿环中心是亮斑还是暗斑,若为亮斑,如何解释?

4. 测量暗环的直径　转动读数显微镜测微鼓轮,同时在目镜中观察,使十字刻线由牛顿环中央缓慢向一侧移动至 45 环左右然后退回至第 40 环,自第 40 环开始单方向移动十字刻线,每移动一环记下相应的读数直到第 36 环,然后再从同侧第 30 环开始记到第 26 环;穿过中心暗斑,从第 26 环开始直至第 40 环依次记录另一侧环的位置,并将所测数据记入数据表格中。

【注意事项】

1. 钠灯点亮后,需等待一段时间才能正常使用(5~6min)。钠灯关闭后若需重新点亮,需稍等 5min 以上才能重新打开。

2. 若牛顿环仪和显微镜的光学表面不清洁,要用专门的擦镜纸轻轻揩拭。

3. 读数显微镜的测微鼓轮在每一次测量过程中只能向一个方向旋转,中途不能反转。

4. 当用镜筒对待测物聚焦时,为防止损坏显微镜物镜,正确的调节方法是使镜筒移离待测物(即提升镜筒)。

【数据记录及处理】

1. 牛顿环实验数据　钠光波长 $\lambda = 589.3\text{nm}$ 。

单位： mm

环序数	m_i	40	39	38	37	36
环位置	左					
	右					
环直径	D_{mi}					
环序数	n_i	30	29	28	27	26
环位置	左					
	右					
环直径	D_{ni}					
D_{mi}^2						
D_{ni}^2						
$D_{mi}^2 - D_{ni}^2$						

2. 数据处理

$$\overline{D_m^2 - D_n^2} = \underline{\hspace{6cm}} ; \quad \Delta(D_m^2 - D_n^2) = \underline{\hspace{6cm}} ;$$

$$\overline{R} = \frac{\overline{D_m^2 - D_n^2}}{4(m-n)\lambda} = \underline{\hspace{4cm}} ; \quad \frac{\Delta R}{\overline{R}} = \frac{\Delta(D_m^2 - D_n^2)}{D_m^2 - D_n^2} = \underline{\hspace{4cm}} ;$$

$$\Delta R = \frac{\Delta(D_m^2 - D_n^2)}{D_m^2 - D_n^2} \overline{R} = \underline{\hspace{5cm}} ;$$

测量结果： $R = \overline{R} \pm \Delta R = \underline{\hspace{5cm}}$ 。

【思考题】

1. 用白光照射能否看到牛顿环的干涉条纹?

2. 牛顿环干涉图样的中心在什么情况下是暗的? 什么情况下是亮的?

3. 在牛顿环干涉图样中随着级数的增大,两相邻暗(或亮)环之间的距离是否有变化? 为什么?

4. 本实验读数显微镜测量的是牛顿环的半径还是直径? 这样做有什么好处?

5. 如果实验中发现一侧条纹清楚而另一侧条纹不清楚,可能的原因是什么?

实验 2-14 分光计的调节与使用

分光计是一种能观察光谱和精确测量光线偏转角的光学仪器,光学中的许多基本量如波长、折射率等都可以通过测量光线的偏转角计算得到。许多光学仪器如光栅光谱仪、分光光度计等的基本结构也是以它为基础的,所以分光计是光学实验中的基本仪器之一,分光计的调节技术是光学实验中的基本技术之一。学会分光计的调节和使用,有助于掌握操作更为复杂的光学仪器。

【实验目的】

1. 了解分光计的结构和工作原理,掌握分光计的调节方法。
2. 学习用自准法测量三棱镜的顶角。
3. 掌握用最小偏向角法测定三棱镜的折射率。

【实验器材】

JY 型分光计,平面镜,钠灯,三棱镜。

【实验原理】

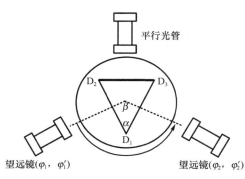

图 2-14-1   自准法测量三棱镜顶角

1. 自准法测量三棱镜顶角   如图 2-14-1 所示,将三棱镜的磨砂面 D_2 D_3 正对平行光管,放在载物台上。自准法是利用自准直望远镜光轴与三棱镜的折射面 D_1D_2 面垂直,使绿十字经 D_1D_2 面的反射像与分划板上部的十字线完全重合,由分光计的读数装置读出望远镜的位置 φ_1;再把望远镜转到与折射面 D_1D_3 垂直,观察绿十字经 D_1D_3 面的反射像与分划板上部的十字线完全重合,读出此处望远镜的位置 φ_2,则望远镜转过的角度为 $\beta = \varphi_2 - \varphi_1$,三棱镜的顶角 $\alpha = 180° - \beta$。为了消除偏心误差,需要从另外一个游标上也读出望远镜分别对准折射面 D_1D_2 和 D_1 D_3 的位置 φ_1' 和 φ_2',则望远镜转过的角度取平均为

$$\beta = \frac{1}{2}\left[(\varphi_2 - \varphi_1) + (\varphi_2' - \varphi_1')\right]$$

顶角的度数为

$$\alpha = 180° - \frac{1}{2}\left[(\varphi_2 - \varphi_1) + (\varphi_2' - \varphi_1')\right] \tag{2-14-1}$$

2. 最小偏向角法测三棱镜的折射率   如图 2-14-2 所示,光线 EF 以入射角 i_1 入射到三棱镜折射面 D_1D_2 上,折射角为 i_2,光线在折射面 D_1D_3 上再次发生折射,最后光线以出射角 i_4 沿 GH 出射。入射光线 EF 与出射光线 GH 之间的夹角称为偏向角 δ。δ 的大小除了与入射角 i_1 有关外,还随光线波长的变化而变化。可以证明:当入射角等于出射角,即 $i_1 = i_4$ 或 $i_2 = i_3$ 时,偏向角有最小值,即为最小偏向角,用 $\delta_{\min}$ 表示。由图很容易得到

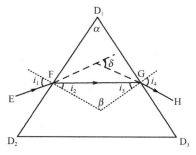

图 2-14-2   三棱镜的折射

$$i_2 = \frac{\alpha}{2} \ , \ i_1 = \frac{\delta_{\min}}{2} + i_2 = \frac{\delta_{\min}}{2} + \frac{\alpha}{2} \qquad (2\text{-}14\text{-}2)$$

若 n 为棱镜的折射率,由折射定律可知: $n = \dfrac{\sin i_1}{\sin i_2}$,则

$$n = \frac{\sin \dfrac{\delta_{\min} + \alpha}{2}}{\sin \dfrac{\alpha}{2}} \qquad (2\text{-}14\text{-}3)$$

由此可知,只要测出三棱镜的顶角 α 和最小偏向角 $\delta_{\min}$ 就可以计算出棱镜的折射率 n 。

【仪器介绍】

分光计由底座、平行光管、望远镜、载物平台和读数装置 5 大部分组成。JY 型分光计的外形图如图 2-14-3 所示。

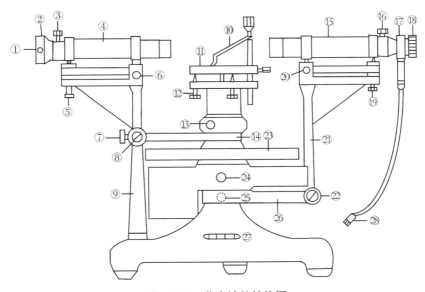

图 2-14-3　分光计的结构图

①狭缝宽度调节手轮;②狭缝装置;③狭缝装置伸缩锁紧螺钉;④平行光管;⑤平行光管高低调节螺钉;⑥平行光管水平调节螺钉;⑦游标盘锁紧螺钉;⑧游标盘微调螺钉;⑨立柱;⑩夹持弹簧片;⑪载物平台;⑫载物平台调平螺钉;⑬载物平台锁紧螺钉;⑭中心轴;⑮望远镜;⑯目镜伸缩锁紧螺钉;⑰阿贝式自准直目镜;⑱目镜调焦手轮;⑲望远镜光轴高低调节螺钉;⑳望远镜光轴水平调节螺钉;㉑支臂;㉒望远镜微调螺钉;㉓刻度盘和游标盘;㉔转座与刻度盘锁紧螺钉;㉕望远镜锁紧螺钉(在另一侧);㉖制动架;㉗底座;㉘电源插头

1. 底座　它是整个分光计的支架。底座㉗的中央固定有一垂直方向的中心轴⑭,望远镜⑮、刻度盘和游标盘㉓均套在中心轴上,可以绕中心轴转动。

2. 平行光管　它的作用是用来获得平行光。平行光管④的一端是透镜,固定

在镜筒上,另一端是一宽度在0~2mm内可以调节的狭缝装置②。松开狭缝锁紧螺钉③,狭缝装置可沿平行光管光轴移动,改变狭缝与透镜的距离。当狭缝处在透镜的焦平面上时,从狭缝射入的光线经透镜后即成为平行光。

平行光管安装在固定于底座的立柱⑨上,平行光管光轴的高低和水平位置可通过立柱上的调节螺钉⑤、⑥进行调节。

3. 望远镜 又称为阿贝式自准直望远镜,它的作用是观察平行光和进行测量。阿贝式自准直望远镜⑮由阿贝目镜⑰(包括消色差目镜和固定在套筒上的全反射棱镜及分划板)和消色差物镜组成,其结构如图 2-14-4 所示。物镜固定装在镜筒的一端,阿贝目镜装在镜筒另一端的套筒中。松开目镜锁紧螺钉⑯,套筒可以在镜筒中前后移动和转动,以改变分划板与物镜的距离,使分划板能调到物镜的焦平面上。在目镜套筒的侧面开有小孔,小孔旁装有一小灯泡,它发出的光束经棱镜全反射后照亮分划板上的小十字缝,并沿望远镜筒向外传播。调节目镜调焦手轮⑱可改变目镜与分划板的相对位置,使分划板处于目镜的焦平面上,这时可以看清分划板上的双十字线,目镜视场如图 2-14-5 所示。

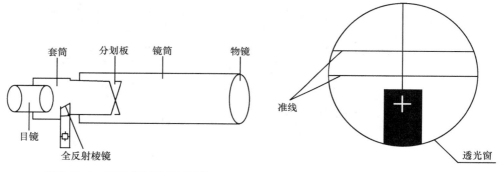

图 2-14-4 阿贝式自准直望远镜   图 2-14-5 目镜视场图

望远镜安装在支臂㉑上,支臂与转座固定在一起,并套上刻度盘。当松开转座与刻度盘的锁紧螺钉㉔时,转座与刻度盘可以相对转动,当旋紧转座与刻度盘的锁紧螺钉㉔时,转座以及固定在转座上的望远镜可与刻度盘一起转动。制动架㉖与底座上的望远镜锁紧螺钉㉕用来固定望远镜,当它锁紧后,可用制动架末端的望远镜微调螺钉㉒对望远镜的水平位置进行微调。望远镜光轴的高低和水平位置可以通过调节螺钉⑲、⑳进行调节。

4. 载物平台 用来放置光学零件。载物平台⑪套在游标盘上,可以绕中心轴旋转,旋紧载物平台升降锁紧螺钉⑬和制动架与游标盘的锁紧螺钉⑦时,借助立柱上的游标盘微调螺钉⑧可以对载物平台和游标盘进行水平微调。放松载物平台锁紧螺钉时,载物平台可根据需要升高或降低,调到所需位置后,再把锁紧螺钉拧紧。松开制动架与游标盘的锁紧螺钉⑦时,游标盘可带动载物平台绕中心轴转动。载物平台有 3 个调平螺钉⑫,用来调节载物平台水平,使之与中心轴垂直。

5. 读数装置 用来测量望远镜相对于载物平台的方位角。由套在中心轴的刻度盘和游标盘㉓组成,可以绕中心轴旋转。刻度盘上刻有 720 等分的刻线,每一分格为 0.5°(即 30′)。在刻度盘上相隔 180°的位置处对称地设置了两个游标读数装置。游标上有 30 个分格,其总长与刻度盘上 29 个分格总长相等,故刻度盘上一小格与游标上一小格之差(即游标的精度)为 $\delta = \dfrac{a}{n} = \dfrac{0.5°}{30} = \dfrac{1°}{60} = 1′$。读数时先根据游标"0"线对准刻度盘的位置,从刻度盘上读出整度数和半度数,再根据游标与刻度盘对齐的游标线数,从游标上读出"分"值,将两数相加,就是望远镜所在位置的方位角。如图 2-14-6 所示,游标"0"线对准刻度盘的位置介于 116°~116.5°,由刻度盘读出整度数为 116°,而游标上的第 12 条刻度线与刻度盘某刻度线对齐,从游标上读出值为 12′,因此该位置的读数为 116°12′。

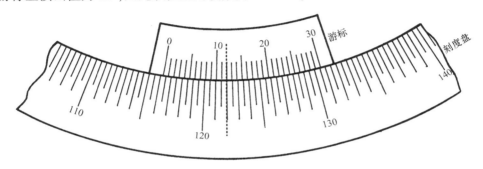

图 2-14-6　分光计读数

在刻度盘对径位置设置两个游标读数装置,是为了消除刻度盘的偏心误差。测量时,应分别读出两个游标读数装置的起点读数值和停点读数值,计算出两个游标读数装置所测出的转角,然后取两个转角的平均值。

【实验内容与步骤】

1. 分光计的调节　调节分光计要求:①使望远镜聚焦于无穷远;②平行光管发出平行光;③望远镜和平行光管的光轴与仪器的中心轴垂直。

(1) 熟悉仪器的结构:对照分光计的结构图和实物,熟悉分光计各部分的具体结构及其调整、使用方法。

(2) 目测粗调:用目视方法进行粗调,使望远镜、平行光管和载物台面大致垂直于中心轴,如图 2-14-7 所示。调节载物平台下面 3 个调平螺钉⑫可调节载物台面与中心轴垂直;调节望远镜下面的可调节螺钉

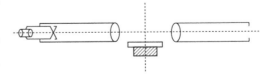

图 2-14-7　分光计调整起始位置

⑲可使望远镜光轴与中心轴垂直;调节平行光管下面的调节螺钉⑤可使平行光管的光轴与中心轴垂直。

（3）望远镜的调整

1）目镜调焦：接通目镜照明电源，点亮照明小灯。旋转目镜调焦手轮⑱，调节目镜与分划板（包括十字窗）的距离，直到通过目镜观察到分划板上的双十字线清晰为止，这时分划板处于目镜的焦平面上。

注意：目镜调焦过后，不得在实验中再转动目镜调焦手轮⑱。

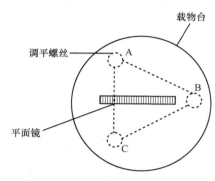

图 2-14-8　平面镜的位置

2）望远镜的调焦：目的是将目镜分划板上的十字线调整到望远镜物镜的焦平面上，也就是望远镜对焦于无穷远处。这样，当望远镜接收平行光束时，将成像在位于物镜焦平面的分划板上。调节方法如下：

A. 将双面平面镜放在载物平台的中央，镜面与平台下其中两颗螺钉（如 A、C）的连线垂直，如图 2-14-8 所示，并用夹持弹簧片⑩固定。

B. 拧紧望远镜锁紧螺钉㉕使望远镜固定，松开载物台的锁紧螺钉⑬，用载物平台调平螺钉⑫调节载物台的水平和高度，使载物台面水平，而且平面镜中心与望远镜光轴基本同高；转动载物平台，使镜面对着望远镜的物镜，调节望远镜光轴高低调节螺钉⑲和水平调节螺钉⑳，使平面镜与望远镜光轴大致垂直。

C. 轻缓地转动载物台，从侧面观察，使得从望远镜射出的"十"字光能被平面镜反射回望远镜中。注意：调节是否顺利，以上步骤是关键。

D. 从望远镜中观察，并轻缓地转动载物台，找到从平面镜反射回来的"十"字像光斑。若找不到光斑，说明粗调未调好，可重复步骤 B、C，直至从望远镜中看到从平面镜反射回来的"十"字像光斑为止。

E. 松开目镜锁紧螺钉⑯，前后移动整个目镜，使"十"字像在望远镜视场中清晰无视差（即观察者眼睛上下左右移动时，不会出现反射的"十"字像相对于分划板上双十字线移动的现象），这时望远镜已对焦于无穷远。

3）将分划板十字线调成水平和垂直：松开望远镜锁紧螺钉㉕，将望远镜相对于载物平台旋转，观察"十"字像是否水平地移动，如果分划板的水平刻线与"十"字像的移动方向不平行，就转动目镜，使"十"字像与分划板的水平刻线的移动方向平行，注意不要破坏望远镜的调焦，然后将目镜锁紧螺钉⑯拧紧。

4）调节望远镜光轴与分光计中心轴垂直：

A. 将载物平台旋转 180°，使望远镜对准平面镜的另一面。从望远镜中重新找到从平面镜反射回来的"十"字像。如果望远镜的光轴与分光计的中心轴相垂直，而且平面镜反射面又与中心轴平行，则转动载物台时，从望远镜观察到的由平面镜正、反两个面反射回来的"十"字像都与分划板上方的十字线完全重合，即处于"自准状态"，如图 2-14-9 所示。

若望远镜光轴与分光计中心轴不垂直,平面镜反射面也与中心轴不平行,则转动载物台时,从望远镜中观察到的由平面镜正、反两个面反射回来的"十"字像必然是一个偏低,一个偏高,甚至只能看到一个。如果出现后一种情况,应参照望远镜的调焦2)、3)步骤,适当调整载物平台调平螺钉⑫的 A 或 C 和望远镜光轴高低调节螺钉⑲,直到任意将载物台旋转180°,都能在望远镜观察到经平面镜正、反两面反射回来的"十"字像。

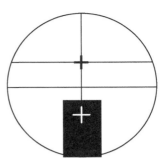

图 2-14-9　　"十"字像位置

B. 若从望远镜中观察到的由平面镜正、反两个面反射回来的"十"字像不处在"自准状态",一个像偏低,一个像偏高,则采用"减半逼近"方法调节。先调节载物台的调平螺钉⑫ A 或 C,使"十"字像与分划板上横线的垂直距离减少一半,再调节望远镜光轴高低调节螺钉⑲,使"十"字像与分划板上横线重合。

C. 把载物台再旋转180°,检查"十"字像与分划板上方的十字线的重合程度,重复步骤2)的方法调节,如此反复多次,使偏差完全得到校正,这时平面镜的两个反射面均与中心轴平行,望远镜光轴与中心轴垂直。

(4)平行光管的调节

1)平行光管的调焦:目的是把狭缝调整到平行光管物镜的焦平面上,即平行光管对焦于无穷远处,平行光管射出的光是平行光。调节方法如下:

A. 取下载物台上的平面镜,打开狭缝,用钠灯最大限度地照亮狭缝。将已调好的望远镜对准平行光管,从望远镜中观察来自平行光管的狭缝像。

B. 松开狭缝锁紧螺钉③,将狭缝②调到竖直位置,同时伸缩狭缝套筒,调节平行光管的狭缝与透镜之间距离,直到从望远镜中看到清晰的狭缝像为止,这时狭缝已调整到平行光管物镜的焦平面上,平行光管已对焦于无穷远。

C. 调节狭缝宽度调节手轮①,使望远镜视场中的狭缝像宽约 1mm。

2)调节平行光管与望远镜共轴:

A. 将狭缝②转到水平位置,调节平行光管光轴高低调节螺钉⑤,使狭缝的像与分划板的中间水平刻线重合,这时平行光管与望远镜共轴。

B. 将狭缝②调回垂直位置,检查确保狭缝像最清晰且无视差后拧紧狭缝锁紧螺钉③。

2. 自准法测量三棱镜顶角

(1)调节三棱镜的两个折射面与分光计转轴平行:三棱镜按图 2-14-10 所示的位置放在载物台上,三棱镜 $D_1D_2D_3$ 的三边垂直于平台下面三个螺丝的连线,D_1D_2 垂直于载物台调节螺钉 A、C 的连线,D_1D_3 垂直于调节螺钉 A、B 的连线。

旋转望远镜使其对准 D_1D_2,调节螺钉 A 或 C,使由 D_1D_2 面反射回来的绿色"十"字像与分划板上方的"十"字线重合;转动望远镜使其对准 D_1D_3,调节螺钉 B,

使由面 D_1D_3 反射回来的绿色"十"字像与分划板上方的"十"字线重合。反复多次，直到由 D_1D_2 面和面 D_1D_3（注意 D_2D_3 面是磨砂面）反射回来的"十"字像都与分划板上方的"十"字线重合，处于"自准状态"，则说明三棱镜的两个折射面均与分光计转轴平行。

（2）自准法测量三棱镜顶角：将三棱镜的磨砂面 D_2D_3 正对平行光管，按实验原理中所述的自准法测量三棱镜顶角。

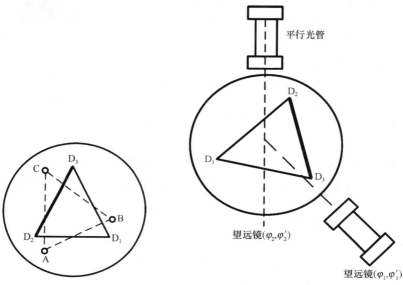

图 2-14-10   三棱镜的放置   图 2-14-11   最小偏向角的测定

3. 测量三棱镜的最小偏向角

（1）将三棱镜按照图 2-14-11 放置在载物台上，使平行光管出射的平行光照射到棱镜的一个侧面 D_1D_2 上。

（2）将望远镜转到 D_1D_3 面找到平行光管狭缝像，然后慢慢转动载物台（与游标盘一起转动）以改变入射角 i_1，观察偏向角是朝偏小还是偏大的方向移动。选择使偏向角向偏小的方向移动，慢慢转动载物台，在望远镜中观察狭缝像的移动情况，直到载物台继续向同一个方向移动时而狭缝像不再向前移动而向相反的方向移动为止，此时，这个转折的位置即为最小偏向角的位置。

（3）测量最小偏向角。移动望远镜，将分划板的竖直叉丝与狭缝像对准，固定望远镜；稍稍转动载物台，再次找到狭缝像向反方向移动的准确位置，固定载物台，微调望远镜使竖直叉丝对准狭缝像。记下此时两个游标的读数 φ_1 和 φ_1'。

（4）保持载物台固定不动，挪去三棱镜，转动望远镜使其对准入射光，将竖直叉丝对准狭缝像，记下此时两个游标的读数 φ_2 和 φ_2'，由此得到最小偏向角 $\delta_{\min}$

$$= \frac{1}{2}\big[(\varphi_2 - \varphi_1) + (\varphi_2' - \varphi_1')\big]。$$

（5）再重复上述步骤测量 4 次。记下相关数据。

4. 计算棱镜折射率　根据以上测量结果和式(2-14-3)计算三棱镜的折射率。

【注意事项】

1. 调节分光计前必须清楚每个螺丝的作用,不能随便乱拧螺丝,以免损坏仪器。

2. 分光计的调节要按一定方向进行,调好一个方向再调另一方向,已经调好部分的螺丝不能再随便改变,否则前功尽弃。

3. 望远镜的目镜、物镜及平行光管的调焦都关系到从望远镜观察视场及所成的像是否清晰,一定要注意调节清晰。

4. 调节望远镜光轴与分光计中心轴垂直,即使由平面镜正、反两个面反射回来的"十"字像都处于"自准状态",是分光计调节的重点与难点,一定要掌握好如何调节。

5. 在读数时,如果游标盘经过刻度盘的 360°线,则计算角度时要根据转动方向加或减 360°。

6. 在测量读数时,一定要注意若转动望远镜(与读数刻度盘锁定一起)则应固定载物台和游标盘,若转动载物台(与游标盘锁定在一起)则应固定望远镜和读数刻度盘,否则会引起读数不准确。

7. 望远镜、平行光管的镜头、平面镜的镜面和三棱镜的光学表面不能用手触摸。

【数据记录及处理】

1. 自准法测量三棱镜顶角

测量次数	正对 D_1D_2 位置		正对 D_1D_3 位置		$\varphi_左=$	$\varphi_右=$	$\varphi=$	$\alpha=$	$\bar{\alpha}$
	左读数 φ_1	右读数 φ'_1	左读数 φ_2	右读数 φ'_2	$\lvert\varphi_1-\varphi_2\rvert$	$\lvert\varphi'_1-\varphi'_2\rvert$	$\dfrac{\varphi_左+\varphi_右}{2}$	$180°-\varphi$	
1									
2									
3									

2. 测量三棱镜的最小偏向角

测量次数	狭缝像经三棱镜后的最小偏向角位置		狭缝像未经三棱镜的原来位置		$\varphi_左=$	$\varphi_右=$	最小偏小角 $\delta_{min}=$	$\bar{\delta}_{min}$
	左读数 φ_1	右读数 φ'_1	左读数 φ_2	右读数 φ'_2	$\lvert\varphi_1-\varphi_2\rvert$	$\lvert\varphi'_1-\varphi'_2\rvert$	$\dfrac{\varphi_左+\varphi_右}{2}$	
1								
2								
3								
4								
5								

3. 棱镜的折射率 n

$$n = \frac{\sin \dfrac{\bar{\delta}_{\min} + \bar{\alpha}}{2}}{\sin \dfrac{\bar{\alpha}}{2}} = \underline{\hspace{6cm}}。$$

【思考题】

1. 分光计主要由哪几部分组成？各部分有什么作用？

2. 为什么绿色"十"字像与分划板上方的"十"字线重合就可以证明平面镜镜面与望远镜的光轴垂直？

3. 如果分划板上的双十字线不清楚而反射的绿"十"字清楚说明什么问题？是否只需调节目镜即可？

4. 为什么在刻度盘上要配备两个游标？两个游标应如何利用？

实验 2-15   用透射光栅测光波波长

光栅也称衍射光栅,是光谱分析中的重要光学元件。光栅实际上是由大量等宽等间距的平行狭缝构成,利用多光束衍射的原理使光发生色散,把不同波长的光按一定的规律分开。光栅已广泛应用于单色仪、摄谱仪等光学仪器中。光栅有透射光栅和反射光栅两种,透射光栅是用金刚石刀在玻璃上刻痕,而反射光栅则把刻痕刻在磨光的硬质合金上。本实验使用的是用镀膜全息照相制成的透射光栅。

【实验目的】

1. 进一步熟悉分光计的调节和使用。

2. 观察光栅光谱,加深对光的衍射和光栅的分光作用及原理的理解。

3. 掌握用透射光栅测定光栅常数和光波波长。

【实验器材】

JY 型分光计,衍射光栅,汞灯,钠灯。

【实验原理】

当一束单色平行光垂直投射到透射光栅平面上时,光将被衍射。如果用会聚透镜把这些衍射后的平行光会聚起来,则在透镜的焦平面上将出现明亮的条纹,称为谱线。根据夫琅禾费衍射理论,亮条纹所对应的衍射角 φ 应满足条件

$$(a + b)\sin\varphi = \pm k\lambda \qquad k = 0, 1, 2, \cdots \tag{2-15-1}$$

式(2-15-1)称为光栅方程。式中 $a + b$ 是光栅每一狭缝的宽度 a 与两条狭缝之间的距离 b 之和,称为光栅常数,λ 为光波波长,k 为光谱的级次。在 $\varphi = 0$ 的方向上可以观察到中央极大,称为中央明条纹或零级谱线;其他各级谱线则对称地分布在零级谱线的两侧,如图 2-15-1 所示。

如果入射光源是包含有几种不同波长的复色光,则这束复色平行光通过光栅后形成的谱线将按级按次序排列在该级谱线系列中。对不同的波长有一一对应的衍射角 $\varphi_{\kappa\lambda}$,从而在不同的位置上形成不同的彩色谱线,称为该入射光源的光谱。图 2-15-2 所示是汞灯光源通过光栅后形成的光谱示意图。

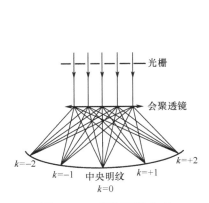

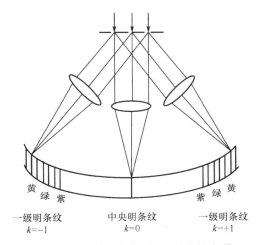

图 2-15-1　衍射谱线分布　　　　图 2-15-2　汞灯通过光栅后形成的光谱

根据式(2-15-1),若已知入射光某一条光谱线的波长值 λ,并测出该谱线在某一级 k 的衍射角 $\varphi_{k\lambda}$,就可以求出所用光栅的光栅常数 $d = a + b$;若已知所用光栅的光栅常数 d,并测出某一条光谱线 λ 在某一级 k 的衍射角 $\varphi_{k\lambda}$,则可计算出该光谱线的波长 λ。

【实验内容与步骤】

1. 分光计与光栅的调节

(1) 分光计的调节:①使望远镜聚焦于无穷远,②平行光管发出平行光,③望远镜和平行光管的光轴与仪器的中心轴垂直。调节步骤参考实验 2-14。

(2) 光栅的调节:①光栅平面与平行光管的光轴垂直,②光栅的刻痕与分光计主轴平行。

1) 用汞灯照亮狭缝,通过望远镜观察狭缝的像并使像对准望远镜分划板上的竖直叉丝,固定望远镜,将灯熄灭。

2) 将光栅按照图 2-15-3 的位置放置在载物台上(原平面镜放置的位置),点亮望远镜目镜小灯,轻轻转动载物台,从望远镜观察由光栅正面和反面反射回来的"十"像是否仍处于分划板上方的十字线上。若位置有偏离可微调调节调平螺钉 A 或 C,使反射回来的十字像处于分划板上方的十字线上,此时,光栅平面就与望远镜垂直。当平行光管已调节至与望远镜共轴后,就满足了平行光垂直入射光栅平面的要求。固定载物台,且在整个实验中不再转动载物台的位置。

3) 用汞灯照亮平行光管的狭缝,转动望远镜观察光栅的衍射光谱,可以看到在零级谱线的两侧对称分布着各级衍射谱线。若两侧的谱线不等高,说明光栅刻痕未取竖直方向,应调节调平螺钉 B 使各级谱线等高。此时,光栅的刻痕与分光计主轴平行。

2. 测量光栅常数

(1)确保光栅原位置放置在载物平台上,光栅平面正对着平行光管。用钠灯将平行光管的狭缝照亮,使入射光垂直照射到光栅平面上,如图 2-15-4 所示。

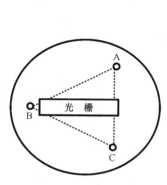

图 2-15-3　光栅的放置

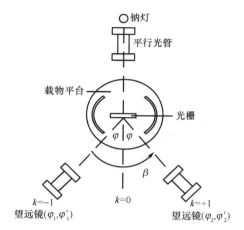

图 2-15-4　实验光路及操作示意图

(2)转动望远镜,观察钠光的衍射光谱线,明确中央零级亮条纹的位置。(若仪器调整得非常好,则除中央零级亮纹外,钠灯的每一级亮纹都是由非常靠近的双线组成,因此中央零级亮纹是很容易判断出来的)。

(3)将望远镜垂直叉丝对准左边第一级($k=-1$)双亮纹的中间,读出望远镜在此位置的读数;然后将望远镜向右转过零级亮条纹,直到垂直叉丝对准右边第一级($k=+1$)双亮纹的中间,读出望远镜在此位置的读数。

(4)将同一游标读数装置前后两次测量读数相减,求出钠光两个第一级亮纹之间的角距离 $\beta=2\varphi$。将两个游标读数装置测出的转角 β 取平均值,再除以 2,得到钠光第一级亮纹的衍射角 φ。

(5)将钠光波长 $\lambda=589.3\text{nm}$ 和测量得到的第一级亮纹的衍射角代入式(2-15-1),求出光栅的光栅常数值。

3. 测量汞灯的光谱波长

(1)用汞灯将平行光管的狭缝照亮,将上面测得光栅常数值的光栅垂直放在载物平台上,使入射光垂直照射到光栅平面上。

(2)转动望远镜,观察光源发出的衍射光谱线,中央零级亮条纹应为白色,其他同级各种波长的衍射条纹对称地分布在中央零级亮条纹的两侧,参考图 2-15-2。

(3)绿光和黄光的波长。如图 2-15-4 所示,先将望远镜向左转,使垂直叉丝对准左边第一级($k=-1$)紫光的亮纹中心,从两个游标读数装置分别读出望远镜在此位置的读数;继续将望远镜向左转,使垂直叉丝分别再对准左边第一级绿光和第一级黄光的亮纹中心,用同样方法分别读出望远镜在这两个位置的读数。

然后将望远镜向右转过零级亮条纹,直到垂直叉丝对准右边第一级($k = + 1$)的紫光亮纹中心,用同样方法读出望远镜在此位置的读数;再继续将望远镜向右转,使垂直叉丝分别再对准右边第一级绿光和第一级黄光的亮纹中心,用同样方法分别读出望远镜在这两个位置的读数。

同一游标读数装置对同一波长 $k = + 1$ 和 $k = - 1$ 的两条亮纹测量读数之差的绝对值就是图中 2-15-4 中两条亮纹之间的角距离 $\beta = 2\varphi$;将两个游标读数装置所测出的转角 β 取平均值,再除以 2,可得到各种波长第一级亮纹的衍射角,即:$\varphi = \bar{\beta}/2$。

将上面测得的光栅常数 $a + b$ 值和测量得到的紫光、绿光和黄光的第一级亮纹的衍射角代入式(2-15-1),求出波长。

【注意事项】

1. 光栅片是精密光学元件,严禁用手触摸光栅表面,以免损坏。

2. 汞灯的紫外光很强,不可直视。

3. 狭缝不能太宽,也不能太窄。狭缝太宽,形成的亮纹也较宽,测量定位的准确性变差,邻近光谱也容易重叠而难以分辨;狭缝太窄,光谱线亮度不够,无法看到谱线位置。

【数据记录及处理】

1. 光栅常数的测定

被测光源:_____,光波波长 λ = _____

测量次数	$k = - 1$ 位置读数		$k = + 1$ 位置读数		$\beta_{左} =$	$\beta_{右} =$	$\bar{\beta}$	$\varphi = \bar{\beta}/2$
	左读数 φ_1	右读数 φ_1'	左读数 φ_2	右读数 φ_2'	$\mid \varphi_1 - \varphi_2 \mid$	$\mid \varphi_1' - \varphi_2' \mid$		
1								
2								
3								
平均值								

光栅常数 $a + b = \dfrac{\lambda}{\sin\varphi} = $ _____。

2. 光波波长的测定

被测光源:_____

谱线	$k = - 1$ 位置读数		$k = + 1$ 位置读数		$\beta_{左} =$	$\beta_{右} =$	$\bar{\beta}$	φ	λ
	左读数 φ_1	右读数 φ_1'	左读数 φ_2	右读数 φ_2'	$\mid \varphi_1 - \varphi_2 \mid$	$\mid \varphi_1' - \varphi_2' \mid$			
紫光									
绿光									
黄光									

【思考题】

1. 如何判断出光栅的刻痕不平行于分光计转轴？如何调节？

2. 在汞灯的衍射光谱中,为何同一级光谱中紫光离中央明纹最近？红光离中央明纹最远？

3. 如何保证平行光垂直入射到光栅平面？

4. 如何消除读数引起的偏心误差？

实验 2-16　用旋光仪测糖溶液浓度

线偏振光通过某些透明物质后,偏振光的振动面会发生旋转,这种现象称为旋光现象。能使偏振光振动面旋转的物质称为旋光物质,许多有机化合物如糖溶液、松节油、樟脑等都具有旋光性,这是由于其分子结构不对称形成的。偏振光振动面旋转的角度称为旋转角或旋光度。

旋光仪是用来测定旋光物质旋转角的仪器,通过对旋转角的测定,可确定被测物质的浓度、含量及纯度等。

【实验目的】

1. 观察旋光现象,了解旋光物质的旋光性质。

2. 了解旋光仪的结构和工作原理,熟悉旋光仪的使用方法。

3. 学会用旋光仪测量旋光物质溶液的浓度。

【实验器材】

WXG-4 型旋光仪,已知和未知浓度的葡萄糖溶液,盛液玻璃管,温度计。

【实验原理】

如图 2-16-1 所示,线偏振光通过透明的旋光物质后,振动面旋转的角度 φ 与旋光物质的厚度 L 成正比。当观察者面对入射光时,若振动面逆时针旋转称为左旋;

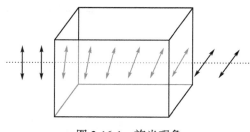

图 2-16-1　旋光现象

反之,振动面顺时针旋转称为右旋。

对于旋光物质的溶液来说,旋转角 φ 除了与偏振光通过旋光溶液的厚度 L 成正比外,还与溶液中所含旋光物质的浓度 C 成正比,即

$$\varphi = \alpha L C \qquad (2\text{-}16\text{-}1)$$

比例系数 α 称为旋光物质溶液的旋光率,它的值与旋光物质的性质、温度及偏振光的波长有关。在药典中,旋光性药物溶液的旋光率也称为比旋度或比旋率。同种溶质的旋光溶液的旋光率相同。在式(2-16-1)中,各量的单位在实际应用中的习惯用法是:旋转角 φ 的单位为℃,浓度 C 的单位为

g/cm^3,溶液厚度 L 的单位为 dm,因此旋光率的单位是℃·cm^3/(dm·g)。

实验表明,同一旋光物质对不同波长偏振光的旋光率有很大不同,随着波长的减小而迅速增大,这种现象称为旋光色散。因此,在利用物质的旋光性进行相关的检测和实验时,通常都采用单色光,最常用的单色光是波长 $\lambda = 589.3$nm 的钠黄光 D。另外,旋光率还会随温度的升降而略有变化,对大多数物质来讲,当温度升高 1℃时,旋光率约减小千分之几,所以测量时也必须标明温度。通常,旋光率的符号常写成 $[\alpha]_\lambda^t$,表示某种旋光物质溶液在温度为 t 下对波长为 λ 的单色偏振光的旋光率。例如,$[\alpha]_D^{20}$ 表示某种旋光物质溶液在 20℃下对钠黄光的旋光率。

如果用已知长度为 L 的测试管装满已知浓度为 C 的旋光溶液,测出旋转角 φ,则可求出该旋光物质溶液的旋光率为

$$\alpha = \frac{\varphi}{LC} \tag{2-16-2}$$

如果已知旋光物质溶液的旋光率 α,用已知长度为 L 的测试管装满未知浓度的旋光溶液,测出旋转角 φ,则可求出该旋光溶液的浓度为

$$C = \frac{\varphi}{\alpha L} \tag{2-16-3}$$

如果不知道旋光物质溶液的旋光率 α 而要测量旋光物质溶液的浓度,通常采用比较法测定。设 C_0、L_0、φ_0 表示已知浓度旋光溶液的浓度、测试管内液柱厚度和测出的旋转角,C_x、L_x、φ_x 表示同种未知浓度旋光溶液的浓度、测试管内液柱厚度和测出的旋转角,根据式(2-16-1)可得

$$\varphi_0 = \alpha L_0 C_0 \ , \ \varphi_x = \alpha L_x C_x$$

在相同温度、相同波长的单色光照射下,同种溶质旋光溶液的旋光率相同,因此上面两式相比可得

$$C_x = \frac{\varphi_x}{\varphi_0} \frac{L_0}{L_x} C_0 \tag{2-16-4}$$

如果实验时所用测试管长度相同,即 $L_x = L_0$,则待测旋光溶液的浓度为

$$C_x = \frac{\varphi_x}{\varphi_0} C_0 \tag{2-16-5}$$

通过对旋转角的测定,可检验溶液的浓度、纯度和溶质的含量,因此旋光测定法在药物分析、医学化验和工业生产及科研等领域内有着广泛的应用。

【仪器介绍】

常用最基本的圆盘旋光仪外形如图 2-16-2 所示,它的光学结构如图 2-16-3所示。仪器的主要部分有光

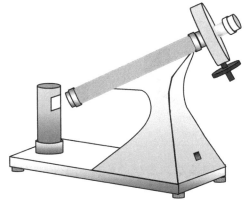

图 2-16-2　圆盘旋光仪

源、起偏器、三荫板、检偏器和附有游标的刻度盘等,测试管放置在三荫板和检偏器之间的试管筒里。

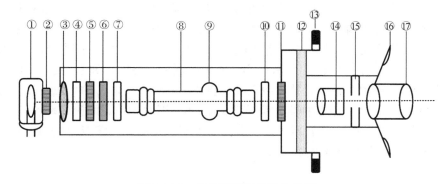

图 2-16-3　圆盘旋光仪光学结构图

①钠灯;②毛玻璃;③透镜;④滤光片;⑤起偏器;⑥三荫板;⑦保护玻璃;⑧测试管;⑨测试管凸起部分;
⑩保护玻璃;⑪检偏器;⑫刻度盘;⑬游标;⑭物镜;⑮光栏;⑯放大镜;⑰目镜

1. 旋光仪的测量原理　光源产生的光通过透镜后变成平行光,经起偏器后变成线偏振光,经三荫板、测试管内的旋光溶液、检偏器,最后射到望远镜上,从望远镜可以进行观察,并由与检偏器联动的刻度盘进行测量。

旋光仪中的三荫板是由两侧无旋光作用的普通玻璃片和中间有旋光作用的石英板粘合而形成的一块圆形透明薄片,能使线偏振光通过它之后在检偏器后面的望远镜中产生三分视场的作用,可通过判别三分视场的亮度变化来确定检偏器的位置。

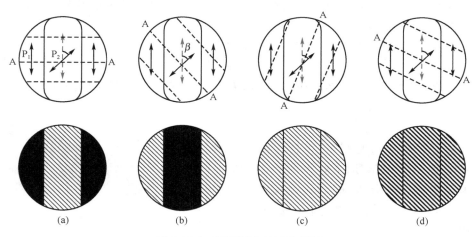

图 2-16-4　望远镜中的三分视场

由起偏器 P 产生的线偏振光经三荫板后,从三荫板两边普通玻璃片通过的线偏振光振动方向保持不变(设振动方向为 P_1,如图 2-16-4 中上下振动的方向);而从中间石英板通过的线偏振光,振动面被转过一个角度 β(设振动方向为 P_2),即一束线偏振光通过三荫板后,变成振动方向夹角为 β 的两束线偏振光。

当旋光溶液测试管未放入试管筒内时,经三荫板后的两束不同振动方向的线偏振光投射到检偏器上,随着检偏器的转动,在望远镜中将看到三分视场的亮度变化。

设检偏器的透光轴方向为 A,当旋转检偏器使 A 方向转到与振动方向 P_1 垂直时,从两边普通玻璃通过的线偏振光不能透过检偏器,而从中间石英板通过的线偏振光有部分透过检偏器,从望远镜中看到的三分视场是两边暗、中间稍亮、视场分界线清晰,如图 2-16-4(a)所示;当旋转检偏器使 A 方向转到与振动方向 P_2 垂直时,从两边普通玻璃通过的线偏振光有部分透过检偏器,而从中间石英板通过的线偏振光不能透过检偏器,从望远镜中看到的三分视场是两旁稍亮、中间暗、视场分界线清晰,如图 2-16-4(b)所示。当旋转检偏器使 A 方向转到与两束线偏振光振动方向 P_1、P_2 的夹角分角线平行时,两束线偏振光透过检偏器的光强相同,从望远镜中可看到三分视场的明亮程度相同、分界线消失,如图 2-16-4(c)所示;当旋转检偏器使 A 方向转到与两束线偏振光振动方向 P_1、P_2 的夹角分角线垂直时,两束线偏振光透过检偏器的光强也相同,但强度较弱,从望远镜中可看到三分视场的昏暗程度相同、分界线也消失,如图 2-16-4(d)所示。当检偏器透光轴 A 处在图 2-16-4(c)和图 2-16-4(d)所示的两种方位时,从望远镜看到的三分视场分界线都消失,两者都可以作为判断检偏器位置的标准。不过,由于人眼在强光下对亮度微小变化的辨别能力较差,而在弱光下对亮度微小变化的辨别能力较敏感,当检偏器处在图 2-16-4(d)所示方位时,只要稍微转动检偏器,人眼就能明显感觉到三分视场明暗交替的变化,因此,用三分视场昏暗程度相同作为判断标准可以更准确地确定检偏器零点和停点的位置,从而更准确地测量旋转角 φ。

2. 旋光仪的测量方法　测量时,测试管先不要放入旋光仪的试管筒内,调节检偏器的方位,用三分视场昏暗程度相同作为判断标准确定检偏器的零点位置,记下该位置对应的刻度盘读数,即零点读数;然后将装满旋光溶液的测试管放入旋光仪的试管筒中,旋转检偏器,从望远镜中再次找到三分视场昏暗程度相同时检偏器的停点位置,记下该位置对应的刻度盘读数,即停点读数。

将停点读数减去零点读数就是线偏振光通过旋光溶液后的旋转角 φ。

为了准确测量旋转角,在旋光仪的刻度盘上设置了左右两个游标同时读数,如图 2-16-5 所示。将两个读数取平均,可消除刻度盘的偏心误差。

WXG-4 型旋光仪的刻度盘分 360 格,每格 1°,左右半圆的刻度范围都是 0°~180°,每个半圆的 0°线与另一半圆的 180°线重合。刻度盘所附游标有 20 个分格,最小分度值为 0.05°,因此,读数应估读到以度为单位小数点后的两位,并且最后一位应该是"0"或"5"。

关于零点读数的读法:

通常实验人员已将仪器校准好,但很难保证零点读数恰好为 0.00°,一般都与

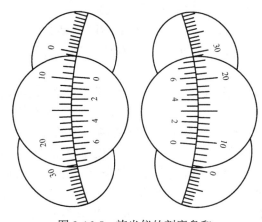

图 2-16-5 旋光仪的刻度盘和

0.00°有一微小的偏移值。如果游标的"0"线在刻度盘的0°~1°(或更大的刻度线)之间,则直接由刻度盘读数加上游标读数就可得到零点读数,这时的零点读数值为"+";如果游标的"0"线在刻度盘另一半圆的179°(或更小的刻度线)~0°之间,则将刻度盘读数加上游标读数后,减去180°,才是零点读数,这时的零点读数值为"−"。例如,由刻度盘和游标直接读数之和是179.65°,零点的读数应记为:179.65° − 180° =−0.35°。

3. 使用旋光仪的注意事项

(1)将仪器接交流电源,开启电源开关,约 5min 后钠灯发光正常,才可开始工作。

(2)选择长度适宜的装液测试管,注满待测试液,装上橡皮圈,直至不漏为止。螺帽不宜旋得太紧,以免护片玻璃发生变形,影响读数准确性。然后将试管两头残余溶液擦干,以免影响观察的清晰度及测定精度。

(3)装溶液时测试管内不可留有气泡,如发现气泡应使之进入测试管的凸起部分,以免影响测量结果。

【实验内容与步骤】

1. 准备

(1)将旋光仪接上 220V 的交流电源,开启电源开关,点亮钠灯,预热 5 分钟等钠灯亮度稳定后,可开始观察和测量。

(2)把实验时的温度、旋光仪光源(钠灯)的光波波长、装旋光溶液的测试管长度和已知浓度葡萄糖溶液的浓度等记录下来。

2. 测量葡萄糖溶液的浓度

(1)测量旋光仪的零点位置:测试管先不要放入旋光仪的试管筒内。调节望远镜的调焦手轮,使三分视场清晰,然后调节刻度盘下面的手轮旋转检偏器,当从望远镜中看到三分视场分界线消失且整个视场较为昏暗时,停止转动手轮,分别记下左、右窗口刻度盘和游标上的零点读数 $\theta_{0左}$、$\theta_{0右}$。

重复测量 5 次,求出 5 次测量的平均值 $\bar{\theta}_{0左}$、$\bar{\theta}_{0右}$ 和平均绝对误差 $\Delta\theta_{0左}$、$\Delta\theta_{0右}$,并把测量结果写成 $\theta_{0左} = \bar{\theta}_{0左} \pm \Delta\theta_{0左}$、$\theta_{0右} = \bar{\theta}_{0右} \pm \Delta\theta_{0右}$ 形式。

(2)测量线偏振光通过已知浓度葡萄糖溶液后的旋转角 φ_0 和葡萄糖溶液的旋光率 $[\alpha]_D$:将装满已知浓度葡萄糖溶液的测试管放入旋光仪的试管筒内,并将筒盖盖好,切勿使外界光线进入影响测量结果。调节刻度盘下面的手轮旋转检偏器,在望远镜中重新找到三分视场分界线消失且整个视场较为昏暗时检偏器的停点位置,分别记下该位置左、右窗口刻度盘和游标上的停点读数 $\theta_{1左}$、$\theta_{1右}$。

重复测量 5 次,求出 5 次测量的平均值 $\bar{\theta}_{1左}$、$\bar{\theta}_{1右}$ 和平均绝对误差 $\Delta\theta_{1左}$、$\Delta\theta_{1右}$,并把测量结果写成 $\theta_{1左} = \bar{\theta}_{1左} \pm \Delta\theta_{1左}$、$\theta_{1右} = \bar{\theta}_{1右} \pm \Delta\theta_{1右}$ 形式。

分别将左右窗口测得的停点读数平均值减去零点读数平均值,得出偏振光通过已知浓度葡萄糖溶液后的旋转角 $\bar{\varphi}_{0左} = \bar{\theta}_{1左} - \bar{\theta}_{0左}$、$\bar{\varphi}_{0右} = \bar{\theta}_{1右} - \bar{\theta}_{0右}$;将停点读数和零点读数的绝对误差相加,得出旋转角的绝对误差 $\Delta\varphi_{0左} = \Delta\theta_{1左} + \Delta\theta_{0左}$,$\Delta\varphi_{0右} = \Delta\theta_{1右} + \Delta\theta_{0右}$;并把计算结果写成 $\varphi_{0左} = \bar{\varphi}_{0左} \pm \Delta\varphi_{0左}$、$\varphi_{0右} = \bar{\varphi}_{0右} \pm \Delta\varphi_{0右}$ 形式。

将左、右窗口测出的两个旋转角取平均,算出线偏振光通过已知浓度葡萄糖溶液后的旋转角 $\varphi_0 = \dfrac{\varphi_{0左} + \varphi_{0右}}{2} = \dfrac{(\bar{\varphi}_{0左} \pm \Delta\varphi_{0左}) + (\bar{\varphi}_{0右} \pm \Delta\varphi_{0右})}{2}$。

将已知的葡萄糖溶液浓度 C_0、测试管长度 L_0 和实验测得的旋转角平均值 $\bar{\varphi}_0$ 代入式(2-16-2),求出葡萄糖溶液对钠黄光的旋光率 $[\alpha]_D$。

(3) 测量线偏振光通过未知浓度葡萄糖溶液后的旋转角 φ_x 和葡萄糖溶液的浓度 C_x::将装满未知浓度葡萄糖溶液的测试管放入旋光仪的试管筒内,并将筒盖盖好。调节刻度盘下面的手轮旋转检偏器,在望远镜中再次找到三分视场分界线消失且整个视场较为昏暗时检偏器的停点位置,分别记下该位置左、右窗口刻度盘和游标上的停点读数 $\theta_{2左}$、$\theta_{2右}$。

重复测量 5 次,求出 5 次测量的平均值 $\bar{\theta}_{2左}$、$\bar{\theta}_{2右}$ 和算术平均误差 $\Delta\theta_{2左}$、$\Delta\theta_{2右}$,并把测量结果写成 $\theta_{2左} = \bar{\theta}_{2左} \pm \Delta\theta_{2左}$、$\theta_{2右} = \bar{\theta}_{2右} \pm \Delta\theta_{2右}$ 形式。

将上面测得的停点读数平均值减去零位读数平均值,得出线偏振光通过未知浓度葡萄糖溶液后的旋转角 $\bar{\varphi}_{x左} = \bar{\theta}_{2左} - \bar{\theta}_{0左}$、$\bar{\varphi}_{x右} = \bar{\theta}_{2右} - \bar{\theta}_{0右}$;将停点读数和零点读数的绝对误差相加,得出旋转角的绝对误差 $\Delta\varphi_{x左} = \Delta\theta_{2左} + \Delta\theta_{0左}$,$\Delta\varphi_{x右} = \Delta\theta_{2右} + \Delta\theta_{0右}$;并把计算结果写成 $\varphi_{x左} = \bar{\varphi}_{x左} \pm \Delta\varphi_{x左}$、$\varphi_{x右} = \bar{\varphi}_{x右} \pm \Delta\varphi_{x右}$ 形式。

将左、右窗口测出的两个旋转角取平均,算出线偏振光通过未知浓度葡萄糖溶液后的旋转角 $\varphi_x = \dfrac{\varphi_{x左} + \varphi_{x右}}{2} = \dfrac{(\bar{\varphi}_{x左} \pm \Delta\varphi_{x左}) + (\bar{\varphi}_{x右} \pm \Delta\varphi_{x右})}{2}$。

将已知的葡萄糖溶液浓度 C_0、测试管长度值 L_0、L_x,以及由实验测得的旋转角平均值 $\bar{\varphi}_0$、$\bar{\varphi}_x$ 值代入式(2-16-4),若 $L_0 = L_x$,则代入式(2-16-5),用比较法计算出待测葡萄糖溶液的浓度 $\bar{C}_x$,根据误差传递公式,计算出待测葡萄糖溶液浓度的绝对误差 ΔC_x,并把待测葡萄糖溶液浓度的测量结果写成 $C_x = \bar{C}_x \pm \Delta C_x$ 形式。

【数据记录及处理】

1. 测量旋光仪的零点位置

实验室环境温度 $t =$ _____ ℃；光源的光波波长 $\lambda =$ _____ nm。

单位：度

测量次数	1	2	3	4	5	测量结果 平均值±绝对误差
左窗读数 $\theta_{0左}$						
右窗读数 $\theta_{0右}$						

2. 测量放入已知浓度葡萄糖溶液时的停点位置

葡萄糖溶液浓度 $C_0 =$ _____ g/cm^3；测试管长度 $L_0 =$ _____ dm。

单位：度

测量次数	1	2	3	4	5	测量结果 平均值±绝对误差
左窗读数 $\theta_{1左}$						
右窗读数 $\theta_{1右}$						

计算线偏振光通过已知浓度葡萄糖溶液后旋转角：

$\overline{\varphi}_{0左} = \overline{\theta}_{1左} - \overline{\theta}_{0左} =$ _____； $\overline{\varphi}_{0右} = \overline{\theta}_{1右} - \overline{\theta}_{0右} =$ _____；

$\Delta\varphi_{0左} = \Delta\theta_{1左} + \Delta\theta_{0左} =$ _____； $\Delta\varphi_{0右} = \Delta\theta_{1右} + \Delta\theta_{0右} =$ _____；

$\varphi_{0左} = \overline{\varphi}_{0左} \pm \Delta\varphi_{0左} =$ _____； $\varphi_{0右} = \overline{\varphi}_{0右} \pm \Delta\varphi_{0右} =$ _____；

$\varphi_0 = \dfrac{\varphi_{0左} + \varphi_{0右}}{2} = \dfrac{(\overline{\varphi}_{0左} \pm \Delta\varphi_{0左}) + (\overline{\varphi}_{0右} \pm \Delta\varphi_{0右})}{2} =$ _____。

计算葡萄糖溶液的旋光率：

$[\alpha]_D = \dfrac{\overline{\varphi}_0}{L_0 C_0} =$ _____ °·cm^3/(dm·g)。

3. 测量放入未知浓度葡萄糖溶液时的停点位置

测试管长度 $L_x =$ _____ dm

单位：度

测量次数	1	2	3	4	5	测量结果 平均值±绝对误差
左窗读数 $\theta_{2左}$						
右窗读数 $\theta_{2右}$						

计算线偏振光通过未知浓度葡萄糖溶液后旋转角：

$\overline{\varphi}_{x左} = \overline{\theta}_{2左} - \overline{\theta}_{0左} =$ _____； $\overline{\varphi}_{x右} = \overline{\theta}_{2右} - \overline{\theta}_{0右} =$ _____；

$\Delta\varphi_{x左} = \Delta\theta_{2左} + \Delta\theta_{0左} =$ _____； $\Delta\varphi_{x右} = \Delta\theta_{2右} + \Delta\theta_{0右} =$ _____；

$\varphi_{x左} = \overline{\varphi}_{x左} \pm \Delta\varphi_{x左} =$ _____； $\varphi_{x右} = \overline{\varphi}_{x右} \pm \Delta\varphi_{x右} =$ _____；

$$\varphi_x = \frac{\varphi_{x左} + \varphi_{x右}}{2} = \frac{(\overline{\varphi}_{x左} \pm \Delta\varphi_{x左}) + (\overline{\varphi}_{x右} \pm \Delta\varphi_{x右})}{2} = \underline{\qquad\qquad}。$$

用比较法计算待测葡萄糖溶液的浓度：

$$\overline{C}_x = \frac{\overline{\varphi}_x}{\overline{\varphi}_0} \frac{L_0}{L_x} C_0 = \underline{\qquad\qquad}（g/cm^3）；$$

$$\Delta C_x = \left(\frac{\Delta\varphi_x}{\overline{\varphi}_x} + \frac{\Delta\varphi_0}{\overline{\varphi}_0} \right) \overline{C}_x = \underline{\qquad\qquad}（g/cm^3）；$$

$$C_x = \overline{C}_x \pm \Delta C_x = \underline{\qquad\qquad}（g/cm^3）。$$

【思考题】

1. 线偏振光通过旋光物质的溶液后,振动面被旋转的角度 φ 与 $\underline{\qquad\qquad}$ 成正比,与 $\underline{\qquad\qquad}$ 成正比,还与 $\underline{\qquad\qquad}$、$\underline{\qquad}$ 和 $\underline{\qquad\qquad}$ 有关。

2. 在旋光仪中三荫板的作用是 $\underline{\qquad\qquad\qquad\qquad\qquad\qquad}$。为了更准确地读数,测量时,应以望远镜中看到 $\underline{\qquad\qquad}$ 作为判断检偏器零点和停点位置的标准。这是因为：$\underline{\qquad\qquad}$。

3. 旋光仪刻度盘的最小刻度为 $\underline{\qquad\qquad}$,并附有 $\underline{\qquad\qquad}$ 游标,读数时应估读到 $\underline{\qquad\qquad}$。

4. 有些同学测量时,测出的零点读数在 90°左右,并且重复进行多次测量时的误差很大,请问这是什么原因?

实验 2-17　用阿贝折射仪测液体折射率

折射率是透明材料的一个重要光学常数。测定透明材料折射率的方法很多,全反射法是其中之一。阿贝折射仪就是根据全反射原理制成的一种专门用于测量透明或半透明液体折射率的仪器,通过测量发生全反射的临界角,即可得出待测液体的折射率。

【实验目的】

1. 加深理解全反射现象,了解阿贝折射仪的结构原理并掌握其使用方法。

2. 通过对液体折射率的测量,学会用折射法来确定液体的浓度。

3. 进一步熟悉实验数据的作图法和线性回归法。

【实验器材】

阿贝折射仪,蒸馏水,乙醇,不同浓度的糖溶液,滴瓶,擦镜纸,标准玻璃块,溴代萘。

【实验原理】

如图 2-17-1 所示,一束光从一种介质射入另一种介质时遵循折射定律

$$n_1 \sin i = n_2 \sin r \qquad (2\text{-}17\text{-}1)$$

其中 i 为入射角,r 为折射角。若光线从光密介质进入光疏介质,则入射角小于折射角,逐渐加大入射角,可使折射角达到 90°,折射角等于 90°时的入射角称为临界角。反过来,若光线自光疏介质进入光密介质,入射角大于折射角,当光线以 90°角入射(掠射)时仍有光线进入光密介质,此时的折射角亦为临界角,见图 2-17-2。本实验测量折射率的原理及阿贝折射仪的工作原理就是基于测定临界角的原理。

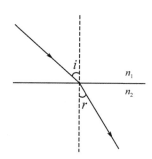

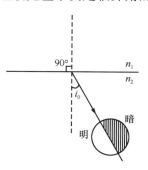

图 2-17-1　折射定律示意图　　　图 2-17-2　全反射临界角及明暗分界线示意图

如图 2-17-3 所示,在一折射棱镜的 AB 面上充满了折射率为 n_1 的液体,棱镜的折射率 $N = n_2 > n_1$。若以单色的扩展光源照射分界面 AB 时,从图 2-17-3 可看出:入射角为 90°的光线 1 将掠射到 AB 界面而折射进入三棱镜内。显然,光线 1 经折射面 AB 后的折射角 i' 就是发生全反射时的临界角,因而满足

$$\sin i' = \frac{n_1}{n_2} \qquad (2\text{-}17\text{-}2)$$

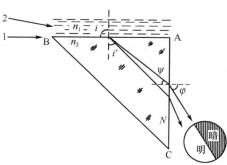

图 2-17-3　实验原理示意图

当入射光线 1 经折射到 AC 面,再经折射而进入空气时,设在 AC 面上的入射角为 ψ,折射角为 φ,则有

$$\sin\varphi = n_2 \sin\psi \qquad (2\text{-}17\text{-}3)$$

除入射光线 1 外,其他光线如光线 2 在 AB 面上的入射角均小于 90°,因此经三棱镜折射,最后从 AC 面折射进入空气时,都在光线 i' 的左侧。由于入射角 i 不可能比 90°大,因而在三棱镜内不可能出现比临界角 i' 大的光线,即 AC 面上出射的光线中没有比 φ 角小的折射光线,故称 φ 为极限角。当用望远镜对准 AC 面观察时,视场中将看到明暗两部分,其分界线就是 $i = 90°$ 的掠射引起的极限角方向。

由图 2-17-3 中的光路图可知:三棱镜的棱镜角 A 与角 i' 及角 ψ 有如下关系

$$A = i' + \psi$$

即

$$i' = A - \psi \tag{2-17-4}$$

应用式(2-17-4),并从式(2-17-2)和式(2-17-3)中消去 i' 和 ψ 后可得

$$n_1 = \sin A \sqrt{n_2^2 - \sin^2\varphi} - \cos A \sin\varphi \tag{2-17-5}$$

如果棱镜角 $A = 90°$,则

$$n_1 = \sqrt{n_2^2 - \sin^2\varphi} \tag{2-17-6}$$

因此,当直角三棱镜的折射率 n_2 为已知时,测出 φ 角后即可计算出待测液体的折射率 n_1。

【仪器介绍】

1. 阿贝折射仪的测量原理　根据全反射原理制成的阿贝折射仪专门用于测量透明或半透明液体和固体的折射率及色散率,还可用来测量糖溶液的含糖浓度。它是石油化工、光学仪器、食品工业等有关工厂、科研机构及学校的常用仪器。

国产的 WYA 型阿贝计的测量范围为 1.3000 ~ 1.7000(精度为 ±0.0002)。若该仪器接上恒温器,则可测定温度为 0 ~ 70℃内的折射率 n。

阿贝折射仪有两种工作方式,即透射式和反射式。实验只要求采用透射式方法测量透明液体的折射率,透射式测量光路如图 2-17-4 所示。

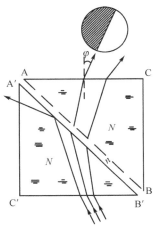

图 2-17-4　阿贝折射仪原理示意图

ABC 和 A′B′C′为高折射率制成的直角棱镜,棱镜 A′B′C′为进光棱镜,其 A′B′面为磨砂面,使光线进入磨砂面漫反射为各方向的光线,保证光线通过待测液体经界面折射后发生全反射。棱镜 ABC 为折射棱镜,其 BC 面为磨砂面。将折射率为 n 的待测液体放置在折射率为 N 的折射棱镜的 AB 面上,其棱镜角为 C,并将进光棱镜盖上,则液体将充满 AB 面与 A′B′面的间隙,并用光源照亮它。如果 $n<N$,入射到 AB 面上的光线经棱镜 ABC 两次折射后,由 AC 面射出光束,在望远镜视场中将看到半明半暗的视场,明暗分界线就对应于掠射光束,测出 AC 面上相应的临界角 φ,即可应用式(2-17-6)计算求出待测的 n 值。

阿贝折射仪是用望远镜观察和进行角度测量的一种直读式仪器,所以仪器中直接刻有与 φ 角对应的折射率值,故不需要任何计算,可从调节的明暗分界现象直接读出分界线对应的折射率值。

2. 阿贝折射仪的仪器结构　阿贝折射仪的外形结构如图 2-17-5 所示。

测量望远镜①和读数望远镜⑩用于观察视场及读数;消散手柄②用于消除色散,主要是消除红色和蓝色光的色散;恒温水入口③和温度计④用于恒温及温度显示,通常在温度变化不大的情况下可省略该项;测量棱镜⑤、铰链⑥、辅助棱镜⑦、加液槽⑧、转轴⑪、刻度盘罩⑫、闭合旋钮⑬等组合装置用于滴入待测液体及测量;

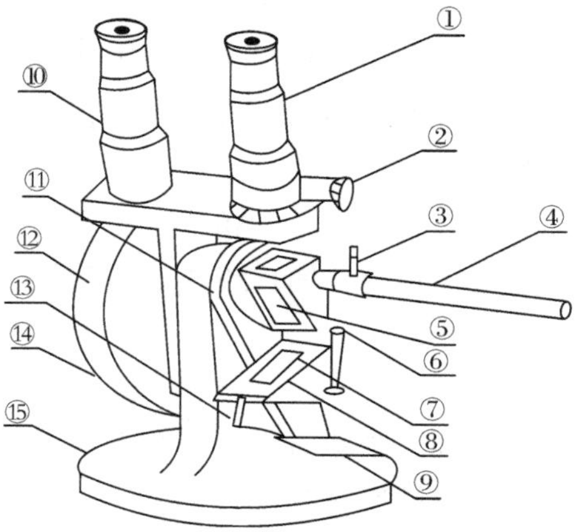

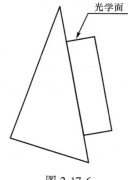

图 2-17-5　阿贝折射仪结构示意图

①测量望远镜；②消散手柄；③恒温水入口；④温度计；⑤测量棱镜；⑥铰链；⑦辅助棱镜；⑧加液槽；
⑨反射镜；⑩读数望远镜；⑪转轴；⑫刻度盘罩；⑬闭合旋钮；⑭棱镜调节旋钮；⑮底座

底座⑮是仪器的支承座；棱镜调节旋钮⑭用于棱镜调节寻找明暗分界线。

【实验内容与步骤】

1. 校准阿贝折射仪读数（通常此步骤实验前已由实验室老师校准好）

（1）打开照明台灯，调节两个反射镜⑨的方位，使两镜筒内视场明亮。

光学面

（2）在标准玻璃块的光学面上滴少许折射率液（溴代萘），把它贴在折射棱镜的光学面上，标准块侧边光学面的一端应向上，以便于接收光线，如图 2-17-6 所示。

（3）旋转棱镜调节旋钮⑭，使读数镜视场中的刻线对准标准块上所标刻的折射率值，此时望远镜视场中的明暗分界线应正对十字叉丝的交点。若有偏差，则需调节刻度校准螺钉，使分界线对准叉丝交点（此步骤通常由实验室老师校准），以后不可再调动该螺钉。

图 2-17-6

2. 测定液体的折射率

（1）用脱脂棉沾乙醇或乙醚将进光棱镜和折射棱镜擦拭干净，干燥后使用。避免因残留有其他物质而影响测量结果。

（2）用滴管将少许待测液滴在进光棱镜的磨砂面上，旋紧棱镜锁紧扳手⑫，使两镜面靠紧，待测液在中间形成一层均匀无气泡的液膜。

（3）旋转棱镜调节旋钮⑭，在望远镜视场中观察明暗分界线的移动，使之大致对准十字叉丝的交点。然后旋转消散手柄②，消除视场中出现的色彩，使视场中只有黑、白两色，如图 2-17-7(a) 所示。

（4）再次微调棱镜调节旋钮⑭，使明暗分界线正对十字叉丝的交点。此时，读数镜视场中读数刻线所对准的右边的刻度值，就是待测液体的折射率 n，如图 2-17-7

(b)所示。

（5）分别测定蒸馏水、乙醇和不同浓度糖溶液的折射率各 5 次。

（6）求出蒸馏水、乙醇、不同浓度糖溶液的折射率的平均值和平均绝对误差，写出结果表达式。

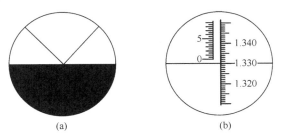

图 2-17-7　阿贝折射仪读数视场

（a）望远镜视场；（b）读数镜视场

3. 用一元线性回归法求糖溶液的未知浓度　设糖溶液的折射率与浓度的线性关系为$y = a + bx$，由实验数据确定 a、b 值，从而求得未知浓度 x。

【注意事项】

1. 使用仪器前应先检查进光棱镜的磨砂面、折射棱镜等光学表面是否干净，如有污迹用乙醇或乙醚棉擦拭干净。

2. 滴入液体时不得使滴管与棱镜表面相接触，同时滴入的液体不宜太多，使液体均匀布满接触面即可。

3. 在加入的待测液中，应防止留有气泡，以免影响测量结果。

4. 读取数据时，需注意有效数字的位数。

5. 每测量一种液体都须用擦镜纸将棱镜表面擦拭干净。在测量糖溶液时应先滴入蒸馏水清洗，然后再滴入乙醇清洗、擦拭。

6. 仪器使用完毕，要将棱镜表面擦拭干净、晾干后才可最后合上棱镜。

【数据记录及处理】

1. 蒸馏水、乙醇和不同浓度糖溶液的折射率测量

待测液体	蒸馏水	乙醇	糖溶液					
			2%	4%	6%	8%	10%	未知浓度
1								
2								
3								
4								
5								
平均值								

2. 数据处理

蒸馏水折射率 $n_水 = \bar{n}_水 \pm \Delta n_水 =$ _____ ；

乙醇折射率 $n_{乙醇} = \bar{n}_{乙醇} \pm \Delta n_{乙醇} =$ _____ ；

2%糖溶液率 $n_{2\%} = \bar{n}_{2\%} \pm \Delta n_{2\%} =$ _____ ；

4%糖溶液折射率 $n_{4\%} = \bar{n}_{4\%} \pm \Delta n_{4\%} =$ _____ ；

6%糖溶液折射率 $n_{6\%} = \bar{n}_{6\%} \pm \Delta n_{6\%} =$ _____ ；

8%糖溶液折射率 $n_{2\%} = \bar{n}_{8\%} \pm \Delta n_{8\%} =$ _____ ；

10%糖溶液折射率 $n_{10\%} = \bar{n}_{10\%} \pm \Delta n_{10\%} =$ _____ ；

设未知浓度糖溶液的折射率与浓度满足的线性关系为 $y = a + bx$ ，计算得到：

$a =$ _____ ；$b =$ _____ ；未知浓度 $x =$ _____ ％。

【思考题】

1. 进光棱镜的工作面需要磨砂处理的目的是什么？

2. 消除色散的目的是什么？

3. 能否用阿贝折射仪测固体的折射率？

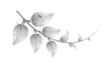

第3章　综合性实验

实验 3-1　密立根油滴实验

电子电荷是一个十分重要的基本物理量,对它的准确测定有很大的意义。美国物理学教授密立根(R. A. Millikan)从 1907 年开始,历经 7 年时间,对微小油滴上所带的电荷进行测量,直接证实了电荷的不连续性,并测定了电子的电荷量,即 $e = 1.602 \times 10^{-19}$ C。这就是著名的密立根油滴实验。正是由于这一实验成就,密立根荣获了 1932 年诺贝尔物理学奖。一个世纪过去了,物理学发生了许多重大的变化,这个实验依然站在实验物理的前列:实验设计的巧妙思想、实验者的严谨认真态度乃至数据处理等基本实验素质,都在本实验中闪耀着诱人的魅力。

本实验就是利用密立根油滴仪验证电荷的不连续性,测定电子所带的电量。从实验处理结果可以看出,任何油滴从空气中捕获的电量都是电子电荷的整数倍。

【实验目的】

1. 验证电荷的不连续性,并测定电子电荷的绝对值。
2. 训练科学实验应有的严谨认真、不畏困难的态度。

【实验器材】

MOD-2 型密立根油滴实验仪(包括实验用到的 3 个不同电压的电源)、计时器、喷雾器等。

【实验原理】

用喷雾器将油滴喷入两块相距为 d 的水平放置的平行电极板之间,如图 3-1-1 所示。油滴在喷射过程中由于摩擦一般都会带电。设油滴的质量为 m、带电量为 q、两极板间加的电压为 U,则油滴在平行板间同时受到两个力的作用,而且可以使这两个力的方向相反:一个是重力 mg,方向为铅直向下;另一个是静电力 $qE = \dfrac{qU}{d}$,方向向上。若调节极板间的电

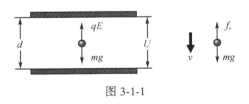

图 3-1-1

压,使两个力达到平衡,则油滴静止不动。这时有

$$mg = \frac{qU}{d} \tag{3-1-1}$$

显然,只要设法测出油滴的质量 m,就可以求出所带电量 q。由于油滴的质量很小,需要用以下特殊方法测定。

1. 油滴质量的测定　平行板未加电压时,油滴受重力而加速下降。但由于空气阻力的作用,油滴下降一段距离后,将做匀速运动,设匀速运动的速度为 v,这时重力和空气阻力平衡(忽略空气浮力)。根据流体力学的斯托克斯定律,在静止的黏性流体中运动的刚性小球受到的黏滞力(即空气阻力)为

$$f_r = 6\pi r\eta v = mg \tag{3-1-2}$$

式中 η 是空气的黏度,r 是油滴的半径(由于表面张力,油滴呈小球状,半径大小约为 10^{-6}m,质量约为 10^{-15}kg)。设油的密度为 ρ,则油滴的质量 m 为

$$m = \frac{4}{3}\pi r^3\rho \tag{3-1-3}$$

将式(3-1-3)代入式(3-1-2)可得

$$r = \sqrt{\frac{9\eta v}{2\rho g}} \tag{3-1-4}$$

但是,油滴并非刚性的,而且体积太小,其线度与室温时空气气体分子的平均自由程(约 10^{-7}m)相差不大,故此时斯托克斯定律不能严格成立。式(3-1-2)中的 η 要修正为 η'

$$\eta' = \frac{\eta}{1+b/pr} \tag{3-1-5}$$

式中 b 为一常量,$b = 8.21\times10^{-3}$m·Pa,p 为大气压强,单位用 Pa。

由式(3-1-3)、式(3-1-4),并用 η' 替代式中的 η,可得

$$m = \frac{4}{3}\pi\left(\frac{9\eta v}{2\rho g}\cdot\frac{1}{1+b/pr}\right)^{\frac{3}{2}}\rho \tag{3-1-6}$$

2. 油滴下降速度的测定　当两极板间的电压 $U = 0$ 时,设油滴在两板间匀速下降 l 路程所需时间为 t,则有

$$v = \frac{l}{t} \tag{3-1-7}$$

由式(3-1-7)、式(3-1-6)、式(3-1-1)整理可得

$$q = \frac{18\pi}{\sqrt{2\rho g}}\left[\frac{\eta l}{t(1+b/pr)}\right]^{\frac{3}{2}}\frac{d}{U} \tag{3-1-8}$$

式中 $r = \sqrt{\dfrac{9\eta l}{2\rho gt}}$。

本实验就是对不同的油滴通过上式进行测量。数据处理可以发现这样的规律:油滴所带电荷量均为共同的常数 e 值的整数倍。这就证明了电荷的不连续性,并存在基本电荷,即电子电荷的绝对值 e。

$$q = \frac{18\pi}{\sqrt{2\rho g}}\left[\frac{\eta l}{t(1+b/pr)}\right]^{\frac{3}{2}}\frac{d}{U} = ne \tag{3-1-9}$$

式(3-1-8)、式(3-1-9)就是本实验测量油滴电荷的理论公式。上面式子中所涉

及的常数在一般实验室条件下的参考数值列出如下：

油的密度：$\rho = 977\ \text{kg/m}^3$（30℃时）；

重力加速度：$g = 9.80\text{m/s}^2$；

空气黏度：$\eta = 1.83 \times 10^{-5}\text{Pa} \cdot \text{s}$；

油滴下降距离：$l = 2.00\text{mm}$；

平行极板间距：$d = 5.00 \times 10^{-3}\text{m}$；

大气压强：$p = 1.013 \times 10^5\ \text{Pa}$；

常数：$b = 8.21 \times 10^{-3}\text{m} \cdot \text{Pa}$。

代入式(3-1-9)整理后得

$$q = \frac{18\pi}{\sqrt{2\rho g}} \left[\frac{\eta l}{t\left(1 + b/\rho\sqrt{\dfrac{9\eta l}{2\rho g t}}\right)} \right]^{3/2} \frac{d}{U} = \frac{1.43 \times 10^{-14}}{\left[t\left(1 + 0.0196\sqrt{t}\right)\right]^{3/2}} \cdot \frac{1}{U} \qquad (3\text{-}1\text{-}10)$$

式中 ρ、η 都是温度的函数，g 和 p 也随实验地点和条件的变化而变化，因此上式是近似的。应该根据具体实验条件修正。

【仪器介绍】

1. MOD-2 型密立根油滴实验仪 图 3-1-2 为 MOD-2 型密立根油滴实验仪剖面图。上下电极板间可根据需要加上一定的电压。

观察油滴是通过瞄准极板间的显微镜进行的。显微镜目镜视场见图 3-1-3。目镜中装有分划板，上下共分 6 格，每格相当于板间实际距离 0.5mm，6 格共长 3mm。利用分划板可测量油滴运动的距离 l，以测出油滴运动的速度 v。

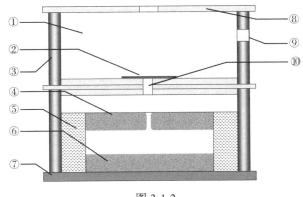

图 3-1-2

①油雾室；②油雾室开关；③防风罩；④上电极板；⑤油滴盒；
⑥下电极板；⑦座架；⑧上盖板；⑨喷雾室门；⑩油雾孔

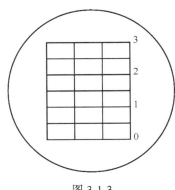

图 3-1-3

油滴是通过手持式喷雾器在仪器上部的喷雾后产生的，微小油滴由于和空气摩擦带上微小电量，落入下部的上下电极板间，可以被显微镜观察到，调节板间电压可以控制油滴的运动。在板间的小灯泡照明下，刚刚进入板间的许多微小油滴犹如晴朗夜空的点点繁星。控制、调节和测量油滴只是对其中选定的某一个油滴进行。

2. 电源　本实验仪器中电源共提供 3 种电压：

（1）2.2V 交流电压，供聚光小灯珠用。

（2）500V 直流平衡电压，该电压的大小可以连续调节，数值可以从电压表上读出来。当标有"平衡电压"的开关拨至中间"0"的位置时，上下电极板被短路，并接零电位。当开关拨至"+"位置时，能达到平衡的油滴带正电荷；反之，带负电荷。

（3）250V 左右的直流升降电压，该电压大小也可以连续调节，并可通过标有"升降电压"的拨动开关将其叠加在平衡电压上。由于该电压只起移动已经平衡的油滴在两块平行极板间的上下位置的作用，并不需要知道它的大小，因此没有读数。

【实验内容与步骤】

1. 仪器调节

（1）学习实验室提供的仪器说明书，熟悉仪器上各部件和调节开关。

（2）将油滴仪电源接上，这样照明装置 2.2V 电源及平行极板 500V 直流电源都已同时接好。

（3）调节水平螺丝，使水准仪水泡移到中央，这时平行极板处于水平位置，电场方向与重力平行。

（4）将调焦针（在油雾室中）插入电极板中央 ϕ 0.4mm 的小孔内（切记：此时"平衡电压"开关必须置于"0"位置，使上下电极板短路，以免打火和引起人身触电）。调节显微镜，对调焦针聚焦。如针不在视场中央，可转动上电极板，使它移到中央。然后即取出调焦针。

（5）将数滴油注入喷雾器，并从喷雾口喷入油雾室（喷一下即可），视场中将出现大量微小油滴。

2. 测量前的练习

（1）练习控制油滴。加上平衡电压（约 300V，"+"、"−"均可），驱走不需要的油滴，直到剩下几颗为止。注视其中的 1 颗，调节平衡电压值，使这颗油滴平衡。然后去掉平衡电压，让这颗油滴匀速下降（在视场中看上去是上升）一段距离后，重新加上平衡电压使其静止（即平衡），再加上升降电压使其上升（在视场中看上去是下降）。反复多次练习，直至掌握控制油滴的方法。

（2）练习选择油滴。要做好本实验，选择被测油滴非常关键。油滴的体积不能太大，也不能太小。选择时，可根据平衡电压的大小（约 300V）和油滴匀速下降的时间（10~30s）来判断油滴所带电量的多少及油滴的大小。可通过测试进行练习。

3. 正式测量　由式（3-1-9）可知：进行本实验真正要测量的只有两个量：一个是平衡电压 U，另一个是油滴匀速下降一段距离 l 所需的时间 t。仔细调节平衡电压（此时升降电压为零），将油滴置于分划板上某条横线上，以便准确判断这颗油滴是否处于平衡状态。

为保证油滴下降时速度均匀,应先让它下降一段距离后再进行测量。选择测量的一段距离 l 应靠近平行极板的中央,一般取 $l=2.00$mm(即取分划板中间纵向 4 格的距离)比较合适。用液晶显示的数字秒表计时,能准确读出 0.1s。

由于有涨落,对于同一油滴必须进行 10 次左右的测量,同时还应对 5 个不同的油滴进行反复的测量。

【数据处理】

1. 计算 5 个不同油滴的 $\bar{U}$ 和 $\bar{t}$,由式(3-1-10)算出每个油滴所带电荷电量 q。

2. 由于电荷的不连续性和所有微小油滴所带电荷都是基本电荷 e 的整数倍,因此,理论上将实验所求得的电荷数据都应该有基本电荷 e 这样一个最大公约数。但由于实验误差,求最大公约数有时比较困难,通常采用"倒过来"的办法进行数据处理,即用公认的电子电荷的绝对值 $e=1.60\times10^{-19}$C 去除实验测得的电荷值,得到一个接近于某一整数的数值,然后取其整数,该整数就是油滴所带的电荷数 n。再用这个整数 n 去除实验测得的电荷值,所得结果即为实验测得的电子电荷的绝对值 e。

3. 将测量值与公认值比较,计算测量误差。

【注意事项】

1. 用金属细丝调焦针对显微镜进行调焦时,两电极板绝不能加电压,否则会因短路而造成仪器的损坏,甚至还会引起人身触电。

2. 喷雾时,喷雾器应竖着拿,食指堵住出气孔,喷雾器口对准油雾室的喷雾口,轻轻喷入少许油即可。切勿将喷雾器深深插入油雾室,甚至将油倒出来。否则很容易堵塞落油孔,并将油滴盒周围弄脏。

3. 对油滴进行跟踪测量时,如油滴的像变得模糊不清,可稍稍调节显微镜筒的前后位置,使其聚焦。

4. 测量时,应记住使油滴平衡的开关位置。每次测量结束,应先把平衡开关拨回原来位置。如果忘了拨回平衡开关,或拨错了方向,会使油滴跑掉,而影响多次测量。

5. 如发现油滴速度有明显的变化时,应重新调节平衡电压,再进行重测。

【思考题】

1. 在测量时,油滴的像可能会变得模糊,这是因为什么原因?

2. 如何判断油滴处于匀速运动状态?

3. 如何选择合适的油滴进行测量?

4. 在实验过程中,如果未调节水平螺丝(即平行极板未处于水平位置),则会对实验结果有何影响?

5. 油滴在空气中运动,除空气阻力、重力外,还有空气浮力,试考虑空气浮力对实验结果的影响。

6. 油滴进入平行极板间时具有各方向速度的油滴均有,而通过显微镜只能看清楚其焦平面上的油滴,为什么在实验过程中见到的油滴基本都是在上下竖直方向上运动的呢?

实验 3-2   用光电效应测普朗克常量

在近代物理学中,光电效应在证实光的量子性方面有着重要的地位。1905年,爱因斯坦(A. Einstein)在普朗克量子假说的基础上圆满地解释了光电效应,约10 年后密立根以精确的光电效应实验证实了爱因斯坦的光电效应方程,并测定了普朗克常数。光电效应实验及其光量子理论的解释在量子理论的确立与发展上,在解释光的波粒二象性等方面都具有深刻、决定性的意义。而今光电效应已经广泛地应用于各科技领域,利用光电效应制成的光电器件(如光电管、光电池、光电倍增管等)已成为生产和科研中不可缺少的器件,并且至今还在不断开辟新的应用领域,具有广阔的应用前景。

本实验的目的是了解光电效应基本规律,并用光电效应方法测量普朗克常量和测定光电管的光电特性曲线。

【实验目的】

1. 测定光电效应的伏安特性曲线,加深对光的量子性的理解。

2. 通过爱因斯坦光电效应方程,测定不同频率下的截止电压,并由此测定普朗克常数。

3. 测定实验中光电管的截止频率(红限频率)。

4. 学习用 Origin 软件处理实验数据和作图。

【实验器材】

GP-1 型普朗克常数测定仪,包括高压汞灯、光电管、滤色片和微电流放大器等4 部分。

【实验原理】

1. 光电效应与爱因斯坦方程   一定频率的光照射金属表面时会有电子从金属表面逸出的现象称为光电效应,从金属表面逸出的电子称为光电子。图 3-2-1 为研究光电效应实验规律的实验原理图,图中的双刀双掷开关可以起到在阴极 A 和阳极 K 之间的电压换向的作用。为了解释光电效应现象,爱因斯坦提出了"光量子"的概念,认为频率为 ν 的光子的能量为

$$E = h\nu$$

式中 h 为普朗克常数,它的公认值为 $h = 6.626 \times 10^{-34}$ J·s。

按照爱因斯坦的理论,光电效应的实质是光子和电子相碰撞时,光子把全部能量传递给电子,电子所获得的能量,一部分用来克服金属表面对它的约束,其余的能量则成为该光电子逸出金属表面后的动能。爱因斯坦提出了著名的光电方程

$$h\nu = \frac{1}{2}mv^2 + A \qquad (3\text{-}2\text{-}1)$$

式中 ν 为入射光的频率,m 为电子的质量,v 为光电子逸出金属表面的初速度,A 为被光线照射的金属材料的逸出功,$\frac{1}{2}mv^2$ 为从金属逸出的光电子的最大初动能。

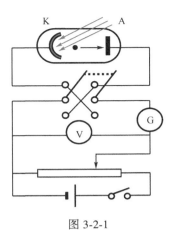

图 3-2-1

由式(3-2-1)可见,入射到金属表面的光频率越高,逸出的电子动能必然也越大,所以即使阴极不加电压也会有光电子到达阳极 K 而形成光电流,甚至阳极电位比阴极电位低时也会有光电子到达阳极;当反向的阳极电位增大到某一数值时,所有光电子都不能到达阳极,光电流才为零。这个相对于阴极为负值的阳极电位 U_0 被称为光电效应的截止电压。

显然,有

$$eU_0 = \frac{1}{2}mv^2 \qquad (3\text{-}2\text{-}2)$$

代入式(3-2-1),即有

$$h\nu = eU_0 + A \qquad (3\text{-}2\text{-}3)$$

由上式可知,若光电子能量 $h\nu < A$,则不能产生光电子。产生光电效应的最低频率是 $\nu_0 = A/h$,称为光电效应的截止频率(红限频率)。不同材料有不同的逸出功,因而 ν_0 也不同。由于光的强弱决定于光量子的数量,所以光电流与入射光的强度成正比。又因为 1 个电子只能吸收 1 个光子的能量,所以光电子获得的能量与光强无关,只与光子的频率成正比,将(3-2-3)式改写为

$$U_0 = \frac{h\nu}{e} - \frac{A}{e} = \frac{h}{e}(\nu - \nu_0) \qquad (3\text{-}2\text{-}4)$$

上式表明,截止电压 U_0 是入射光频率 ν 的线性函数,如图 3-2-2 所示,当入射光的频率 $\nu = \nu_0$ 时,截止电压 $U_0 = 0$,没有光电子逸出。图中的直线斜率 $k = \frac{h}{e}$ 是一个正的常数。由此可见,实验中做出不同频率下的 U_0-ν 曲线,并求出此曲线的斜率 k,就可以通过下式求出普朗克常数 h

$$h = ek \qquad (3\text{-}2\text{-}5)$$

其中 $e = 1.60 \times 10^{-19}$C 是电子的电量。

2. 光电效应的伏安特性曲线　在图 3-2-1 中,如在阴极 K 和阳极 A 之间加正向电压 U_{AK},它使 K、A 之间建立起的电场对从光电管阴极逸出的光电子起加速作用,随着电压 U_{AK} 的增加,到达阳极的光电子将逐渐增多。当正向电压 U_{AK} 继续增加,阳极捕捉到的光电子也越多,但光电流增加到一定程度后就不再增加,而是达到饱和状态,对应的光电流称为饱和光电流,如图 3-2-3 所示。

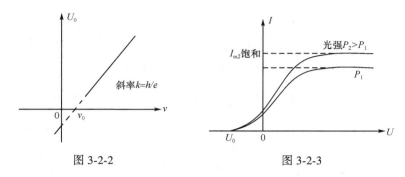

图 3-2-2   图 3-2-3

由于光电子从阴极表面逸出时具有一定的初速度,所以当两极间电位差 $U=0$ 时,仍有光电流 I 存在。若在两极间施加一反向电压,光电流随之减少;当反向电压达到截止电压 U_0 时,光电流 I 才为零。根据光量子理论,增加光强只能增加单位时间内入射到阴极金属表面的光子数,而由于频率没有改变,每个光子的能量没有变化,因此饱和光电流增大但截止电压没有改变,见图 3-2-3 中的曲线。

爱因斯坦光电效应方程的导出是基于同种金属做阴极和阳极且阳极无电子发射的理想状态。实际上只是阴极的金属逸出功比做阳极的金属逸出功小很多,也就是说,阳极金属在实验中也会有电子逸出。所以实验中存在着如下问题:

1. 暗电流和本底电流　当光电管阴极没有受到光线照射时也会产生电子流,称为暗电流。它是由电子的热运动和光电管管壳漏电等原因造成的。室内各种漫反射光射入光电管造成的光电流称为本底电流。暗电流和本底电流随着 K、A 之间电压大小变化而变化。

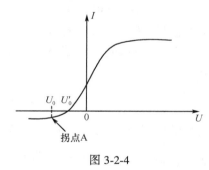

图 3-2-4

2. 阳极电流　制作光电管阴极时,阳极上也会被溅射有阴极材料,所以光入射到阳极上或由阴极反射到阳极上,阳极上也有光电子发射,就形成阳极电流。由于它们的存在,使得实际的 I-U 曲线较理论曲线下移,如图 3-2-4 所示。

由图 3-2-4 中曲线的特点可以看出,由于上述问题的存在,使得实际的伏安特性曲线与 U 轴的交点对应的 U_0' 比实际的截止电压数值小一点。但注意到暗电流、本底电流和阳极电流等是很快达到饱和的,光电管的伏安曲线在截止电压附近又较为陡峭,因此实际的光电效应伏安曲线存在明显的拐点 A,对应截止电压 U_0。通过伏安曲线上的拐点即可测出截止电压。

【仪器介绍】

GP-1 型普朗克常数测定仪如图 3-2-5 所示,包括高压汞灯、光电管、滤色片和微电流放大器等4部分。光源采用高压汞灯,其谱线如表3-2-1所示,各谱线可通过加相应的滤色片获得。

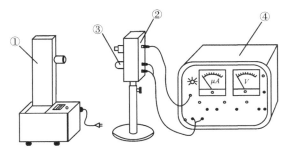

图 3-2-5

①高压汞灯;②光电管及暗盒;③滤色片;④微电流放大器

表 3-2-1

波长(nm)	频率(×10^{14}Hz)	颜色	波长(nm)	频率(×10^{14}Hz)	颜色
577.0	5.198	黄	404.7	7.410	紫
546.1	5.492	绿	365.0	8.216	近紫外
435.8	6.882	蓝			

【实验内容与步骤】

1. 调整仪器　对照仪器和仪器说明书熟悉各部件的作用和调节方法。连线,并按照说明书要求预置各开关位置。接好电源,打开电源开关,充分预热(不少于20min),然后按照要求进行调零。

在暗盒通光窗上盖有遮光罩的情况下,将电流放大器"倍率"旋至"×10^{-7}"或"×10^{-6}"挡,测量相应的电压、电流值。这时的光电流即为光电管的暗电流。

取下暗盒光窗口遮光罩,换上365.0nm滤光片,取下汞灯出光窗口的遮光罩,装好遮光筒,调节好暗盒与汞灯距离,进行粗测,注意电流变化大的电压位置。

2. 测量光电管的伏安特性曲线　预先设计记录数据的表格。

(1) 暗盒光窗口装365.0nm滤光片和2mm光阑,缓慢调节电压旋钮,令电压输出值缓慢由−2V增加到+20V,−2V到0V之间每隔0.2V记一个电流值,0V到20V之间每隔3V记一个电流值。注意在电流值为零处记下截止电压值。

(2) 在暗盒光窗口上换上404.7nm滤光片,仍用2mm的光阑,重复步骤(1)。

(3) 换上4mm的光阑重复步骤(1)、(2)。

(4) 选择合适的坐标,分别做出两种光阑下的光电管伏安特性曲线 U-I。

3. 测量普朗克常数 h　将直径为4mm的光阑和365.0nm的滤色片装在光电管电暗箱输入口上。从高到低调节电压,用"零电流法"测量该波长对应的 U_0,记录数据。依次换上404.7nm、435.8nm、546.1nm、577.0nm的滤色片,重复测量。

【注意事项】

1. 微电流放大器和汞灯的预热时间必须长于 20min。实验中,汞灯不要随意关闭。如果关闭,必须经过 5min 后才可重新启动,且须重新预热。

2. 微电流测量仪与暗盒之间的距离在整个实验过程中应当一致。

3. 注意保护滤光片,防止污染。

4. 每次换滤光片时要先遮住汞灯的出光口,以免汞灯的光直射光电管,而致光电管损坏。

5. 微电流放大器每改变 1 次量程,必须重新调零。

【数据处理】

1. 将测量数据用 Origin 软件处理和作图。

2. 对两个波长(365.0nm、404.7nm)的光做出对应的光电效应伏安曲线。

3. 对 5 个波长的光电效应,分别找到截止电压 U'_0,作 U'_0-ν 曲线。求出曲线斜率,并由此求出普朗克常数和光电管的截止频率。

【思考题】

1. 光电管为什么要装在暗盒中?为什么在非测量时用遮光罩罩住光电管窗口?

2. 为什么当反向电压加到一定值后,光电流会出现负值?

3. 入射光的强度对光电流的大小有无影响?实验中你是如何进行控制光强的?

4. 从实验获得的数据,你还能得到哪些关于光电效应的规律?

实验 3-3 磁 共 振

1946 年,美国科学家珀塞尔(E. Purcell)和布洛赫(F. Bloch)分别发现了磁共振现象。两人因此获得了 1952 年诺贝尔物理学奖。磁共振很快成为一种探索、研究物质微观结构和性质的高新技术。运用磁共振技术可以获得核自身的运动状态及核所在环境的相关信息,在研究物质的微观结构及医学诊断方面有着广泛的应用。

本实验通过观察磁共振吸收现象,了解磁共振的基本原理,学习利用磁共振现象测定磁感应强度及测量 g 因子的方法。

【实验目的】

1. 了解磁共振的基本原理。

2. 利用磁共振方法标定磁场和测量 g 因子。

【实验器材】

永久磁铁(含扫场线圈),交流调压器,水及聚四氟乙烯样品,数字频率计,示波器。

【实验原理】

1. 基本原理　自旋磁矩不为零的原子核在外磁场中其能级将会发生分裂。若有适当频率的电磁场作用于该原子核,它将在两个分裂能级之间发生能级共振跃迁,这种现象称为核磁共振,简称 NMR。

原子核具有自旋角动量及磁矩,是 NMR 实验的基础,其自旋角动量 P 由量子力学得出

$$P = \sqrt{I(I+1)}\ \hbar \qquad (3\text{-}3\text{-}1)$$

式中 $\hbar = h/2\pi$,$h = 6.6262 \times 10^{-27} \text{J} \cdot \text{s}$,$h$ 为普朗克常数,I 为自旋量子数,由核的种类决定。自旋角动量不为零的原子核具有自旋磁矩 μ,经典电磁理论中上述两个值相互关系为

$$\mu = \gamma P = g\frac{e}{2m_P}P = g\sqrt{I(I+1)}\frac{eh}{4\pi m_P} = g\sqrt{I(I+1)}\mu_N \qquad (3\text{-}3\text{-}2)$$

$$\gamma = \frac{ge}{2m_P}$$

式中 γ 为旋磁比,其大小和符号由核的内部结构和特性决定。m_P 为质子质量。μ_N 称为核磁子,是核磁矩的单位,其大小为 $5.0508 \times 10^{-27} \text{J/T}$。$g$ 称为朗得因子,也称 g 因子,为无量纲的常数,数值有正有负,大小因核的结构而异。对于氢、氟等原子核,其自旋量子数 I 为 $1/2$。从式(3-3-2)可以看出,对于给定的原子核,核的自旋磁矩仅由 g 因子决定,因此测定 g 因子在磁共振检测中具有很大的意义。

核的自旋磁矩 μ 与外加磁场 B_0 的相互作用能 E 为

$$E = -m\ g\ \mu_N B_0 \qquad (3\text{-}3\text{-}3)$$

其中 m 为磁量子数,取值范围为 $I, I-1, \cdots, -I$。对于最常见的 H、F 等原子核 $m = \pm 1/2$,因此由式(3-3-3)可以得到在外磁场作用下分裂的两个原子能级 E_+ 和 E_-,分别为

$$E_- = +\frac{1}{2}g\ \mu_N B_0 \quad 和 \quad E_+ = -\frac{1}{2}g\ \mu_N B_0$$

如图 3-3-1 所示,相邻两能级间能量差为

$$\Delta E = E_- - E_+ = g\ \mu_N B_0 \qquad (3\text{-}3\text{-}4)$$

从前述的磁共振原理可以知道,当外加能量与能级差相等时原子核将产生磁共振,或者说当外加能量等于能级差或者能级差恰好等于外加能量均可以产生磁共振现象。从实现技术上讲,上述两个方法实现磁共振一个是改变磁感应强度 B_0

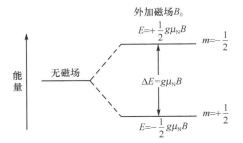

图 3-3-1　原子核能级在外磁场分裂

使能量差 ΔE 等于外加能量产生磁共振,另一个是外加一个与 B_0 垂直的射频场,使其能量等于 ΔE。以 ν 表示射频场频率,用公式表达上述方法为

$$h\nu = \Delta E = g\,\mu_N B_0 \tag{3-3-5}$$

这两种实现磁共振的方法分别称为扫场法和扫频法,本次实验使用扫场法。

用 ν_0 表示发生磁共振时的外加射频场频率,将公式(3-3-5)变化,有

$$B_0 = \frac{h}{g\,\mu_N}\nu_0 = \frac{\nu_0}{\gamma/2\pi} \tag{3-3-6}$$

从式(3-3-5)提出 g 因子,有

$$g = \frac{h\nu}{\mu_N B_0} \tag{3-3-7}$$

实验中将氢核(重水)作为已知物,先通过在示波器中寻找重水(氢核)的磁共振信号,读出氢核的磁共振频率 ν_0,运用公式(3-3-6)标定出实验所用磁场的磁感应强度 B_0。其中水的 $\gamma/2\pi = 42.576\mathrm{MHz/T}$。确定实验用磁感应强度后,再重复上述方法找出聚四氟乙烯样品的磁共振信号,通过(3-3-7)求出氟核的 g 因子。

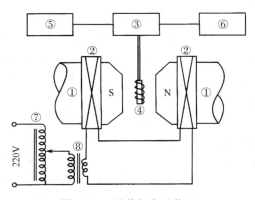

图 3-3-2　磁共振实验装置
①永久磁铁;②扫场线圈;③电路盒;④振荡线圈
及样品;⑤数字频率计;⑥示波器;⑦可调变
压器;⑧小变压器

2. 磁感应强度 B_0 的标定　实验用仪器装置如图 3-3-2 所示。作用于原子核的磁场由永久磁铁①和扫场线圈②组成,扫场线圈产生的磁感应强度由交流调压器控制。射频信号由振荡线圈④产生,振荡线圈同时检测共振信号,当磁共振信号产生时,振荡线圈可以探测到磁场中能量的变化。该信号被专用电路盒③处理后给示波器⑥及数字频率计⑤输出相应信号。

实验中加到样品上的外磁场由两部分组成:一部分是永久磁铁产生的恒定磁场 B_0,另一部分是由扫场线圈产生的交变磁场 B',其频率 ω' 与市电相同,为 $50\mathrm{Hz}$。所以外加磁感应强度总和为

$$B = B_0 + B'\cos(\omega' t) \tag{3-3-8}$$

考虑式(3-3-6),调节射频信号频率使 $\omega/\gamma = \dfrac{\nu}{2\pi}/\gamma$ 落在 $B = B_0 \pm B'$ 之间即可在示波器中观察到磁共振信号,见图 3-3-3。适当调节射频频率,可使其能量值 (ω'/γ) 恰好等于 B_0(此时刻 B' 为零),此时共振信号周期应是等间隔出现。由于交变磁场为 $50\mathrm{Hz}$,这个间隔值为 $10\mathrm{ms}$,即 1 周期内出现 2 次。

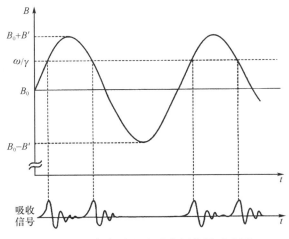

图 3-3-3　扫场法观察磁共振信号示意图

　　综上所述,实际操作中,调节交流调压器输出电压(大致在 50~100V),慢慢改变射频输出频率使示波器中出现共振信号,观察示波器内出现信号的周期,当其等间隔出现共振信号并且周期大约为 10ms 时即可认定射频输出频率为共振频率 ν_0,此时运用公式(3-3-6)可计算出对应的恒定磁感应强度 B_0。

　　3. 测定氟原子核的 g 因子　按水样品方式找出四氟乙烯样品的共振信号,根据公式(3-3-7)可计算出 g 因子数值。

　　4. 磁共振图像　实验证明,对同一扫场频率(本实验所用市电为 50Hz)不同的样品其共振信号图像不同。对同一样品,不同的扫场频率图像也不同。工程上把共振产生的吸收信号图像称为"尾波",通过识别"尾波"的形式,可以直接得到一些有关核的信息。氢核(质子)和氟核在本实验条件下相应"尾波"图像见图 3-3-4。

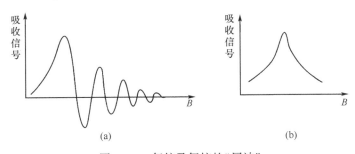

图 3-3-4　氢核及氟核的"尾波"
(a) 水中质子的共振信号;(b) 固态聚四氟乙烯中氟核的共振信号

【实验内容与步骤】

1. 按实验要求接好电路。

2. 调节样品盒位置,尽量使其处在磁场均匀处。

3. 仔细调节放大器(电路盒)的放大幅度及射频输出频率,使示波器中出现共振信号。

4. 再次调节样品盒位置,使共振信号最大。

5. 协同调节交流调压器电压及射频频率输出,使变压器电压尽量小又可出现共振信号。

6. 读出射频输出频率,计算 B_0。

7. 改变样品为四氟乙烯样品,按前六步方法读出四氟乙烯样品的共振频率,计算 g 因子。

8. 注意两种共振信号图像的差异。

注意:此实验寻找共振信号需要耐心,教师应事先知道每台仪器性能及幅度频率值。

【数据处理】

计算磁感应强度 B_0 和聚四氟乙烯样品的 g 因子以及它们的误差。

【注意事项】

1. 调节样品盒在磁场中的位置是为了使其处在磁场均匀处,应反复调节。

2. 交流调压器输出较大时找出共振信号较容易,但相对误差较大。如果开始就将输出电压调至比较小的位置寻找共振信号会比较困难。所以不熟练的实验人员应先将调压器输出调至较大位置,待找到共振信号后再慢慢减小。

3. 样品盒供电一般为电池,本实验较为耗电,在实验过程中由于电池电压变化会使测量读数发生变化。应该先熟悉测量方法,开始正式测量后尽快完成实验。

4. 学生实验时不得自行与他人调换仪器。

5. 共振信号的寻找应该认真、细致、耐心。

6. 交流调压器输出电压属于危险电压范围,注意不要触摸电线裸露处。

7. 水样品盒不能倒置,以免产生气泡影响测量。

【思考题】

1. 实验所用永久磁铁产生的磁场属于强磁场,如果本实验磁场强度较弱有什么影响?

2. 实验中要求样品尽量放置在磁场均匀处,假如不满足这个要求有什么影响?

3. 从你的实验中观察两种原子核的"尾波"有何异同?

实验 3-4   用光学多道分析器研究氢原子光谱

光谱是光的强度随波长或频率分布的关系图,是研究物质微观结构的重要手段。常用的光谱有吸收光谱、发射光谱和散射光谱,涉及的光谱波段从 X 射线、紫外光、可见光、红外光到微波和射频波段。光栅光谱技术因分辨率高而广泛用于化学分析、医药、生物等领域。

本实验通过光栅单色仪测量氢原子在可见光波段的发射光谱来了解光谱实验的基本技术、光谱测量的基本方法、光谱与能级间的联系,加强原子物理理论与定标法测量技术的综合运用。

【实验目的】

1. 了解光谱分析的基本方法和光学多通道分析器的原理。
2. 学习光学多通道分析器的使用和校准方法。
3. 测量氢原子巴尔末线系谱线的波长,并计算里德伯常量。
4. 了解氢原子能级与光谱的关系。
5. 学习使用计算机采集、处理数据。

【实验器材】

氢灯,汞灯,钠灯,光学多道分析器,计算机。

【实验原理】

光谱的规律性直接反映了原子能级的结构,测量原子光谱线的波长可推知原子能级的结构。历史上对氢原子光谱规律的研究,正是建立原子模型和发展量子理论的基础。

1885 年,瑞士科学家巴尔末(J. J. Balmer)发现,氢原子光谱在可见光区域的 4 条谱线的波长可用经验公式,即巴尔末公式表示为

$$\lambda = B \frac{n^2}{n^2 - 4} \tag{3-4-1}$$

式中 B 是常量,n 为大于 2 的正整数。当 $n = 3, 4, 5, 6$ 时,由式(3-4-1)得出氢光谱中可见光部分的 4 条谱线,分别用 H_α、H_β、H_γ、H_δ 标记。在光谱学中,谱线也常用频率或波数(波长的倒数)来表示,里德伯将式(3-4-1)改成用波数表示为

$$\frac{1}{\lambda} = R_H \left(\frac{1}{2^2} - \frac{1}{n^2} \right) \quad n = 3, 4, 5, \cdots \tag{3-4-2}$$

式中 R_H 称为里德伯常量。R_H 的实验测定值(公认值)为 $R_H = 1.0967758 \times 10^7 / \text{m}$。

由上式可看出,只需测出氢原子可见光光谱这几条谱线的波长,即可根据式(3-4-2)求出里德伯常量。

在氢原子经验公式的基础上,玻尔建立了原子模型理论。玻尔理论指出,原子的不同能量状态称为能级,光谱的每一条谱线是对应的原子从一个较高能级跃迁到一个较低能级时以发射光子的形式向外释放能量的结果。氢原子的能级公式为

$$E_n = -\frac{me^4}{8\varepsilon_0^2 h^2} \frac{1}{n^2} \quad n = 1, 2, 3, \cdots \tag{3-4-3}$$

式中 m 为电子质量,e 为基本电荷,ε_0 为真空电容率,h 为普朗克常量。

原子从高能级 E_n 跃迁到低能级 E_k 时,原子发射光子的能量 $h\nu$ 为两能级间的能量差,即

$$h\nu = E_n - E_k \tag{3-4-4}$$

如以波数 $1/\lambda$ 表示,则上式为

$$\frac{1}{\lambda} = \frac{\nu}{c} = \frac{E_n - E_k}{hc} = \frac{me^4}{8\varepsilon_0^2 c h^3}\left(\frac{1}{k^2} - \frac{1}{n^2}\right) = R_{\mathrm{H}}\left(\frac{1}{k^2} - \frac{1}{n^2}\right) \tag{3-4-5}$$

式中 c 为真空中的光速。

原子从 $n \geqslant 3$ 至 $k = 2$ 的跃迁,发出的光子波长位于可见光波段,其光谱符合规律

$$\frac{1}{\lambda} = R_{\mathrm{H}}\left(\frac{1}{2^2} - \frac{1}{n^2}\right) \quad n = 3,4,5,\cdots$$

上式与式(3-4-2)一致,则里德伯常量表示为

$$R_{\mathrm{H}} = \frac{me^4}{8\varepsilon_0^2 c h^3} \tag{3-4-6}$$

把各基本物理量代入式(3-4-6)可得到里德伯常量计算值 $R_{\mathrm{H}} = 1.0973730 \times 10^7 /\mathrm{m}$,与实验测定值符合,为玻尔理论的正确性提供了有力证据。

根据式(3-4-6),氢原子能级可用里德伯常量 R_{H} 表示为

$$E_n = -R_{\mathrm{H}} hc \frac{1}{n^2} \tag{3-4-7}$$

把不同的量子数 n 代入式(3-4-7),即可计算氢原子各能级的能量。

【仪器介绍】

WGD-6 型光学多通道分析器(optical multichannel analyzer, OMA)由光栅单色仪、CCD 接收单元、扫描系统、电子放大器、A/D 采集单元、计算机组成。它是利用现代光电子技术接收和处理某一波段范围内光谱信息的光学多通道检测系统,其基本框图如图 3-4-1 所示。

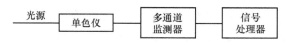

图 3-4-1　光学多通道分析器基本框图

当入射光被单色仪色散后在其出射窗口形成 $\lambda_1 \sim \lambda_2$ 的谱带,位于出射窗口处的多通道光电探测器将谱带的强度分布转变为电荷强弱的分布,由信号处理系统扫描读出,经 A/D 变换后存储并显示在计算机上。光学多通道分析器的优点是所有的像元(N 个)同时曝光,整个光谱可同时取得,比一般的单通道光谱系统检测同一段光谱的总时间快 N 倍。在摄取一段光谱的过程中不需要谱仪进行机械扫描,不存在由于机械系统引起的波长不重复的误差,减少了光源强度不稳定引起的谱线相对强度误差,可测量光谱变化的动态过程。

光学多通道分析器的光路如图 3-4-2 所示,光源 S 经透镜 L 成像于单色仪的入

射狭缝 S_1，入射光经平面反射镜 M_1 转向 90°，经球面镜 M_2 反射后成为平行光射向光栅 G。衍射光经球面镜 M_3 和平面镜 M_4 成像于观察屏 P。由于各波长光的衍射角不同，在 P 处形成以某一波长 λ_0 为中心的一条光谱带，使用者可在计算机屏幕上或观察屏上直观地看到光谱的特征。转动光栅 G 可改变中心波长 λ_0，使整条谱带也随之移动。单色仪上有显示中心波长 λ_0 的波长计。转开平面镜 M_4 可使 M_3 的光线直接成像于光电探测器 CCD 上，它测量的光谱段与观察屏 P 上看到的完全一致。通过 CCD 光电转换、A/D 数据处理，用数据线可将采集的谱线数据传输到计算机中保存。

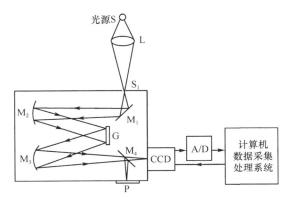

图 3-4-2　光学多通道分析器的光路图

　　光学多通道分析器中，经球面镜 M_2 反射后的平行光束射向平面光栅 G（光栅平面的方位可由精密机械调节）时将发生衍射。衍射时遵循光栅方程

$$d\sin\theta = \pm k\lambda \quad k = 0,1,2,\cdots \tag{3-4-8}$$

　　式中 d 为光栅常数，λ 为入射光波长，k 为衍射级次，θ 为衍射角。由光栅方程可知，当光栅常数 d 一定时，不同波长的同一级明纹除零级外均不重合，并且按波长的大小自零级开始向两侧散开，散开的光波传播到球面镜 M_3 上，再反射到接收装置 CCD 中。每一波长的明纹，在光栅的衍射图样中都是很细、锐的亮线，即谱线的峰值处。

　　CCD 是电荷耦合器件（charge-coupled device）的简称，是一种以电荷量表示光强大小，用耦合方式传输电荷量的器件。CCD 是用 MOS（即金属-氧化物-半导体）电容构成的像素来实现图像的记忆，每个像素根据光的强弱得到大小不同的电信号，把电信号传送出去就构成图像信号。由很多排列整齐的 CCD 像元组成一维或二维 CCD 阵列，曝光后将每个 CCD 像元所在空间的光强转化成电荷量，电荷的数量与该处光强成正比。这样，一帧光强分布图就成为一帧电荷分布图。每次采样（曝光）后每个像元内的电荷在时钟脉冲的控制下顺序输出，经放大、模-数（A/D）转换，将电荷量即光强顺序存入采集系统（计算机）的寄存器，经计算机处理后，在显示器上就可以看到光谱图。通过 CCD 光谱采集与处理系统，可以显示出各条谱线所处的道数（对应波长）和相对光强值。

本实验采用的是具有 2048 个像元的 CCD 一维线阵,其光谱响应范围是 300~900nm,响应峰值在 550nm。每个像元的尺寸为 $14\mu m \times 14\mu m$,像元中心距为 $14\mu m$,像敏区总长为 $2048 \times 14\mu m = 28.672mm$。单色仪中 M_2、M_3 的焦距为 302mm,光栅常数为 1/600mm,在可见光区的线色散系数 $\Delta\lambda/\Delta l$(光谱面上单位刻度对应的波长范围)约为 5.55nm/mm。由此可知 CCD 一次测量光谱的波长范围为 5.55nm $\times$ 28.672 约为 159nm。在光学多通道分析器中每个像元称为"一道",所以实验所用系统称为 2048 道光学分析器。

由于光学多通道分析器一次测量光谱的波长在 159nm 范围内。光栅处在不同位置时,每一道(每一像元)对应的波长值不同;移动光栅,每一道(每一像元)对应的波长值也随之发生改变。因此,无法在屏幕中直接读出每条谱线的波长值,只能读出每条谱线对应的道数。例如用 WGD-6 型光学多通道分析器测量氢原子光谱,由于氢原子可见光光谱的 H_α 线、H_β 线、H_γ 线、H_δ 线的波长分别为 656.3nm、486.1nm、434.0nm、410.2nm,H_α 线和 H_δ 线的波长间隔达 246nm,超过 CCD 一帧 159nm 的范围,所以要分两次测量。第一次测量 H_β 线、H_γ 线、H_δ 线 3 条谱线,第二次单独测量 H_α 线。测量得到的光谱图,横坐标表示 CCD 的道数值(0~2048),纵坐标表示谱线的相对强度。所以从光谱图上只能得到氢原子光谱各谱线的对应道数值,不能确定各条谱线的波长值。若想得到各条谱线的波长值,就必须用已知波长的标准谱线对道数进行定标。常用氦或汞原子光谱作为标准,我们实验中采用汞原子发射光谱作为标准谱线。

【实验内容与步骤】

测量氢原子光谱的 H_α 线、H_β 线、H_γ 线、H_δ 线的波长值:

由于氢原子可见光的 4 条谱线中 H_α 线和 H_δ 线的波长间隔达 246nm,超过 CCD 一帧 159nm 的范围,所以要分两次测量。第一次测量 H_β 线、H_γ 线、H_δ 线 3 条线的波长时,用汞灯的 546.07 nm(绿光)、435.84 nm(蓝光)、404.66 nm(紫光)等谱线作为标准谱线来定标;第二次单独测量 H_α 线的波长则采用汞灯的 546.07 nm、576.96 nm(黄光)、579.07 nm(黄光)及三条紫外光的二级光谱线 312.567×2 = 625.13 nm、313.17×2 = 626.34 nm 和 334.17×2 = 668.34 nm 来定标。

1. 将单色仪起始波长调到 390nm,入射狭缝 S_1 的宽度为 0.1mm。

2. 用汞灯做光源,调节 L,S 与单色仪共轴,让光源成像于入射狭缝处,这时在观察屏 P 上观察到清晰的谱线。

3. 转动 M_4 使光谱照到 CCD 上,调节入射狭缝,使谱线变锐,选择适当的曝光时间以获得清晰尖锐的图谱,由于谱线强度不同,对于不同的谱线强度可选择不同的曝光时间。

4. 用汞灯的几条标准谱线定标,使横坐标表示波长。

5. 改用氢灯,调节氢灯的位置,使谱线在观察屏 P 上的强度为最强,转动 M_4,测 H_β 线、H_γ 线、H_δ 线的波长。

6. 将单色仪的起始波长调至 540nm,用汞灯定标后改用氢灯,测出 H_α 线的波长。

【注意事项】

1. 单色仪的入射狭缝 S_1 可调范围为 0~2mm，每旋转 1 周狭缝宽度变化 0.5mm，平时不能置于 0 或 2mm，任何时候狭缝宽度都应小于 2mm，调节时应细心，以防损坏。

2. 更换光源时应保证光源、透镜和光学多通道分析仪相对位置不变。

3. 实验记录中建立个人数据文件夹，把所有实验文件存入个人数据文件夹。实验结束后关机顺序：关闭数据采集软件→弹出数据线连接设备（停止）→关闭多道分析器电源→关闭计算机。如果关机顺序不正确，可能导致计算机不能正常关机。

【数据处理】

1. 列表记录 H_α 线、H_β 线、H_γ 线、H_δ 线的波长测量值。

2. 根据式（3-4-2）用最小二乘法求里德伯常量 R_H，并与 R_H 的公认值做比较，计算其百分误差。

3. 根据式（3-4-7）画出 $n=1,\cdots,6$ 及 n 为 ∞ 的能级图，单位用 eV，小数后取 2 位，并标出 H_α 线、H_β 线、H_γ 线、H_δ 线各线对应哪两个能级的跃迁。

【思考题】

1. CCD 器件出现光饱和时，光谱图会出现什么现象？此时应怎样调节？

2. 谱线测量过程中为什么要进行中心波长修正？

附录　谱线的测量

1. 谱线定标　未定标的光谱图，横坐标表示的是 CCD 的道数值（0~2048），纵坐标表示谱线的相对强度，所以从光谱图上不能确定各条谱线的波长值。

定标就是在光栅位置一定的条件下，通过已知谱线的确定波长值，将采集到的谱线横坐标由 CCD 的通道表示转化为波长表示。

定标和测量必须有相同的基础，那就是相同的中心波长。实验中的中心波长是一个参考数据，是通过转动光栅到某一个位置来实现的。但由于是机械转动，重复性比较差，定标使用谱线位置的远近以及采用的是几次定标都会影响到定标后的数据的准确性，因此定标也是有误差的。定标中涉及以下的问题：

（1）参考波长是否可靠：参考波长就是光谱采集系统显示的中心波长，该参数是有误差的，误差 10nm 左右不会对测量结果带来影响，但如果参考波长相差太远就必须给予修正。

（2）参考波长的修正：参考波长修正的依据是特征谱线或可见光谱线。定标一般比较关注特征谱线。

（3）定标谱线的采集：在采集定标谱线时，为了避免其他谱线的干扰，可以考虑采集背景光线并保存，计算机会将实际采集的谱线与背景相减，获取真实的谱线。另外可以通过开关电源，观察谱线的变化来观察光源的谱线。

（4）定标谱线形状的锐化：由于光谱是通过 CCD 采集的，CCD 存在分辨能力和饱和问题。当谱线太弱，可以考虑增加入射光的缝宽来提高入射光强度，这也可能导致较强光谱的溢出，即谱线顶部变平。因此，我们可以通过调节入射光孔的大小，使我们要观察的谱线比较适中（主要是顶部比较尖锐）。

2. 定标的步骤　先停止谱线采集→选择"手动定标"→选定第一个定标的谱线，按回车键，输入谱线波长，再按回车→选定第二个定标的谱线，按回车键，输入谱线波长再按回车……→计算机弹出定标对话框→选择适合的定标（线性、一次、二次、三次或四次定标）→定标完成后，计算机横坐标换成波长显示。

3. 测量未知谱线　在已定标的波长坐标下，即横坐标 CCD 的通道表示已经转化为波长表示后，采集波长未知的谱线图，读取位置谱线的波长和波峰相对强度值。

【举例】　利用钠原子的双黄光谱线测定汞原子在 550nm 附近的光谱。

1. 准备工作　将黄色的滤色片放入光学多通道分析器采光入口端，摆放好光源和凸透镜的位置，使光源的光线聚焦在狭缝 S_1 处。开机前检查机器连线是否接好，打开计算机电源，打开 CCD 电源，将入射缝宽度调至 0.1mm 左右（顺时针旋转为狭缝宽度增加，反之减小）。置 M_4 控制手柄于 CCD 位置（用 CCD 接收），打开计算机中相关的实验软件，进行实时采集。若要用眼直接观察谱线，可将手柄置于"观察"挡，然后观察谱线。

2. 实验测量　开机初始化，将检索中心波长调整到 550nm 重新检索，选择钠黄光的 589.0nm 和 589.6nm 双谱线，进行手动定标，具体操作如下：

（1）定标谱线的采集（钠黄光双谱线的定标）

1）开机→初始化→正在检零请稍等…（图 3-4-3）。

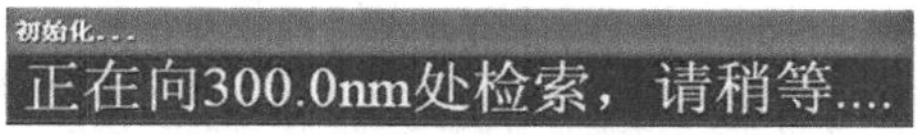

正在向300.0nm处检索，请稍等....

图 3-4-3　初始化

2）检索→检索对话框→输入 550nm →确定回车（图 3-4-4）。

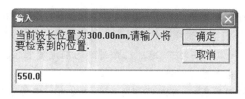

图 3-4-4　中心波长检索

3）实时（采集）→屏幕出现谱线图（图 3-4-5）。

4）停止（采集）。

5）（将紧密在一起的钠双线）扩展（图 3-4-6）。

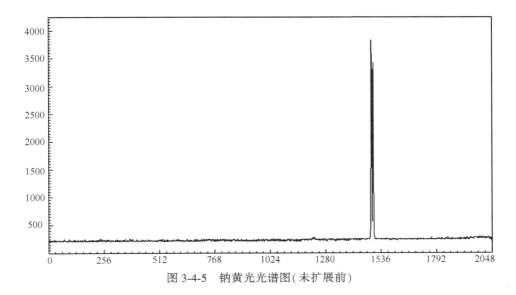

图 3-4-5　钠黄光光谱图(未扩展前)

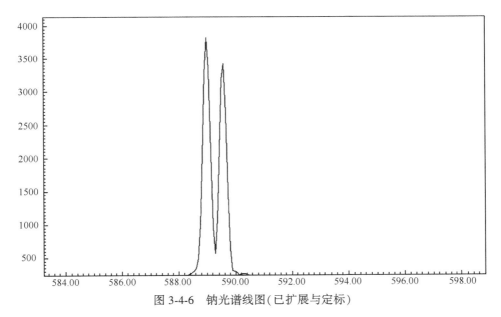

图 3-4-6　钠光谱线图(已扩展与定标)

6) 数据处理→手动定标→移动到峰值处→按回车键弹出手动定标对话框,输入已知谱线 589.0nm,再按回车键→移动光标到下一个波峰→按回车键弹出手动定标对话框。输入已知谱线 589.6nm→单击定标按钮→进入最小二乘法定标界面,如图 3-4-7 所示,确认定标此时横坐标由通道表示转换为波长表示。

7) 停止扩展状态,还原到扩展前的谱线状态图,保存此时的文件为 1.gd6。

(2)未知谱线的采集(测定汞原子在550nm附近的光谱)

1) 更换光源,将钠灯移走,摆放好汞灯(注意:此时汞灯的位置与钠灯摆放的位置相似,进行合适的调节,且不要重新检索中心波长,防止中心波长位置的改变)。

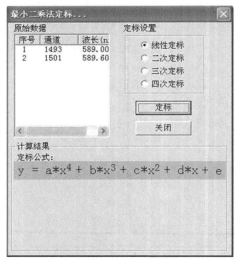

图 3-4-7　定标界面图

2）实时采集（未知波长的数据）→当前存储器中有数据，要覆盖吗？→是→开始采集汞原子的光谱（如果谱线溢出，出现平顶，此时将狭缝宽度调小；如果谱线强度过低，调大狭缝宽度）。

3）停止（采集）→数据处理→扩展→寻峰（如果寻峰失败，可将寻峰的预设值调大些，再寻峰即可）→读数（记录），保存此时的文件为 2.gd6。此时可进一步采集谱线的三维显示图和模拟照相图。

实验 3-5　温度传感器的温度特性测量和研究

温度是一个表征物体冷热程度的基本物理量，自然界中的一切过程都与温度密切相关。因此，温度的测量和控制在科研及生产实践上具有重要意义。如果要进行可靠的温度测量，首先就需要选择正确的温度仪表，也就是温度传感器。温度传感器是最早开发、应用最广的一类传感器。本实验将通过测量几种常用的温度传感器随温度变化的特征物理量，来了解这些温度传感器的工作原理。

【实验目的】

1. 了解四种温度传感器（NTC 热敏电阻、PTC 热敏电阻、PN 结二极管、AD590 集成电路温度传感器）的测温原理。

2. 掌握上述几种温度传感器的温度特性并比较它们的性能特点。

3. 学会用最小二乘法对采集的数据进行线性分析。

【实验器材】

WT-1A 温度传感器特性和半导体制冷温控实验仪，数字万用表，导线若干。

【实验原理】

1. 热敏电阻 NTC 的温度特性　　NTC 热敏电阻通常由 Mg、Mn、Ni、Cr、Co、Fe、Cu 等金属氧化物中的 2~3 种均匀混合物压制后，在 600~1500℃ 温度下烧结而成，由这类金属氧化物半导体制成的热敏电阻，具有很大的负温度系数，在一定的温度范围内，NTC 热敏电阻的阻值与温度关系满足下列经验公式

$$R = R_0 e^{B\left(\frac{1}{T}-\frac{1}{T_0}\right)} \tag{3-5-1}$$

式中 R 为该热敏电阻在热力学温度 T 时的电阻值，R_0 为热敏电阻处于热力学温度

T_0 时的阻值，B 是材料的常数，它不仅与材料性质有关，而且与温度有关，在一个不太大的温度范围内，B 是常数。

由式(3-5-1)可得，NTC 热敏电阻在热力学温度 T_0 时的电阻温度系数 α

$$\alpha = \frac{1}{R_0}\left(\frac{\mathrm{d}R}{\mathrm{d}T}\right)_{T=T_0} = -\frac{B}{T_0^2} \tag{3-5-2}$$

由式(3-5-2)可知，NTC 热敏电阻的电阻温度系数与热力学温度的平方有关，在不同的温度下 α 值不相同。

对式(3-5-1)两边取对数，得

$$\ln R = B\left(\frac{1}{T} - \frac{1}{T_0}\right) + \ln R_0 \tag{3-5-3}$$

在一定温度范围内，$\ln R$ 与 $\frac{1}{T} - \frac{1}{T_0}$ 呈线性关系，可以用作图法或最小二乘法求得斜率 B 的值，并由式(3-5-2)求得某一温度时 NTC 热敏电阻的电阻温度系数 α。

2. 热敏电阻 PTC 的温度特性　PTC 热敏电阻具有独特的电阻-温度特性，这一特性是由其微观结构决定的，当温度升高超过 PTC 热敏电阻突变点温度时，其材料结构发生了突变，它的电阻值有明显变化，可以从 $10^1\Omega$ 变化到 $10^7\Omega$，PTC 热敏电阻的温度大于突变点的温度时的阻值随温度变化符合以下经验公式

$$R = R_0 e^{A(T-T_0)} \tag{3-5-4}$$

其中，T 为样品的热力学温度，T_0 为初始温度，R 为样品在温度 T 时的电阻值，R_0 为样品在温度 T_0 的电阻值，A 为电阻温度系数，它的值在某一温度范围内近似为常数。

对于陶瓷 PTC 热敏电阻，在小于突变点温度时，电阻与温度的关系满足式(3-5-1)，为负温度系数性质；在大于突变点温度时，满足式(3-5-4)，为正温度系数敏电阻，此突变点温度常称为居里点；而对有机材料 PTC 热敏电阻，在突变点温度上下均为正温度系数性质，但是其常数 A 也在突变发生了突变，即 A 值在温度高于突变点后明显激增。

3. PN 结温度传感器的温度特性　PN 结温度传感器是利用半导体 PN 结的结电压对温度的依赖性，实现对温度的检测。实验证明在一定的电流通过情况下，PN 结的正向电压与温度之间有良好的线性关系

$$U = K\theta + U_{go} \tag{3-5-5}$$

式中 U 为 PN 结的正向电压，θ 为摄氏温度，U_{go} 为半导体材料参数，K 为 PN 结的结电压温度系数。

4. 集成温度传感器的温度特性　AD590 集成电路温度传感器是由多个参数相同的三极管和电阻组成。当该器件的两引出端加有一定直流工作电压时(一般工作电压可在 4.5V 至 20V 范围内)，它的输出电流与温度满足以下关系

$$I = B\theta + I_0 \tag{3-5-6}$$

式中 I 为输出电流(单位 μA)，θ 为摄氏温度，B 为电流灵敏度(一般 AD590 的 $B=$ 1μA/℃，即温度传感器的温度升高或降低 1℃，传感器的输出电流将会增加或减少

$1\mu A$), I_0 为摄氏零度时的电流值,该值恰好与冰点的热力学温度 273K 相对应。(对市售一般 AD590,其值从 $273\sim278\mu A$ 略有差异。)利用 AD590 集成电路温度传感器的上述特性,可以制成各种用途的温度计。采用非平衡电桥线,可以制作一台数字式摄氏温度计,即 AD590 器件 0℃ 时,数字电压显示值为"0",而当 AD590 器件处于 θ℃ 时,数字电压显示值为"θ"。

【仪器介绍】

WT-1A 实验仪采用温度传感器实时测量温度,而实验环境温度的变化由半导体制冷器控制。

1. 半导体温度控制仪　见图 3-5-1。

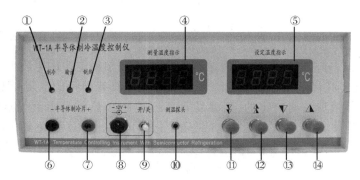

图 3-5-1　WT-1A 半导体制冷温控实验仪面板

①制冷工作指示灯;②电压输出指示灯,输出电压高时较亮;③制热工作指示灯;④测量温度指示窗;⑤设定温度指示窗;⑥制冷片工作电压输出负接线柱;⑦制冷片工作电压输出正接线柱;⑧风扇电源插座;⑨风扇电源开关;⑩测温探头插座;⑪温度设定按钮,按一下变化 -5℃;⑫温度设定按钮,按一下变化 +5℃;⑬温度设定按钮,按一下变化 -0.1℃,连续按快速变化;⑭温度设定按钮,按一下变化 +0.1℃,连续按快速变化

2. 温度传感器特性实验装置　见图 3-5-2。

3. 仪器说明

(1) 实验样品:四种实验样品装于同一块印板,其中

1) NTC 为负温度热敏电阻,型号:MF52E102G310,黄导线。

2) PTC 为正温度热敏电阻,型号:MZ11A-50A,绿导线。

3) PN 为半导体二极管,型号:1N4148,正极红导线/负极黑导线。

4) AD590 为集成电流型温度传感器,型号:AD590,正极红导线/负极黑导线。

(2) 实验装置和控温仪间的连接:①用双头 DC 插头线连接风扇;②用双头立体声插头线连接测温探头;③用双叉红线和黑线连接半导体制冷片,红线连接红接线柱(即+极),黑线连接黑接线柱(即-极)。只有正确连接后方可接通电源,而且电源接通时,不得插拔连接测温探头的控温测温线(双头立体声插头线)。

(3) 温度设定:确认上述连线准确后接通电源,设定温度指示窗显示的温度为 20.0℃,测量温度指示窗显示样品室的环境温度。由于半导体制冷片的作用,测量

温度指示值会缓慢接近设定温度指示。但因环境温度和设定温度的差异大小不同,实际控制的温度值(即测量温度指示值)和设定温度有 0~2.0℃不等的差距。

1)在设定温度指示窗下有四个调节按钮,用于设定目标温度,但不宜频繁来回改变温度,温度的改变最好从高温到低温或从低温到高温。

2)置于实验装置铝样品室内的实验样品,一般须保温 10 分钟以上,才有可能使实验样品的温度内外一致,接近测量温度指示值。

3)实验时应读取测量温度指示窗的温度值,且该温度须保持一定的时间。实验中温度设定可适当调高或调低 0.1~2.0℃以补偿环境温度的散热。

(4)实验时风扇开关必须处在打开位置,确认风扇正在转动中,否则会影响温度控制效果。

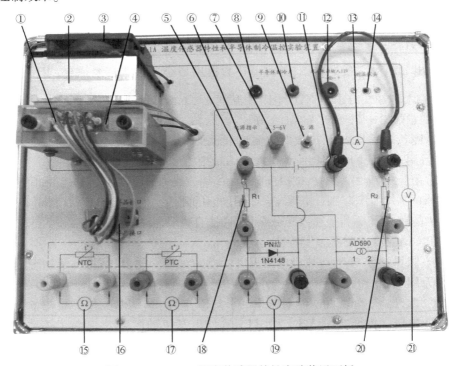

图 3-5-2　WT-1A 温度传感器特性实验装置面板

①样品放置室;②半导体制冷片;③铝型材散热风扇;④测温温控传感器;⑤样品测量辅助电源正(+)接线柱;⑥辅助电源指示灯;⑦电源电压调节;⑧半导体制冷片输入负(-)接线;⑨辅助电源开关;⑩半导体制冷片输入正接线柱测温传感器连接插座;⑪样品测量辅助电源负(-)接线柱;⑫风扇电源输入插座;⑬实验样品 AD590 电流测量接线柱,测量采样电阻电压降时应短接;⑭测温温控传感器连接插座(立体声插座);⑮NTC 电阻测量接线柱;⑯实验样品接口插座,供连接实验样品;⑰PTC 电阻测量接线柱;⑱PN 结限流电阻 1kΩ,可外接;⑲PN 结电压测量接线柱;⑳AD590 采样电阻 1kΩ,可外接;㉑AD590 采样电阻电压测量接线柱

【实验内容与步骤】

实验准备:①确认连接实验装置和控温仪间的连线准确后接通控温仪的电源;②打开实验箱上辅助电源的开关,用万用表直流电压挡测量辅助电源(即电压源符

号)两端的输出电压,并旋转电源电压调节旋钮,调节输出电压为 5.0V,然后用一根导线将电流表符号Ⓐ两端的接线柱连上。

1. NTC 热敏电阻温度特性的测量

(1) 设定合适的温度,使得样品室中的测量温度降至 0.0℃。当测量温度在 0.0℃稳定不少于 5 分钟时,用数字万用表相应的电阻挡测量 NTC 电阻的阻值。

(2) 改变控温仪设定的温度,要求测量温度从 0.0℃升到 70.0℃,每隔 10.0℃设置一次,控温稳定 5 分钟后,用数字万用表测量 NTC 电阻在该温度的阻值。

(3) 为减小实验的系统误差,采取对称测量法。即把升温过程改为降温过程,要求测量温度从 70.0℃降到 0.0℃,每隔 10.0℃设置一次,控温稳定 5 分钟后,再次用万用表测量 NTC 电阻在上述温度的阻值。

(4) 用公式 $T=273.15+\theta$,把摄氏温度 t 换算成热力学温度 T。取升温和降温两次测量结果的平均值作为 NTC 电阻在各个温度点的阻值。根据式(3-5-3),利用 Excel 作出 $\ln R - \dfrac{1}{T}$ 的散点图,并将上述数据用最小二乘法直线拟合,求出材料常数 B。根据式(3-5-2)求出 NTC 电阻在温度 $\theta=20.0℃$时的电阻温度系数 α。

2. PTC 热敏电阻温度特性的测量

(1)测量过程与 NTC 热敏电阻温度特性的测量一样,只是将测量物理量改为用数字万用表相应的电阻挡测量 PTC 电阻的阻值。

(2)用公式 $T=273.15+\theta$,把摄氏温度 t 换算成热力学温度 T。取升温和降温两次测量结果的平均值作为 PTC 电阻在各个温度点的阻值。根据式(3-5-4),利用 Excel 作出 $\ln R\text{-}T$ 的散点图,并将上述数据用最小二乘法直线拟合,求出电阻温度系数 A。

3. PN 结温度传感器温度特性的测量

(1) 测量过程与 NTC 热敏电阻温度特性的测量一样,只是将测量物理量改为用数字万用表相应的直流电压挡测量出 PN 结两端的正向电压。

(2) 取升温和降温两次测量结果的平均值作为 PN 结温度传感器在各个温度点的正向电压。根据式(3-5-5),利用 Excel 作出 $U\text{-}\theta$ 的散点图,并将上述数据用最小二乘法直线拟合,求出结电压温度系数 K。

4. AD590 集成电路温度传感器温度特性的测量

(1) 测量过程与 NTC 热敏电阻温度特性的测量一样,只是将测量物理量改为用数字万用表相应的直流电压挡测量电阻 R_2 两端的电压。

切记:由于 AD590 集成电路温度传感器对电流变化非常敏感,为避免实验中脉冲电流对 AD590 的干扰和影响,在测量电阻 R_2 两端的电压前一定要拔掉控温仪上半导体制冷片的一根连接线并迅速测量,每次测量完后再将刚刚拔掉的连接线接到控温仪上。

(2) 取升温和降温两次测量结果的平均值作为电阻 R_2 在各个温度点的端电压。用公式 $I=U/R$ 把电阻 R_2 的端电压 U 换算成电流 I,即为流过 AD590 集成电路温度传感器的电流。根据式(3-5-6),利用 Excel 作出 $I\text{-}\theta$ 的散点图,并将上述数据用最小二乘法直线拟合,求出电流灵敏度 B。

【注意事项】

1. 因环境温度和设定温度的差异大小不同,实际控制的温度值(即测量温度指示值)和设定温度有 $0 \sim 2.0℃$ 不等的差距,所以实验中可适当调高或调低 $0.1 \sim 2.0℃$ 以补偿环境温度的散热,使得读取温度为整数。

2. 样品温度达到设定温度所需要的时间较长,一般需要至少 5 分钟以上,请同学们耐心等待。

3. 鉴于第 2 点,为节省时间,建议同学们同时进行多种传感器的实验,注意测量时万用表要选择合适的挡位。

4. 由于 AD590 集成电路温度传感器对电流变化非常敏感,在测量电阻 R_2 两端的电压前一定要拔掉控温仪上半导体制冷片的一根连接线,否则无法得到稳定的读数。

【数据记录及处理】

1. NTC 热敏电阻温度特性的测量

温度	$\theta(℃)$	0.0	10.0	20.0	30.0	40.0	50.0	60.0	70.0
	$T(K)$								
电阻 $R(k\Omega)$	升温								
	降温								
电阻平均值 $(k\Omega)$									

数据用最小二乘法进行线性拟合得:材料常数 $B =$ ＿＿＿＿＿＿ (K)

NTC 电阻在温度 $\theta = 20.0℃$ (即 $T =$ ＿＿＿＿)时的电阻温度系数 $\alpha = -\dfrac{B}{T_0^2} =$ ＿＿＿＿＿ (/K)

2. PTC 热敏电阻温度特性的测量

温度	$\theta(℃)$	0.0	10.0	20.0	30.0	40.0	50.0	60.0	70.0
	$T(K)$								
电阻 $R(k\Omega)$	升温								
	降温								
电阻平均值 $(k\Omega)$									

数据用最小二乘法进行线性拟合得:电阻温度系数 $A =$ ＿＿＿＿＿＿ (/K)

3. PN 结温度传感器温度特性的测量

温度/$\theta(℃)$		0.0	10.0	20.0	30.0	40.0	50.0	60.0	70.0
正向电压 $U(V)$	升温								
	降温								
结电压平均值 (V)									

数据用最小二乘法进行线性拟合得:结电压温度系数 $K =$ ＿＿＿＿＿＿ (V/℃)

4. AD590 集成电路温度传感器温度特性的测量($I = U/R_2$)

温度/θ(℃)		0.0	10.0	20.0	30.0	40.0	50.0	60.0	70.0
R_2 端电压	升温								
U(V)	降温								
电压平均值(V)									
电流 I(μA)									

数据用最小二乘法进行线性拟合得：电流灵敏度 $B =$ ＿＿＿＿＿＿＿（μA/℃）

【思考题】

1. NTC 热敏电阻具有＿＿＿＿的温度系数,而 PTC 热敏电阻在温度大于突变温度时具有＿＿＿＿的温度系数。

2. 如果设定温度达到目标温度,而样品温度达不到目标温度,该如何处理?

3. 研究 NTC 和 PTC 热敏电阻的温度特性时为什么要把电阻与温度的关系式取对数?

4. 测量电阻 R_2 的端电压 U 时为什么要拔掉控温仪上半导体制冷片的一根连接线?

附录　Excel 2010 版线性拟合教程

本教程以分析 NTC 热敏电阻实验数据为例简单介绍使用 Excel 2010 对数据进行线性拟合的过程,专为配合实验 3-5 制作。如需更加详细和复杂的数据分析,请查阅相关文献。

1. **录入实验数据**　启动 Excel 2010,将实验测得数据录入表格中,如图 3-5-3 所示。

2. **转换实验数据**　根据式(3-5-1)可知,NTC 热敏电阻的阻值 R 与温度 T 不是线性关系,因此不能直接对实验测量数据进行线性拟合。所以对式(3-5-1)两边取对数得 $\ln R = B\left(\dfrac{1}{T} - \dfrac{1}{T_0}\right) + \ln R_0$,即阻值 R 的对数($\ln R$)与热力学温度 T 的倒数 $\left(\dfrac{1}{T}\right)$ 呈线性关系,所以需对测量数据进行变换。

(1) 计算 $1/T$:首先根据公式 $T = 273.15 + \theta$,把摄氏温度 θ 换算成热力学温度 T,然后再求 T 的倒数。在 C2 单元格中输入"= 1/(A2+273.15)",按回车键即可求得 A2 单元格中对应热力学温度的倒数,如图 3-5-4 所示。采用同样的方法也可计算出其他测量温度所对应热力学温度的倒数,注意输入公式时变化单元格位置。也可采用复制 C2 单元格,然后选中 C3 至 C16 单元格进行粘贴(或者点击 C2 单元格右下角的+号向下拖)。在这里,由于计算结果偏小,本教程采用了科学计算法,保留 4 位有效数字。数字格式在单元格属性中设置。

(2) 计算 $\ln R$:选中 D2 单元格,单击菜单栏上的公式,然后单击插入函数,在弹出的插入函数菜单中选择函数 LN,如图 3-5-5 所示。然后点击确定按钮,弹出函数 LN 对话框,如图 3-5-6 所示。在 number 栏中输入"B2 * 1000"(注意:这里" * 1000"表示将 kΩ 换算成 Ω),最后点击确定按钮,此时在 D2 单元格就显示出 B2 单元格中电阻值的对数结果,如图 3-5-7 所示。采用同样的方法也可计算出其他阻值所对应的对数结果。也可采用复制 D2 单元格,然后选中 D3 至 D16 单元格进行粘贴，得到所有的 ln$R$ 值。

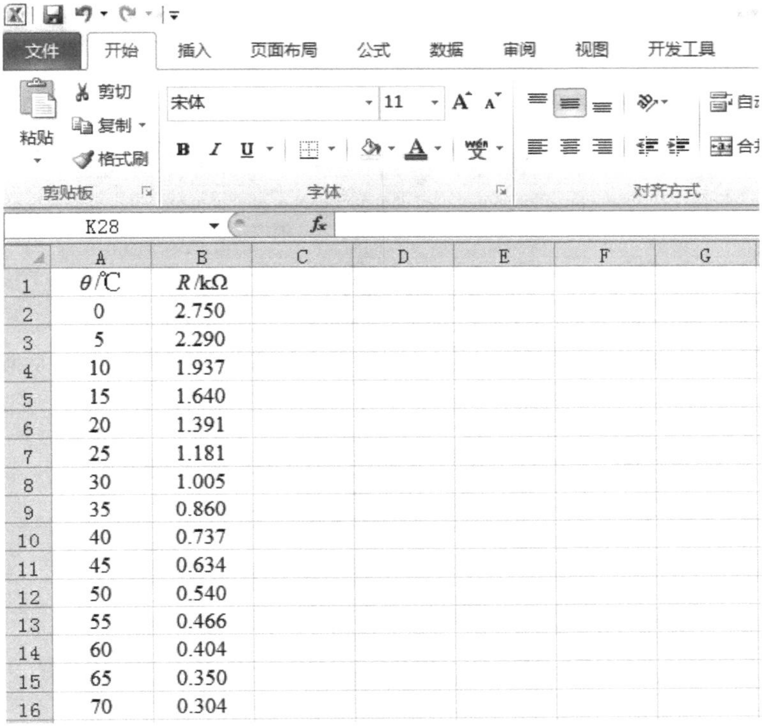

	A	B	C	D	E	F	G
1	θ/℃	R/kΩ					
2	0	2.750					
3	5	2.290					
4	10	1.937					
5	15	1.640					
6	20	1.391					
7	25	1.181					
8	30	1.005					
9	35	0.860					
10	40	0.737					
11	45	0.634					
12	50	0.540					
13	55	0.466					
14	60	0.404					
15	65	0.350					
16	70	0.304					

图 3-5-3　实验数据录入结果

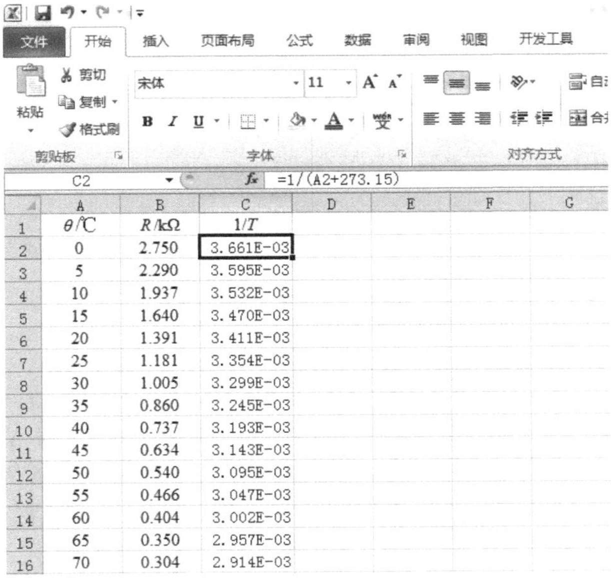

	A	B	C	D	E	F	G
1	θ/℃	R/kΩ	1/T				
2	0	2.750	3.661E-03				
3	5	2.290	3.595E-03				
4	10	1.937	3.532E-03				
5	15	1.640	3.470E-03				
6	20	1.391	3.411E-03				
7	25	1.181	3.354E-03				
8	30	1.005	3.299E-03				
9	35	0.860	3.245E-03				
10	40	0.737	3.193E-03				
11	45	0.634	3.143E-03				
12	50	0.540	3.095E-03				
13	55	0.466	3.047E-03				
14	60	0.404	3.002E-03				
15	65	0.350	2.957E-03				
16	70	0.304	2.914E-03				

图 3-5-4　$1/T$ 的计算结果

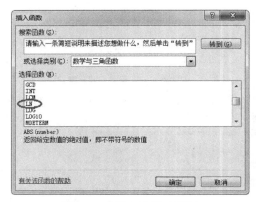

图 3-5-5　插入函数对话框

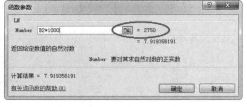

图 3-5-6　函数 LN 对话框

	A	B	C	D	E	F	G
	$\theta/^\circ C$	$R/\text{k}\Omega$	$1/T$	LnR			
1							
2	0	2.750	3.661E-03	7.919			
3	5	2.290	3.595E-03	7.736			
4	10	1.937	3.532E-03	7.569			
5	15	1.640	3.470E-03	7.402			
6	20	1.391	3.411E-03	7.238			
7	25	1.181	3.354E-03	7.074			
8	30	1.005	3.299E-03	6.913			
9	35	0.860	3.245E-03	6.757			
10	40	0.737	3.193E-03	6.603			
11	45	0.634	3.143E-03	6.452			
12	50	0.540	3.095E-03	6.292			
13	55	0.466	3.047E-03	6.144			
14	60	0.404	3.002E-03	6.001			
15	65	0.350	2.957E-03	5.858			
16	70	0.304	2.914E-03	5.717			

图 3-5-7　$\ln R$ 的计算结果

3. 呈现 XY 散点图　单击菜单栏上的插入,点击散点图,在弹出的散点图选项中选择纯散点图,则在界面上呈现一个空白的图卡,如图 3-5-8 所示。

　　菜单栏中单击选择数据,弹出选择数据源对话框,如图 3-5-9 左图所示。单击对话框中图例项下方的添加,弹出编辑数据系列对话框,点击对话框中 X 轴系列值(X)栏右边的单元格选择按钮,在表格中选择 C2 至 C16 单元格后返回,再点击对话框中 Y 轴系列值(Y)栏右边的单元格选择按钮,在表格中选择 D2 至 D16 单元格后返回,如图 3-5-9 右图所示。连续点击确定按钮,直到出现散点图如图 3-5-10 所示。在菜单栏的图表布局中选中布局一,则在散点图中显示出图表标题和坐标轴标题,如图 3-5-11 左图所示。单击散点图中的图表标题,输入"NTC 热敏电阻温度特性"。同理,将 X 轴的标题修改为"$1/T$",将 Y 轴标题修改为"LnR",如图 3-5-11 右图所示。

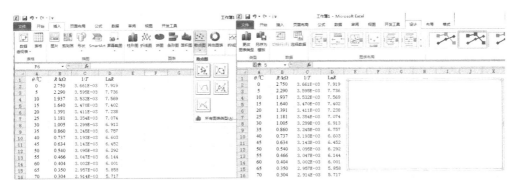

图 3-5-8　创建散点图之空白图卡

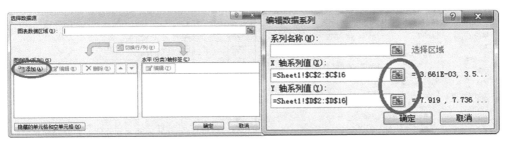

图 3-5-9　源数据编辑对话框

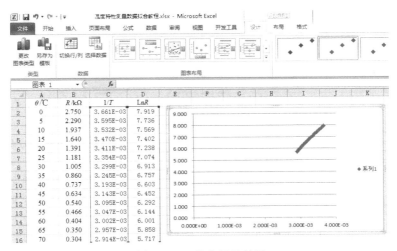

图 3-5-10　散点图的结果

在散点图 Y 轴的数字上点击鼠标右键,选择设置坐标轴格式(或者双击 Y 轴的数字),在弹出的设置坐标轴格式对话框中的坐标轴选项卡中设置合适的参数,本例中各参数设置如图 3-5-12 左图所示,在数字选项卡中设置合适的小数位数,本例中设置为 1 位小数,如图 3-5-12 右图所示,设置完成后点击关闭按钮退出设置坐标轴格式对话框。同样的方法,在 X 轴的数字上点击鼠标右键,选择设置坐标轴格式,可以设置 X 轴的坐标轴参数。设置后的效果如图 3-5-13 所示。

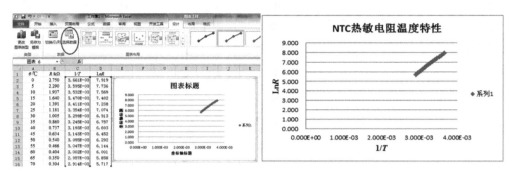

图 3-5-11　添加标题的散点图

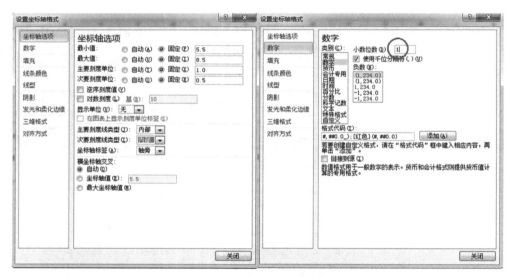

图 3-5-12　Y轴坐标轴格式设置

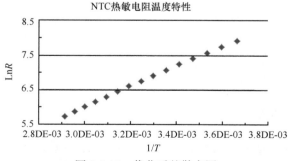

图 3-5-13　优化后的散点图

4. 最小二乘法线性拟合实验数据　鼠标对准散点图中的数据点单击右键,在弹出的菜单栏中选择添加趋势线选项,弹出设置趋势线格式对话框,如图 3-5-14 所示。在趋势线选项卡中趋势预测/回归分析类型框中选中第二个线性(L),在选项卡中选中下面的显示公式和显示R平方值,然后点击关闭按钮,在散点图中出现线性拟合的结果,如图 3-5-15所示。在拟合结果中函数:

$y = 2948.6x - 2.8379$ 是拟合直线的方程,该方程与实验 3-5 中式(3-5-3)相比较可知:$B = 2948.6$。而 $R^2 = 0.9989$ 表示测定系数,R^2 开方得到的 R 值表示相关系数,该值越大,表明实际测量数据与理论越吻合。

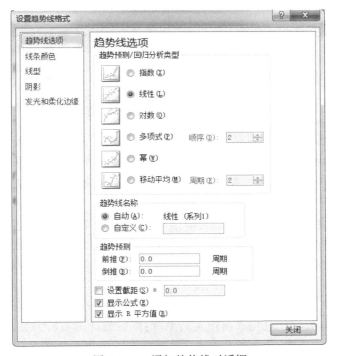

图 3-5-14　添加趋势线对话框

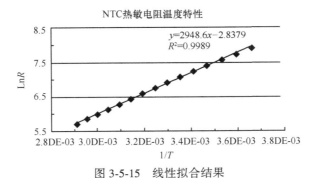

图 3-5-15　线性拟合结果

【思考题】

本教程简单介绍了如何对测量数据进行线性拟合。而在整个过程中,还有很多设置参数和选项没有介绍到,请同学们自己试着研究一下,看各个参数都有什么样的功能,以便应对今后可能面临的更加复杂的数据拟合的需要。

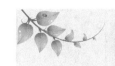

第4章 设计性实验

一、设计性实验的性质与要求

设计性实验是在学生完成了一定的基础实验之后,对学生进行的一种介于基础实验与实际科学实验之间、具有对科学实验全过程进行初步训练特点的实验教学,是以基本知识、基本方法、基本技能的灵活运用和提高学生学习主动性和积极性,激发创新精神为目的的一种实验教学。

设计性实验的类型有 3 种:①测量型实验:对某一物理量进行测量,达到设计要求;②研究型实验:用实验确定两物理量或多物理量之间的关系,并对其物理原理、外界条件的影响或应用价值等进行研究;③制作型实验:设计并组装装置。

设计性实验一般由实验室预先提出任务和要求,实验室提供必要的仪器设备,学生在规定的时间内完成。学生应根据实验课题的任务和要求,查阅有关资料,自行研究和推导有关物理过程和物理实验原理;然后设计出实验方案,选择配套的实验器材,拟订实验步骤,独立进行实验;最后对实验过程中遇到的问题和实验结果进行分析总结,写出完整的实验报告。由此可见,设计性实验是对学生理论知识和实验技能综合应用能力的检查。设计性实验报告一般要求有以下内容:

(1) 实验题目。

(2) 实验目的、任务及要求。

(3) 实验原理:扼要写出设计思路。

(4) 根据题目要求及误差要求选择的仪器和测量条件。

(5) 设计线路图或装置图,标出元件参数及仪器规格。

(6) 实验步骤要点及注意事项。

(7) 实验数据及处理:记录测量数据、数据处理过程、测量结果表示。

(8) 讨论与分析:对实验结果做评价,分析引起误差的主要原因。

(9) 总结:总结实验中遇到的问题及解决的办法,实验成功与失败的原因,调试过程的关键,经验教训、心得体会。

(10) 参考文献。

在进行设计实验时,要完成实验任务,必须注意实验方案的选择、实验仪器的选配和实验条件的选取。

二、实验方案的选择

实验方案的选择包括实验原理和方法的选择。实验原理是实验的理论依据,实验原理与实验方法是紧密联系在一起的,选用不同实验原理就有不同的实验方法,同一实验原理也可能有不同的实验方法。

学生应根据被研究的对象,查阅有关文献、资料,收集各种实验原理和实验方法,即根据被测量和可测量之间的关系,找出各种可能使用的实验方法,然后比较各种实验方法所能达到的实验精确度、适用条件及实施的现实可能性,最后确定一种既符合实验精确度要求又简便经济的实验方案。

三、实验仪器的选择与配套

当选定实验方案后,就要考虑选择测量仪器,一般从 4 个方面考虑:①分辨率;②精确度;③实用性;④价格。作为实验教学设计性实验,③、④两项由实验室现有条件所决定,所以学生主要考虑前面两个方面。

(1) 分辨率:仪器能够测量的最小值。

(2) 精确度:要根据被研究对象的相对误差范围,来确定对仪器误差数值大小的要求,进而确定选用哪一种测量仪器配套最为合适。

在能够满足分辨率和精确度要求下,应尽可能选择价格较低的仪器。

四、实验条件的选择

测量结果通常与实验条件有关,当测量方法和仪器选定之后,最佳的测量条件选择是使实验结果精确度最高,相对误差最小。

为了使实验能够按设计思想顺利进行,在做好实验方案的选择、实验仪器的选配和实验条件的选取的基础上,拟定实验程序时应注意以下几点:

(1) 实验方案的原理及理论公式的适用条件。

(2) 测量顺序。根据所测物理量情况,安排好测量顺序,对于不可逆过程的实验,特别要注意先后次序,合理安排。

(3) 设计好数据记录表格。

(4) 对于需要复核或验证的地方应强调指出。

(5) 了解实验所用的实验仪器的工作原理、性能(规格、精度及使用条件)及使用时的注意事项。这一步工作通常需要阅读实验教材或查阅仪器说明书才能完成。

实验 4-1　用落球法测甘油的黏滞系数

液体的黏滞系数又称内摩擦系数或黏度。在工业生产和科学研究中,液体的黏滞系数的测定有着重要的意义。在临床医学中,液体黏滞系数的测定也有着重要的意义,现代医学发现,许多心血管疾病都与血液黏滞系数的变化有关。

测定液体黏滞系数的方法有多种,对于黏度较小的液体,如水、乙醇等,常用毛细管法测定;而对于黏度较大的液体,如蓖麻油、变压器油、甘油等,常用落球法(斯托克斯法)测定。落球法是一种简单、方便的实验技术,它是利用液体对固体的摩擦阻力来确定黏滞系数。

【实验目的】

1. 观察液体的内摩擦现象,学会用落球法测液体的黏滞系数。

2. 进一步熟悉并掌握游标卡尺、螺旋测微器、电子秒表等测量器具的用法。

3. 正确合理地分析误差。

【实验器材】

量筒,甘油,小钢球,物理天平,电子秒表,米尺,游标卡尺,螺旋测微计,温度计,镊子,磁铁等。

【实验要求】

1. 查阅相关文献,并到实验室了解相关仪器的实物,阅读仪器使用说明书,了解仪器的使用方法,找出所要测量的物理量,并推导出计算公式,写出实验原理。

2. 选择合适的小球直径及实验的测量仪器,设计出用落球法测量甘油的黏滞系数的实验方法和步骤。自行完成实验。

3. 要求实验结果的有效数字在 3 位或以上。写出完整的实验报告。

【实验原理】

当半径为 r 的小圆球,以速度 v 在黏滞系数为 η 的液体中运动时,如果液体是不包含悬浮物或弥散物的均匀无限广延的液体,在液体中运动的球体不产生涡旋,则小圆球所受液体的黏滞阻力大小为

$$f = 6\pi\eta vr \tag{4-1-1}$$

式(4-1-1)称为斯托克斯公式。

小球在自由下落时,同时还受到重力和浮力作用。小球刚开始下落时,由于速度较小,所以黏滞阻力也较小。随着小球下落速度的增大,黏滞阻力也随之增大。最后,重力、浮力和黏滞阻力 3 个力达到平衡,小球匀速下落,此时的速度 v 称为收尾速度。即

$$\frac{4}{3}\pi r^3 \rho g = \frac{4}{3}\pi r^3 \sigma g + 6\pi\eta vr \tag{4-1-2}$$

式中 ρ 为小球的密度,σ 为液体的密度。整理后可得

$$\eta = \frac{\rho - \sigma}{18v} g d^2 \tag{4-1-3}$$

式中 d 为小球的直径。若测出小球匀速下落的收尾速度 v,则可求出液体的黏滞系数。

【实验提示】

1. 实验是在有限大小的量筒内进行的,而并非在无限广延液体中,斯托克斯定律应如何修正?

2. 小球在液体中下落时的速度由小变大,最后达到匀速。如何判断小球何

时、何处开始做匀速运动?

　　3. 应选择何种直径的小球和何种尺寸的容器进行实验?

【注意事项】

　　1. 液体必须是不包含悬浮物或弥散物的均匀液体。

　　2. 释放小球时要尽量接近油面。

　　3. 观察球过标记线时眼必须与标记线在同一水平,以免发生视差。

　　4. 注意温度变化,不要手触量筒。

【思考题】

　　1. 用落球法测液体的黏滞系数,影响结果的主要因素是什么?

　　2. 斯托克斯定律的适用条件是什么?本实验采用什么方法来满足和修正?

　　3. 如何判断小球做匀速运动?本实验是如何判断小球做匀速运动的?你还能想到其他的方法吗?试举例说明。

　　4. 在同种待测液体中,当小球半径减小时,它下降的收尾速度如何变化?当小球的密度增大时,又将如何变化?

实验 4-2　电炉丝电阻率的测定

　　电阻率是用来表示各种物质电阻特性的物理量。常温下金属导体的电阻率主要与导体的材料有关。不同的材料,导体的电阻率不同。本实验电炉丝电阻率的测量所需的仪器并不复杂,但测量方案有多种,有利于学生对物理实验基本知识、基本方法、基本技能的灵活运用。

【实验目的】

　　1. 掌握质量、长度、电阻、密度、电压、电流、力等基本物理量的测量。

　　2. 学习设计多种实验方案解决问题。

【实验器材】

　　游标卡尺,螺旋测微计,读数显微镜,物理天平及砝码,烧杯,惠斯通电桥,细线,水,电炉丝,万用电表,焦利弹簧秤,量筒,滑线变阻器,电阻箱,标准电阻,电流表,电压表,电源,检流计等。

【实验要求】

　　1. 运用已有的知识独立思考各个量的测量方法,通过查阅相关文献,并到实验室了解相关仪器的实物,阅读仪器使用说明书,了解仪器的使用方法,找出所要测量的物理量的测量方法,提出至少两个实验方案。

　　2. 指导教师与学生开展讨论。由学生介绍实验方案,指导教师根据实验方案的可行性、实验室条件等因素对方案进行完善修正,使之具有可操作性,确定实验方案。

3. 根据确定的实验方案,选择实验的测量仪器,设计电炉丝电阻率测量的实验方法和步骤,自行完成实验。

4. 实验结果的有效数字在 3 位以上,写出完整的实验研究报告。

【实验原理】

对于一定材料制成的横截面均匀的电炉丝,其电阻率为

$$\rho = \frac{R}{L}S \qquad (4\text{-}2\text{-}1)$$

式中 R 为电炉丝的电阻,L 为电炉丝的长度,S 为电炉丝的横截面积。若电炉丝的直径为 d,则电炉丝的横截面积可表示为 $S = \frac{\pi}{4}d^2$,电阻率为

$$\rho = \frac{\pi R d^2}{4L} \qquad (4\text{-}2\text{-}2)$$

由式(4-2-2)可知,要测电炉丝的电阻率,必须测出电炉丝的电阻、长度和直径。电阻和直径是可以直接测出的,但由于电炉丝是螺旋弯曲的,长度不可能直接测量。

【实验提示】

1. 电炉丝长度可以通过测其密度、质量、横截面积间接得到。也可以通过测电炉丝的浮力、体积、质量、直径间接得到长度。

2. 密度或浮力的测量方案不是唯一的,电阻、直径的测量方法也不是唯一的。

【注意事项】

1. 由于电炉丝中间是空的,所以放在水里浮力很小,该截取多长的电炉丝进行实验,关系到测量结果有效数字的位数。

2. 注意测量顺序,若电炉丝浸过水后再测量电阻值会影响结果的准确性。

3. 注意温度变化,当测量到的温度不是整数、水的密度表中没有相应温度的密度时,需要用线性内差法计算此时水的密度。

【思考题】

1. 分析引起测量结果误差的主要因素是什么?哪个测量量的误差对测量结果误差影响最大?

2. 电炉丝的长度可以有哪几种方法测量?各自的优缺点?哪种测量精确度较高?

3. 电炉丝的电阻可以有哪几种方法测量?哪种测量精确度较高?

4. 电炉丝直径的测量可以用哪几种仪器测量?哪种测量精确度较高?

5. 除了你选用的实验方案外,你还能想到其他方法、其他实验器材测量电炉丝的电阻率吗?试举例说明。

实验 4-3　用热敏电阻改装温度计

温度测量是最常见的物理测量之一。温度测量有许多方法,不同温度范围、不同测量环境可以选择不同方法。热电偶温度计和热敏电阻温度计都属于接触式测量,它们的区别是热电偶温度计测量范围广泛,但在小范围测量时灵敏度略低;热敏电阻温度计灵敏度较高,测量范围中等。

【实验目的】

1. 了解热电偶和热敏电阻的基本性能及使用方法。

2. 学习使用温度传感器及标定方法。

【实验器材】

热电偶(镍铬-铜镍合金),热敏电阻,数字万用表,保温杯,烧杯,酒精灯(或加热器),铁架,升降台,搅棒等。

【实验要求】

1. 查阅相关文献,并到实验室了解相关仪器的实物,阅读仪器使用说明书,了解仪器的使用方法,找出所要测量的物理量,并推导出计算公式,写出实验原理。

2. 选择实验的测量仪器,设计出用热敏电阻改装温度计的实验方法和步骤,自行完成实验。

3. 根据实验实际情况自己确定测量温度间隔(最大不能超过 5℃)。

4. 绘出热敏电阻的电阻-温度响应曲线,测量实验者手掌心温度,写出完整的实验报告。

【实验原理】

热电偶温度计的基本原理来自物质的接触电势差。接触电势差受温度影响较大,温度不同接触电势差也会不同。最常见的热电偶由镍铬-铜镍合金组成。热电偶温度计具有测量范围广泛、较大范围内线性良好、重复性好、热惯性小等优点。

热敏电阻是阻值对温度变化非常敏感的一种半导体,当自身温度改变时其电阻的阻值也会改变。热敏电阻温度计就是利用半导体的电阻值随温度急剧变化的特性,以半导体热敏电阻为测温元件制成的。由电阻变化趋势可以将热敏电阻分为 3 类:负温度系数热敏电阻 NTC、正温度系数温度热敏电阻 PTC 和临界温度系数热敏电阻 CTR。用在温度测量领域一般使用负温度系数热敏电阻。

本实验使用热电偶作为标准温度计,通过测量热敏电阻的阻值对热敏电阻温度计在0~100℃范围内进行定标。定标后通过测量热敏电阻的阻值就可以完成温度测量,即定标后热敏电阻与电阻挡组成了一个可以进行常温下测量的温度计。

【实验提示】

1. 热敏电阻的阻值变化与温度变化并不是线性关系,即不能通过简单的数学公式从电阻值得到温度值。

2. 当测量到的热电偶温差电动势数值在分度表中没有时,表示此时的温度不是整数,需要用线性内差法计算此时的温度值。

3. 测定温度与阻值的对应关系时最好升温与降温过程都测量,看看实际结果哪个好些。

【注意事项】

1. 加热速度或降温速度不能过快,以免由于两种温度计热惯量不一样而引起误差。

2. 如果使用乙醇等加热,注意酒精灯操作方法。如果使用电加热器加热,热电偶及热敏电阻应尽量远离加热器。

3. 由于温度测量有热惯性的问题,实验时应使被校准的热敏电阻与标准温度计(热电偶温度计)尽量靠近,以使两者保持相等的温度。

【思考题】

1. "定标"的主要思路是什么?

2. 热惯量的概念在温度测量中有重要意义,本实验中有哪些要求属于为了减小热惯量影响?

3. 测定温度与阻值的对应关系时,做两个几乎一样的数据表格,一个升温的,一个降温的,你认为哪一个好一点,实际结果又是哪个好(附表)?

附表　镍铬-铜镍合金(康铜)热电偶(E 型)分度表　　　　单位:mV

温度(℃)	0	1	2	3	4	5	6	7	8	9
0	0.000	0.059	0.118	0.176	0.235	0.294	0.354	0.413	0.472	0.532
10	0.591	0.651	0.711	0.770	0.830	0.890	0.950	1.010	1.071	1.131
20	1.192	1.252	1.313	1.373	1.434	1.495	1.556	1.617	1.678	1.740
30	1.801	1.862	1.924	1.986	2.047	2.109	2.171	2.233	2.295	2.357
40	2.420	2.482	2.545	2.607	2.670	2.733	2.795	2.858	2.921	2.984
50	3.048	3.111	3.174	3.238	3.301	3.365	3.429	3.492	3.556	3.620
60	3.685	3.749	3.813	3.877	3.942	4.006	4.071	4.136	4.200	4.265
70	4.330	4.395	4.460	4.526	4.591	4.656	4.722	4.788	4.853	4.919
80	4.985	5.051	5.117	5.183	5.249	5.315	5.382	5.448	5.514	5.581
90	5.648	5.714	5.781	5.848	5.915	5.982	6.049	6.117	6.184	6.251

实验 4-4　多用电表的改装和校准

在当今生活、生产实践、科学研究等各个领域中,电学测量起着非常重要的作用。无论是物理、化学还是生物医学的各种精密测量仪器中都不可缺少地会使用到电学仪表,其他一些场合、测量仪器中也会用到电表。一些非电学量,通过转换也可以用电表进行测量。在实验室和工程技术应用中测量电表一般采用模拟式和数字式两大类仪表。通过本实验可以较好地了解模拟式电表测量原理和应用条件,利用电路原理改装扩大测量量程,并且对电表进行校准。

【实验目的】

1. 掌握电表扩程的原理和方法。

2. 学习电表校准的基本知识。

【实验器材】

表头(直流微安计或毫安计),万用电表,稳压电源,电阻箱,滑线变阻器,单刀双掷开关,单刀单掷开关,导线若干。

【实验要求】

1. 利用直流电路串联分压、并联分流的原理进行多用电表的多量程电流挡、电压挡、电阻挡的设计和计算。

2. 进行多用电表直流电流挡、直流电压挡和电阻挡的装配,并对改装表检验校准。

【实验原理】

磁电式测量机构直接构成的电表称为表头,它只可用作微安表或小量程的毫安表,它们满刻度电压也很小,一般只有零点几伏。若用它来测量较大的电流或电压,就必须扩大电表的量程。

如图 4-4-1 所示,表头满量程电流用 I_g 表示,内阻用 R_g 表示。

1. 直流电流挡的设计计算

(1)电流量程由 I_g 扩大为 I:在表头上并联一个分流电阻 R_s 可组成一个量程为 I 的安培计,如图 4-4-2 所示。根据并联电路的分流作用,由图可见

$$I = I_g + I_s$$

根据实验室给定的 I_g 和 R_g 值,可以计算出并联电阻 R_s。

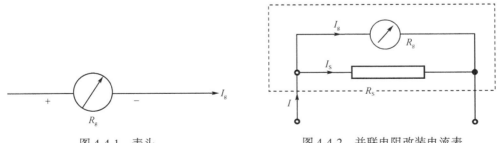

图 4-4-1　表头　　　　　　　　图 4-4-2　并联电阻改装电流表

I_s 表示表头满刻度偏转时流过分流电阻 R_s 的电流强度。由于并联电路中各支路两端电压相等,即

$$I_g R_g = I_s R_s$$

有 $I_s = \dfrac{I_g R_g}{R_s}$ ，因此

$$I = I_g + I_s = I_g + \frac{I_g R_g}{R_s} = I_g \left(\frac{R_s + R_g}{R_s} \right) \tag{4-4-1}$$

由式（4-4-1）可见，并联分流电阻 R_s 后，安培计的量程扩大到 I，为 I_g 的 $\dfrac{R_s + R_g}{R_s}$ 倍，即表头指针满刻度偏转时，所测电路中的电流值为 I。

由式（4-4-1）可知，如果确定了扩大后的量程 I，就可以算出所需分流电阻 R_s 的值

$$R_s = \frac{I_g R_g}{I - I_g} \tag{4-4-2}$$

令 $\dfrac{I}{I_g} = n$ 表示量程扩大倍数，则

$$R_s = \frac{1}{n-1} R_g$$

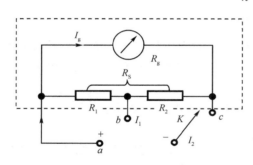

图 4-4-3   多量程电流表

（2）电流表扩大为两个量程 I_1、I_2：多用电表的电流挡一般都有几个电流量程，通常采用图4-4-3所示的分流电路。图中 I_1、I_2 为两个不同范围的电流量程，K 是单刀双掷开关。当 K 与 c 接通时，电阻 R_1、R_2 串联后再与表头并联。因此对量程 I_2 来说，分流电阻 $R_s = R_1 + R_2$。当 K 与 b 接通时，电阻 R_2 与表头串联后再与 R_1 并联，表头支路的电阻由 R_g 增为 $(R_g + R_2)$，分流电阻 R_s 由 $(R_1 + R_2)$ 减为 R_1。这两个变化都有利于扩大安培计的量程，使量程由 I_2 扩大至 I_1。对于量程 I_2 来说，由式（4-4-1）可得

$$I_2 (R_1 + R_2) = I_g (R_s + R_g) \tag{4-4-3}$$

对量程 I_1 来说，由式（4-4-1）可得

$$I_1 R_1 = I_g (R_1 + R_2 + R_g)$$

即

$$I_1 R_1 = I_g (R_s + R_g) \tag{4-4-4}$$

由式（4-4-3）、式（4-4-4）可得

$$I_1 R_1 = I_2 (R_1 + R_2) = I_g (R_s + R_g) = V^* \tag{4-4-5}$$

可得

$$R_1 = \frac{I_g R_g}{I_2 - I_g} \cdot \frac{I_2}{I_1}$$

$$R_2 = \frac{I_1 - I_2}{I_2} R_1 = \frac{I_g R_g}{I_2 - I_g} \cdot \frac{I_1 - I_2}{I_1}$$

式(4-4-5)中 $V^* = I_g(R_s + R_g)$ 称为多量程电流表的测量电压降。由式(4-4-5)可见图 4-4-3 的分流电路具有这样的特点:各量程与其对应的分流电阻之乘积是常量,这个常量就是表头量程 I_g 与整个闭合回路的总电阻 $(R_s + R_g)$ 之乘积,即所谓测量电压降。

2. 直流电压挡的设计

(1)电压量程由 U_g 扩大为 U:表头具有一定的内阻 R_g,当表头指示一定的电流,比如满量程电流 I_g 时,也就是意味着表头两端具有相应的电压 $U_g = I_g R_g$。但是单用这一个表头来测量电压是不行的,一是它的电压量程很小,只能测量很低的电压;二是由于表头本身

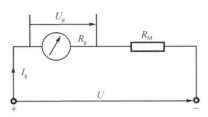

图 4-4-4　串联电阻改装电压表

的内阻不够大,将它并联到被测电路上进行测量时,要对待测电压产生较大的影响。电压挡所要解决的问题是必须扩大表头的电压量程,并减少它对待测电路的影响,这可用串联电阻的方法来解决。如图 4-4-4 所示,当电压量程为 $U_g = I_g R_g$ 的表头和一大电阻 R_M 串联后,组成一个伏特计。设其量程为 U,则

$$U = U_g + I_g R_M = U_g + \frac{U_g}{R_g} R_M = U_g \frac{R_g + R_M}{R_g} \tag{4-4-6}$$

上式表明:串联大电阻 R_M 后,电压表的量程扩大到 $\dfrac{R_g + R_M}{R_g}$ 倍,所串联的大电阻 R_M 称为倍率电阻。由式(4-4-6)得

$$R_M = \frac{R_g}{U_g}(U - U_g) = \frac{R_g}{U_g} U - R_g \tag{4-4-7}$$

(2)电压表扩大为两个量程 U_1、U_2:通常采用的多用电表的电压挡线路如图 4-4-5所示。U_1、U_2 是电压挡的两个不同量程,R_3、R_4 是倍率电阻,R_{s0} 是量程为 I_{ge} 的电流挡的分流电阻。虚线框内部分的表头和 R_{s0} 以及其他倍率电阻组成改装电压表。

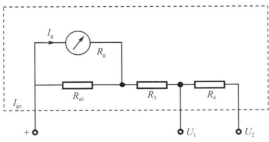

图 4-4-5　多量程电压表

在图 4-4-5 中,I_{ge} 是并联 R_{s0} 后的表头满偏电流,设此时表头的等效电阻为 R_{ge},根据式(4-4-2)可计算并联分流电阻 R_{s0}

$$R_{s0} = \frac{I_g R_g}{I_{ge} - I_g} \tag{4-4-8}$$

由电阻并联公式得

$$R_{ge} = \frac{R_{s0} \cdot R_g}{R_{s0} + R_g} \tag{4-4-9}$$

然后根据式(4-4-7)可确定 R_3、R_4 数值

$$R_3 = \frac{R_{ge}}{U_g} U_1 - R_{ge} = \frac{1}{I_{ge}} U_1 - R_{ge}$$

$$R_4 = \frac{1}{I_{ge}} U_2 - R_{ge} - R_3 = \frac{1}{I_{ge}} (U_2 - U_1) \tag{4-4-10}$$

其中 I_{ge} 根据实验具体要求给定。

3. 电阻挡的设计   由欧姆定律知道,一个导体的电阻 R 等于其两端的电压 U 与流过导体的电流 I 的比值,即 $R = \dfrac{U}{I}$。如果能测出导体两端电压 U 与流过导体的电流 I,利用欧姆定律就可以算出该导体的电阻 R。这种测量方法称为"伏安法"。

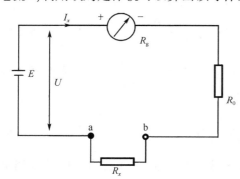

图 4-4-6   电表测量电阻的原理图

可见,用伏安法测量电阻要两只电表:1 只伏特计,1 只安培计;并且还要对测量数据进行计算才能得出结果。这个方法对一般测量很不方便。如果能把导体两端的测量电压固定不变,那么就可以省掉伏特计,而直接用安培计的读数来反映待测电阻的大小。欧姆表测量电阻就是按这个设想设计的。

图 4-4-6 是电表测量电阻的原理图。E 为干电池,其电压 U 是一定值,R_g 为表头内阻,R_0 为限流电阻,均为已知。R_x 是待测电阻,测量时将它接在图中 a、b 两点之间,由欧姆定律可知,接入 R_x 后,表头所指示的电流 I_x 为

$$I_x = \frac{U}{R_0 + R_g + R_x}$$

因此

$$R_x = \frac{U}{I_x} - (R_0 + R_g) \tag{4-4-11}$$

根据式(4-4-11),可以从表头的指示值 I_x 算出待测电阻 R_x 之值。如果直接在表头面板上刻上与 I_x 所对应的电阻值 R_x,就成了欧姆计。

在图 4-4-6 线路中,如果适当选择 R_0 的大小,使待测电阻 $R_x = 0$(即 a、b 之间短

路)时表头指针能做满刻度偏转,即 R_0 满足下式

$$R_0 = \frac{U}{I_g} - R_g$$

这样,接有待测电阻 R_x 时的电流 I_x 与 I_g 的比值为

$$\frac{I_x}{I_g} = \frac{R_0 + R_g}{R_0 + R_g + R_x} = \frac{1}{1 + \frac{R_x}{R_0 + R_g}} \tag{4-4-12}$$

根据式(4-4-12),可以讨论多用电表测量电阻的一些特点:

当待测电阻 $R_x = 0$ 时,$\frac{I_x}{I_g} = 1$,即 $I_x = I_g$,此时流过表头的电流等于表头满刻度电流 I_g,表头指针做满刻度偏转。因此,欧姆计的零点应在表面刻度的右端,相当于电流挡的满量程。

当 $R_x = R_0 + R_g$ 时,$\frac{I_x}{I_g} = \frac{1}{2}$,即 $I_x = \frac{1}{2}I_g$,表头指针在表面刻度中央。通常欧姆表表面中心刻上 $R_0 + R_g$ 的值,就成为一个中心值为 $R_T = R_0 + R_g$ 的欧姆表。一般把 R_T 称为中心电阻。

在多用电表电阻挡中,中心电阻 R_T 的数位就是该电阻挡的倍率。例如 $R_T = 600\Omega$ 为 3 位数,则该电阻挡倍率为 100。在 R_x 和 R_T 接近时,测量就比较准确。

当 $R_x = \infty$ 时,即被测电路开路,$I_x = 0$,表头指针不偏转,因此欧姆计表面左端刻度线表示的电阻值为无穷大。欧姆计表面刻度为自右至左电阻值逐渐增大,而且刻度不均匀,读数时必须注意。

设计改装电阻挡时要考虑到,电路图 4-4-6 电路中,如果干电池的电压 U 不等于设计所确定的电压,那么将表棒短路时指针就不会刚好在零欧姆处,即电流 $I_x \neq I_g$,这一现象叫零点漂移,它给测量带来很大的误差。为了克服零点漂移,最简单的办法是将限流电阻 R_0 换成可变电阻。当电池电压变化时,只要调整 R_0,引起中心电阻值改变,就可使表头指针仍指零点。这样虽然能补偿零点漂移,但引起的测量误差较大,原因是 R_0 的改变引起了中心电阻值的改变仍较大。因此,应该选用对表头电流影响较大而对中心电阻值影响小的电路来补偿零点漂移。一般采用并联调节电路。

如图 4-4-7 所示,电路的特点是把对零点漂移起补偿作用的电位器 R_6 安置在表头回路里。电位器上的滑动接头把 R_6 分成两部分,一部分与表头串联,其余部分与表头并联。当电池电压高于设计值以致电路中总电流偏大时,可将滑动接点下移,使通过表头的电流减少到 I_g;反之,当电池电压低于设计值时,可将滑动接点上移,使通过表头的电流增大到 I_g。总之,调节 R_6 可使表头电流保持为满刻度电流,即待测电阻为零时表头指针为零欧姆。

当改变调零电位器 R_6 的滑动接头时,表头回路的等效电阻 R_{ge} 要随之改变,因而中心电阻 $R_T = R_{ge} + R_0$ 也要发生变化;但是如果把限流电阻 R_0 取的大些,这样 R_{ge}

的变化对于整个中心电阻 R_T 来讲就较小,对中心电阻的影响也较小。

作为例子,在图 4-4-8 所示电阻挡的线路中,设 $I_g = 157 \times 10^{-6}$ A, $R_g + R_6 = 1200\Omega$ 均已知,表头由两挡直流电流挡(100mA 和 10mA)的分流电阻 $R_1 + R_2$ 值构成,因此 R_s 仍取 $R_1 + R_2 = 19.1\Omega$,电池的标称电压 $U = 1.5$V。如果将该电流计改装成中心电阻值为 $R_T = 600\Omega$ 的欧姆计,则表头等效电阻 R_{ge} 和限流电阻 $R_0(= R_s)$ 的计算方法如下:

图中 R_g' 为表头内阻 R_g 和 R_6 的滑动端上部分电阻串联值,R_s' 为 R_s 和 R_6 滑动端以下部分电阻的串联值。当 $R_x = 0$ 时,a、b 两端间的电阻就是该电阻挡内阻,也就是中心电阻,此时从 R_6 滑动端上流出的电流为工作电流

$$I = \frac{U}{R_T} = \frac{1.5}{600} = 2.5 \times 10^{-3} \text{A}$$

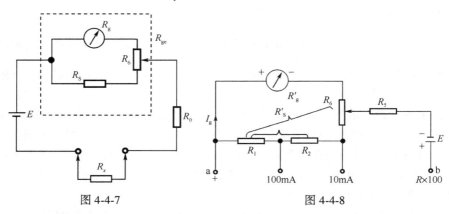

图 4-4-7　　　　　　　　　　　　图 4-4-8

R_s' 和 R_g' 并联,两端电压相等,有

$$I_g R_g' = (I - I_g) R_s'$$

即

$$I_g R_g' = (I - I_g)(R_s + R_g + R_6 - R_g')$$

从而求出

$$R_s' = R_s + R_g + R_6 - R_g'$$

$$= R_s + R_g + R_6 - \frac{(I - I_g)(R_s + R_g + R_6)}{I}$$

$$= \frac{R_s + R_g + R_6}{I} I_g$$

$$= \frac{19.1 + 1200}{2.5 \times 10^{-3}} \times 157 \times 10^{-6} = 76.6\Omega$$

则

$$R_g' = (R_g + R_6) + R_s - R_s' = 1200 + 19.1 - 76.6 = 1142.5\Omega$$

所以表头等效电阻

$$R_{ge} = \frac{R'_s R'_g}{R'_s + R'_g} = \frac{76.6 \times 1142.5}{76.6 + 1142.5} = 71.8\Omega$$

故表头限流电阻

$$R_0 = R_T - R_{ge} = 600 - 71.8 = 528.2\Omega$$

4. 如何校准电表　改装扩程以后的电表需要用标准表校准(也称鉴定)。通过校准,读出改装表的指示值 I_x 及标准表的指示值 I_s,求出它们的差值 $\Delta I_x = I_s - I_x$,画出校准曲线。校准曲线画法如图 4-4-9 所示,以 I_x 为横坐标,ΔI_x 为纵坐标,两个校准点之间用直线连接。校准曲线反映了改装表的总体准确程度。改装表的级别按下式计算

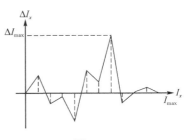

图 4-4-9

$$\alpha = \frac{|\Delta X_{max}|}{X_n} \times 100 \qquad (4\text{-}4\text{-}13)$$

其中 ΔX_{max} 为标准表与改装表相应读数之间的最大差值,X_n 为改装表的量程。

【实验提示】

1. 本实验是对同一表头进行不同要求的改装设计,其中电流挡两个量程、电压挡两个量程和电阻挡是分别由 3 个电路设计完成。开始实验前应该先根据本实验原理、设计量程要求画出电路图,并且计算出有关的改装数据。表 4-4-1 给出了有关要求,可以作为参考。请先弄清实验室所给表头的 I_g 和 R_g。

表 4-4-1　设计改装电表用电阻表格

$I_g = $ _____ mA,$R_g = $ _____ Ω

测量种类	量程要求	有关电阻值		
电流挡	10mA, 100mA	$R_1 = $ _____ Ω	$R_2 = $ _____ Ω	
电压挡	0.5V, 10V	$R_{s0} = $ _____ Ω	$R_3 = $ _____ Ω	$R_4 = $ _____ Ω
电阻挡	$E = 1.5V$ $R_T = 1000\Omega$	$R_3 = R_1 + R_2$	$R_5 = $ _____ Ω	

2. 校准电路首先要做到能够发生有关待测量量。例如,对电流挡 10mA 和 100mA 两个量程,可以通过限流电路实现;而电压挡则可以通过分压电路实现。对电阻挡,提供测量电路的电压必须为较为准确的设计值,而且作为实验,还需要提供不是设计值的电压,通过电阻挡调零后进行测量比较。

【注意事项】

1. 连接电路时要注意电源、电表的正负极;要将仪器布置合理,便于操作和读数。

2. 电路接好后,应该认真检查一遍,必须无误后才能打开电源开关。

3. 校验改装表需改变量程时,标准表量程必须随之改变。

4. 根据各电阻的大小,选用合适的电阻箱接线柱,并要尽量减小接线电阻。

5. 校准测量数据应该预先选好,并填入设计好的数据表格中。

【思考题】

1. 图 4-4-3 中考虑量程 I_1 时,被测电流是否全部流过内阻 R_g?被测电流是怎样由 a 流到 b 点的?计算该量程的测量电压降。

2. 计算 R_s 和 R_M 的数值时要已知哪些条件?

3. 为什么校验电表时,必须使电流(或电压)从小到大做一遍,又从大到小再做一遍?如果两次数据不一致说明什么?

4. 由于接线电阻的存在,对实验误差产生较大影响,设各电阻箱的接线电阻都是 1Ω,请讨论接线电阻对哪一个电阻(R_1、R_2、R_3、R_4、R_{s0})引入的误差最大?对相应的测量量的影响又是怎样的?

5. 欧姆计的中心电阻值只决定于 E 和 I_s,若 $I_s = 50\mu A$,要求设计中心阻值为 $250k\Omega$,问应该用多大的电源电压?

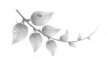

参考文献

蔡永明,王新生.2009.大学物理实验.第2版.北京:化学工业出版社

陈曙,韩永胜.2009.物理学实验与指导.第2版.北京:中国医药科技出版社

邓金祥,刘国庆.2005.大学物理实验.北京:北京工业大学出版社

方建兴.2014.物理实验.第2版.苏州:苏州大学出版社

何捷,陈继康,金昌祚.2003.基础物理实验.南京:南京师范大学出版社

何希才.2005.传感器技术及应用.北京:北京航空航天大学出版社

侯俊玲,孙铭.2003.物理学实验.北京:科学出版社

贾小兵,杨茂田,殷洁等.2007.大学物理实验教程.修订版.北京:人民邮电出版社

金发庆.2012.传感器技术与应用.第3版.北京:机械工业出版社

喀蔚波.2008医用物理实验.第2版.北京:北京大学医学出版社

刘景旺.2010.大学物理实验.第2版.北京:中国水利水电出版社

刘映栋.2010.大学物理实验教程.第2版.南京:东南大学出版社

刘跃,张志津.2010.大学物理实验.第2版.北京:北京大学出版社

吕斯骅.2013.新编基础物理实验.第2版.北京:高等教育出版社

石星军.2006.大学物理实验.北京:国防工业出版社

王云才.2011.大学物理实验教程.第3版.北京:科学出版社

吴锋.2008.大学物理实验教程.北京:科学出版社

吴福根,周誉昌.2007.大学物理实验.北京:高等教育出版社

武宏.2011.物理学.第6版.北京:人民卫生出版社

杨韧,高新存,薛建华.2005.大学物理实验.北京:北京理工大学出版社

游佩林,郑仲森.2003.大学物理实验.广州:华南理工大学出版社

张兆奎,缪连元,张立.2008.大学物理实验.第3版.北京:高等教育出版社

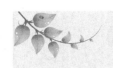

总 附 录

附录1 中华人民共和国法定计量单位

我国的法定计量单位(以下简称法定单位)包括:

1. 国际单位制的基本单位(附表 1-1)。

附表 1-1 国际单位制的基本单位

量的名称	单位的名称	单位符号
长度	米	m
质量	千克	kg
时间	秒	s
热力学温度	开[尔文]	K
电流	安[培]	A
物质的量	摩[尔]	mol
发光强度	坎[德拉]	cd

2. 国际单位制的辅助单位(附表 1-2)。

附表 1-2 国际单位制的辅助单位

量的名称	单位的名称	单位符号
平面角	弧度	rad
立体角	球面度	sr

3. 与国际单位制并用的我国法定计量单位(附表 1-3)。

附表 1-3 与国际单位并用的我国法定计量单位

量的名称	单位的名称	单位符号	换算关系和说明
时间	分	min	$1\min=60s$
	[小]时	h	$1h=60\min=3600s$
	天(日)	d	$1d=24h=86400s$
[平面]角	[角]秒	(″)	$1''=(\pi/648000)rad(\pi$ 为圆周率)
	[角]分	(′)	$1'=60''=(\pi/10800)rad$
	度	(°)	$1°=60'=(\pi/180)rad$

续表

量的名称	单位的名称	单位符号	换算关系和说明
质量	吨	t	$1t = 10^3\,kg$
	原子质量单位	u	$1u \approx 1.660540 \times 10^{-27}\,kg$
体积	升	L	$1L = 1\,dm^3 = 10^{-3}\,m^3$
能	电子伏	eV	$1eV \approx 1.602177 \times 10^{-19}\,J$
级差	分贝	dB	
线密度	特[克斯]	tex	$1tex = 10^{-6}\,kg/m$

4. 由词头和以上单位所构成的十进制倍数和分数单位(附表 1-4)。

附表 1-4　单位词头

因数	词冠		代号 中文	代号 国际
10^{18}	艾[可萨]	(exa)	艾	E
10^{15}	拍[它]	(peta)	拍	P
10^{12}	太[拉]	(tera)	太	T
10^{9}	吉[咖]	(giga)	吉	G
10^{6}	兆	(mega)	兆	M
10^{3}	千	(kilo)	千	k
10^{2}	百	(hecto)	百	h
10^{1}	十	(deca)	十	da
10^{-1}	分	(deci)	分	d
10^{-2}	厘	(centi)	厘	c
10^{-3}	毫	(milli)	毫	m
10^{-6}	微	(micro)	微	μ
10^{-9}	纳[诺]	(nano)	纳	n
10^{-12}	皮[可]	(pico)	皮	p
10^{-15}	飞[母托]	(femto)	飞	f
10^{-18}	阿[托]	(atto)	阿	a

5. 国际单位制中具有专门名称的导出单位(附表 1-5)。

附表 1-5　国际单位制中具有专门名称的导出单位

量的名称	单位名称	符号	其他表示示例
频率	赫[兹]	Hz	
力,重力	牛[顿]	N	

续表

量的名称	单位名称	符号	其他表示示例
压力,压强,应力	帕[斯卡]	Pa	N/m^2
能量,功,热	焦[耳]	J	$N \cdot m$
功率,辐射能量	瓦[特]	W	J/s
电荷量	库[仑]	C	
电势,电压,电动势	伏[特]	V	W/A
电容	法[拉]	F	C/V
电阻	欧[姆]	Ω	V/A
电导	西[门子]	S	A/V
磁通量	韦[伯]	Wb	$V \cdot s$
磁通量密度,磁感应强度	特[斯拉]	T	Wb/m^2
电感	亨[利]	H	Wb/A
摄氏温度	摄[氏度]	℃	
光通量	流[明]	lm	
光照度	勒[克斯]	lx	lm/m^2
放射性活度	贝可[勒尔]	Bq	
吸收剂量	戈[瑞]	Gy	J/kg
剂量当量	希[沃特]	Sv	J/kg

附录2 物理常数表

附表 2-1 基本物理常数表

名称	符号	数值和单位
真空中的光速	c	$2.99792458 \times 10^8 \, m/s$
基本电荷	e	$1.602177 \times 10^{-19} \, C$
电子质量	m_e	$9.109389 \times 10^{-31} \, kg$
中子质量	m_n	$1.674927 \times 10^{-27} \, kg$
质子质量	m_p	$1.672623 \times 10^{-27} \, kg$
原子质量单位	m_u	$1.660538 \times 10^{-27} \, kg$
普朗克常量	h	$6.626075 \times 10^{-34} \, J \cdot s$
阿伏加德罗常量	N_A	$6.022136 \times 10^{23} \, /mol$
摩尔气体常量	R	$8.314472 \, J/(mol \cdot K)$
玻耳兹曼常量	k	$1.380658 \times 10^{-23} \, J/K$
万有引力常量	G	$6.67259 \times 10^{-11} \, N \cdot m^2/kg^2$
法拉第常量	F	$9.648534 \times 10^4 \, C/mol$

续表

名称	符号	数值和单位
里德伯常量	R_∞	$1.0973731568548\times10^7/\mathrm{m}$
电子荷质比	e/m_e	$1.758820174\times10^{11}\mathrm{C/kg}$
玻尔磁矩	μ_B	$9.27400899\times10^{-24}\mathrm{J/T}$
玻尔半径	a_0	$5.291772083\times10^{-11}\mathrm{m}$
标准大气压	p_0	$1.01325\times10^5\mathrm{Pa}$
标准大气压理想气体的摩尔体积	V_m	$22.413996\times10^{-3}\mathrm{m^3/mol}$
真空电容率	ε_0	$8.854187817\times10^{-12}\mathrm{F/m}$
真空磁导率	μ_0	$4\pi\times10^{-7}\mathrm{H/m}$
冰点绝对温度	T_0	$273.15\mathrm{K}$

附表 2-2　在海平面上不同纬度的重力加速度

纬度(度)	$g(\mathrm{m/s^2})$	纬度(度)	$g(\mathrm{m/s^2})$	纬度(度)	$g(\mathrm{m/s^2})$	纬度(度)	$g(\mathrm{m/s^2})$
0	9.78039	35	9.79737	46	9.80711	57	9.81675
5	9.78078	36	9.79822	47	9.80802	58	9.81757
10	9.78195	37	9.79908	48	9.80892	59	9.81839
15	9.78384	38	9.79995	49	9.80981	60	9.81918
20	9.78641	39	9.79083	50	9.81071	65	9.82288
25	9.78960	40	9.80171	51	9.81159	70	9.82608
30	9.79329	41	9.80261	52	9.81247	75	9.82868
31	9.79407	42	9.80350	53	9.81336	80	9.83059
32	9.79487	43	9.80440	54	9.81422	85	9.83178
33	9.79569	44	9.80531	55	9.81507	90	9.83217
34	9.79652	45	9.80621	56	9.81592		

附表 2-3　在 20℃时常用固体和液体的密度

物质	密度$\rho(\mathrm{kg/m^3})$	物质	密度$\rho(\mathrm{kg/m^3})$
铝	2698.9	水晶玻璃	2900~3000
铜	8960	窗玻璃	2400~2700
铁	7874	冰(0℃)	800~920
银	10500	甲醇	792
金	19320	乙醇	789.4
钨	19300	乙醚	714
铂	21450	汽车用汽油	710~720
铅	11350	氟利昂-12	1329
锡	7298	(氟氯烷-12)	
水银	13546.2	变压器油	840~890
钢	7600~7900	甘油	1260
石英	2500~2800	蜂蜜	1435

附表 2-4   液体的黏度

液体	温度(℃)	$\eta(\times10^{-6}\mathrm{Pa\cdot s})$	液体	温度(℃)	$\eta(\times10^{-6}\mathrm{Pa\cdot s})$
汽油	0	1788	甘油	−20	1.34×10^{8}
	18	530		0	1.214×10^{8}
乙醇	−20	2780		20	1.499×10^{6}
	0	1780		100	12945
	20	1190	蜂蜜	20	6.50×10^{6}
甲醇	0	817		80	1.00×10^{5}
	20	584	鱼肝油	20	45600
乙醚	0	296		80	4600
	20	243	水银	−20	1855
变压器油	20	19800		0	1685
蓖麻油	10	2.42×10^{6}		20	1554
葵花子油	20	50000		100	1224

附表 2-5   在 20℃时与空气接触的液体的表面张力系数

液体	$\alpha(\times10^{-3}\mathrm{N/m})$	液体	$\alpha(\times10^{-3}\mathrm{N/m})$
航空汽油(在 10℃时)	21	甘油	63
石油	30	水银	513
煤油	24	甲醇	22.6
松节油	28.8	(在 0℃时)	24.5
水	72.75	乙醇	22
肥皂溶液	40	(在 60℃时)	13.4
氟利昂-12	9	(在 0℃时)	24.1
蓖麻油	36.4		

附表 2-6   在不同温度下与空气接触的水的表面张力系数

温度(℃)	$\alpha(\times10^{-3}\mathrm{N/m})$	温度(℃)	$\alpha(\times10^{-3}\mathrm{N/m})$	温度(℃)	$\alpha(\times10^{-3}\mathrm{N/m})$
0	75.62	16	73.34	30	71.15
5	74.9	17	73.2	40	69.55
6	74.76	18	73.15	50	67.90
8	74.48	19	72.89	60	66.17
10	74.2	20	72.75	70	64.41
11	74.07	21	72.6	80	62.60
12	73.92	22	72.44	90	60.74
13	73.78	23	72.28	100	58.84
14	73.64	24	72.12		
15	73.48	25	71.96		

附表 2-7　某些金属或合金的电阻率及温度系数*

金属或合金	电阻率 （μΩ·m）	温度系数（℃）	金属或合金	电阻率 （μΩ·m）	温度系数（℃）
铝	0.028	42×10^{-4}	锌	0.059	42×10^{-4}
铜	0.0172	43×10^{-4}	锡	0.12	44×10^{-4}
银	0.016	40×10^{-4}	水银	0.958	10×10^{-4}
金	0.024	40×10^{-4}	武德合金	0.52	37×10^{-4}
铁	0.098	60×10^{-4}	钢（0.10%~0.15%碳）	0.10~0.14	6×10^{-3}
铅	0.205	37×10^{-4}	康铜	0.47~0.51	$(-0.04~0.01)\times10^{-3}$
铂	0.105	39×10^{-4}	铜锰镍合金	0.34~1.00	$(-0.03~0.02)\times10^{-3}$
钨	0.055	48×10^{-4}	镍铬合金	0.98~1.10	$(0.03~0.4)\times10^{-3}$

* 电阻率与金属中的杂质有关，表中列出的只是20℃时的电阻率的平均值

附表 2-8　不同温度时干燥空气中的声速　　　　单位：m/s

温度（℃）	0	1	2	3	4	5	6	7	8	9
60	366.05	366.60	367.14	367.69	368.24	368.78	369.33	369.87	370.42	370.96
50	360.51	361.07	361.62	362.18	362.74	363.29	363.84	364.39	364.95	365.50
40	354.89	355.46	356.02	356.58	357.15	357.71	358.27	358.83	359.39	359.95
30	349.18	349.75	350.33	350.90	351.47	352.04	352.62	353.19	353.75	354.32
20	343.37	343.95	344.54	345.12	345.70	346.29	346.87	347.44	348.02	348.60
10	337.46	338.06	338.65	339.25	339.91	340.43	341.02	341.61	342.20	342.78
0	331.45	332.06	332.66	333.27	333.87	334.47	335.07	335.67	336.27	336.87
−10	325.33	324.71	324.09	323.47	322.84	322.22	321.60	320.97	320.34	319.72
−20	319.09	318.45	317.82	317.19	316.55	315.92	315.28	314.64	314.00	313.36
−30	312.72	312.08	311.43	310.78	310.14	309.49	308.84	308.19	307.53	306.88
−40	306.22	305.56	304.91	304.25	303.58	302.92	302.26	301.59	300.92	300.25
−50	299.58	298.91	298.24	297.56	296.89	296.21	295.53	294.85	294.16	293.48
−60	292.79	292.11	291.42	290.73	290.03	289.34	288.64	287.95	287.25	286.55
−70	286.84	285.14	284.43	283.73	283.02	282.30	281.59	280.88	280.16	279.44
−80	278.72	278.00	277.27	276.55	275.82	275.09	274.36	273.62	272.89	272.15
−90	271.41	270.67	269.92	269.18	268.43	267.68	266.93	266.17	265.42	264.63

附表 2-9　常用物质的折射率单(相对空气)

物质名称	n_p	物质名称	n_p
熔凝石英	1.4584	水(20℃)	1.3330
冕牌玻璃 K_6	1.5111	乙醇(20℃)	1.3614
冕牌玻璃 K_8	1.5159	甲醇(20℃)	1.3288
冕牌玻璃 K_9	1.5163	丙醇(20℃)	1.3591
重冕玻璃 ZK_6	1.6126	二硫化碳(18℃)	1.6255
重冕玻璃 ZK_8	1.6140	三氯甲烷(20℃)	1.4460
火石玻璃 F_8	1.6055	加拿大树胶(20℃)	1.5300
重火石玻璃 ZF_1	1.6475	苯(20℃)	1.5011
重火石玻璃 ZF_6	1.7550	氧*	1.00027
方解石(o 光)	1.6584	氮*	1.00030
方解石(e 光)	1.4864	空气*	1.00029

* 在 15℃ , $1.01325 \times 10^5 Pa$ 条件下测得

附表 2-10　常用光源的光谱线波长

光源	$\lambda(nm)$	光源	$\lambda(nm)$	光源	$\lambda(nm)$	光源	$\lambda(nm)$
He 光谱管	706.52	Ne 光谱管	671.70	Ne 光谱管	609.62		588.99
	667.82		667.83		607.43	低压 Hg 灯	579.07
	587.56		659.90		603.00		576.96
	504.77		653.29		597.55		546.07
	501.57		650.65		594.48		491.60
	492.19		640.22		588.19		435.83
	471.31		638.30		585.25		407.78
	447.15		633.44		582.02		404.66
	438.79		630.48		576.44	He-Ne 激光器	632.8
	414.38		626.65		540.06	H 光谱管	656.28
	412.08		621.73		534.11		486.13
	402.62		616.36		533.08		434.05
Ne 光谱管	692.95		614.31	低压 Na 灯	589.59		410.17